复杂工程管理书系
医院建设项目管理丛书

医院物理环境安全 规划、建设与运行管理

张建忠　朱永松　余　雷　何清华　编著

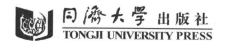

同济大学出版社
TONGJI UNIVERSITY PRESS

内 容 提 要

本书是复杂工程管理书系之医院建设项目管理丛书的收官之作，目的是在定义医院物理环境安全系统性内涵基础上，全面阐述医院物理环境安全体系构建。全书分为基础概述篇、系统安全篇、规划建设篇、运行管理篇、综合案例篇、前沿展望篇、企业访谈篇和院长访谈篇，读者对象主要为从事医院规划、建设和运营管理的相关专业人士。

图书在版编目（CIP）数据

医院物理环境安全规划、建设与运行管理 / 张建忠
等编著 . —上海：同济大学出版社，2019.9
　ISBN 978-7-5608-8764-7

　Ⅰ.①医…　Ⅱ.①张…　Ⅲ.①医院—管理　Ⅳ.
① R197.32

中国版本图书馆 CIP 数据核字（2019）第 209589 号

上海市文教结合"高校服务国家重大战略出版工程"入选项目

医院物理环境安全规划、建设与运行管理

张建忠　朱永松　余　雷　何清华　编著
责任编辑　姚烨铭　**责任校对**　徐春莲　**封面设计**　潘向蓁

出版发行	同济大学出版社　www.tongjipress.com.cn	
	（地址：上海市四平路 1239 号　邮编：200092　电话：021-65985622）	
经　销	全国各地新华书店	
排　版	南京新翰博图文制作有限公司	
印　刷	深圳市国际彩印有限公司	
开　本	787 mm × 1092 mm　1/16	
印　张	16	
字　数	399 000	
版　次	2019 年 9 月第 1 版　2019 年 9 月第 1 次印刷	
书　号	ISBN 978-7-5608-8764-7	
定　价	128.00 元	

本书编委会

主　编　张建忠　朱永松　余雷　何清华

编委会（按姓氏拼音排序）

陈　梅	崔秀峦	董　军	方　强	方　勇	桂云青	何清华
黄　晨	金人杰	靳建平	乐　云	李　俊	李永奎	刘洪涛
潘　刚	邱宏宇	邱天乐	宋天骏	田永发	王　华	王　慧
王　岚	王　伟	魏建军	吴锦华	吴璐璐	姚　蓁	余　雷
虞　涛	张建忠	张之薇	朱春堂	朱道明	朱永松	

编写组（按姓氏拼音排序）

陈小燕	陈杨雪	冯　毅	何　晖	何清华	李含章	李　金
李　洋	罗培圣	潘　刚	田　霞	田永发	田子丹	王　华
王子伦	余　雷	张建忠	朱道明	朱永松	祝　军	

编制单位

上海申康卫生基建管理有限公司

同济大学复杂工程管理研究院

上海市胸科医院

上海市第十人民医院

上海吉晨卫生后勤服务管理有限公司

上海复医天健医疗服务产业股份有限公司

上海益中亘泰（集团）股份有限公司

上海科瑞真诚建设项目管理有限公司

作者简介

张建忠　硕士，高级经济师、国家注册监理工程师、英国皇家特许测量师、英国皇家特许建造师、美国注册成本工程师，现任上海市卫生基建管理中心主任、中国医院协会建筑系统研究分会主任委员、中国建设监理协会专家委员会委员、上海市住房和城乡建设委员会科学技术委员。

长期从事卫生系统医院建设管理工作，参与了"八五"至"十三五"期间上海市卫生建设管理工作。主编或参编了《医院建设项目管理》《医院改扩建项目设计、施工和管理》《BIM在医院建筑全生命周期中的应用》《质子治疗中心工程策划、设计和管理》等10余部著作，参与了《绿色医院运行评价标准》《建设工程项目管理服务大纲和指南》等行业标准的制订，在《中国医院建筑与装备》《建筑经济》《施工技术》《中国卫生资源》等专业期刊上发表论文20余篇。曾荣获上海市重大工程立功竞赛建设功臣、优秀建设者、优秀组织者等称号。

朱永松　上海市第十人民医院副院长、中国医院协会医院建筑系统研究分会常委、中国医院协会后勤管理专业委员会常委、上海市医院协会医院建筑后勤管理专业委员会秘书长、上海市企保协会医院工作委员会秘书长、上海市卫生系统后勤管理协会常务理事、复旦医院后勤管理研究院副院长、上海交通大学医院能源管理研究中心副主任。

2001年起从事医院管理工作，曾任上海申康医院发展中心投资建设部副主任。参与编制上海市《市级医院"十三五"基本建设规划》《医院后勤院长实用操作手册》《医院建设项目管理》《中国医院协会医院管理指南》《绿色医院节能实用手册》和《医院后勤设备智能化管理系统建设技术规范》（DB31/T 984—2016），执笔中国医院协会《绿色医院运行评价标准》，主持和参与市级医院管理的多项课题，发表专业期刊论文20余篇，连续三年（2016—2018年）获得中国医院协会后勤管理专业委员会优秀论文组织奖等荣誉。作为主要完成人获中国医院协会医院科技创新奖二等奖1项、上海市科技进步三等奖1项、国家发明专利1项。

余雷　硕士，上海市胸科医院副院长、中国医院协会医院建筑系统研究分会常委、中国医院协会后勤管理专业委员会委员。

对基建管理和后勤管理有较为丰富的经验，作为医院后勤管理专家参加上海市多家三甲、二甲医院的等级医院复评审工作。主编出版《BIM在医院建筑全生命周期中的应用》，参与编著出版《上海市级医院建筑信息模型应用指南》，参与起草《医院建筑信息模型应用指南》，作为主要负责人承担上海申康医院发展中心和上海市医院协会多个管理课题。曾荣获上海市重大工程立功竞赛优秀建设者、优秀组织者、上海市教卫系统世博先锋行动优秀共产党员等称号。

何清华 同济大学经济与管理学院建设管理与房地产系教授、博士生导师，同济大学复杂工程管理研究院副院长。获得英国皇家特许测量师学会资深会员（FRICS）、英国皇家特许建造师学会资深会员（FCIOB）、国际项目管理协会认证特级项目经理（IPMP-A）等国际执业资格。担任中国（双法）项目管理研究委员会（PMRC）理事、中国建筑业协会（CCIA）理事、上海市建设工程咨询行业协会（SCCA）行业发展委员会副主任委员、上海市工程咨询行业协会（SECTA）理事，曾任英国皇家测量师学会（RICS）中国区委员、亚洲教育标准委员会（AESB）委员。

长期从事建设工程管理领域的教学、科研与咨询实践，研究领域包括建筑业行业发展与改革、复杂工程管理、精益建设、虚拟设计与施工等。主持国家自然科学基金、国家住房和城乡建设部、上海市科委等政府和企业委托各类研究课题三十余项，出版《大型复杂工程项目群管理协同与组织集成》《现代工程建设精益项目交付与集成实践》《项目管理案例》《项目管理》等著作、译著、教材十余部，发表学术论文90余篇。主持国内若干大型复杂工程项目管理研究咨询工作，典型案例包括中国佛学院、中国商飞总部、上海迪士尼度假区、上海西岸传媒港、深圳前海新中心等，拥有丰富的业主方项目管理和工程管理咨询实务经验。

序 一

随着《医院物理环境安全规划、建设与运行管理》交付出版，由同济大学出版社出版的复杂工程管理书系医院建设项目管理丛书的编撰工作已全部完成。本套丛书的编写工作开始于"十二五"的收官之年，贯穿于"十三五"的全过程，结束于"十四五"的谋篇布局之时。丛书以上海市市级医院的建设及管理实践为着眼点，对政府公共工程管理改革与创新、新建或改扩建医院建设项目管理、医院建筑全生命周期 BIM 应用、医院物理环境安全全生命周期管理等进行了具有相当深度的系统回顾、梳理、总结与展望，凝聚了众多专家、学者的智慧和心血。

本丛书的开篇之作《医院建设项目管理——政府公共工程管理改革与创新》从项目组织、前期准备、招标采购、设计管理、质量、进度和安全管理等方面，结合实际案例介绍了业主方项目管理理论与方法在医院建设项目管理中的应用；《医院改扩建项目设计、施工和管理》基于上海市第一人民医院改扩建项目，从甲方管理、设计、施工、投资监理和工程监理等多维角度，系统阐述了医院建设项目管理的实践经验；《BIM 在医院建筑全生命周期中的应用》系统总结了上海市胸科医院的 BIM 应用经验，对于医疗卫生领域 BIM 应用具有较强的实践指导和借鉴作用；《质子治疗中心工程策划、设计与施工管理》从前期策划、设计、施工与工程管理四个维度，围绕质子治疗中心项目建设进行了总结与梳理；收官之作《医院物理环境安全规划、建设与运行管理》将视角聚焦于医院物理环境安全，结合具体案例，系统介绍了医院物理环境安全全生命周期管理的经验与方法。

医院建设项目管理丛书对"十五"至"十三五"期间上海市市级医院建设及管理经验进行了系统性总结及回顾，同时兼具时效性和前瞻性。本丛书具有涉及范围广、技术理念新、实践案例多、可读性和创新性强等特点，对医疗建设领域的理论研究、政策制订、实际应用等方面均具有一定的参考价值。

期待读者通过医院建设项目管理丛书的阅读能有所受益，并能在医院全生命周期管理实践中尝试运用丛书表达的思想、观点和方法。

王兴鹏

上海申康医院发展中心　主任

2019 年 6 月 30 日

序 二

《医院物理环境安全规划、建设与运行管理》是复杂工程管理书系医院建设项目管理丛书的收官之作。该书从全生命周期管理视角，全面阐述医院物理环境安全，涵盖医院在策划、规划设计、建设、运营管理等环节的经验总结，汇集了相关领域众多专家、学者和企业的经验与智慧。

我国社会经济的快速发展为医疗服务水平提升提供了坚实的基础，同时，民众对医院诊疗环境、设备设施、技术服务等需求也不断提升，这对现代医疗机构提出前所未有的要求与挑战。医院作为提供医疗卫生服务的公共基础设施，为患者提供医疗服务的前提是保障医院在各种情况下能够稳定运行的安全体系。医院是人流量极大的公共场所，医院的环境尤为特殊与复杂，对病患就医、舒适体验等有重要影响。医院物理环境安全是现代医院的基本要素，物理环境安全的规划、建设与运营几乎渗透到医院内所有系统，因而引起医疗行业从业人员越来越多的重视。

医院物理环境是指医院的建筑设计、基本设施以及院容院貌等位置的物质环境，包括视听、嗅觉、仪器、设备及场所等多个方面。医院物理环境安全是指保证在医院所有建筑物内及周围所有可供活动的区域内人员的生命与财产的整体安全，包括医院公用系统、专项系统、消防系统和安防系统的设置与管理，以及人流、车流、物流进出入管理与控制，应急预案及紧急情况的应对能力与防范能力。其核心在于保证各方面物理环境稳定，保护患者不受伤害，用以保证生理和心理舒适。医院物理环境安全是在医院规划、建设和运营管理中必不可少的内容。

围绕保障医院物理环境稳定运行的核心，该书系统地介绍了医院物理环境安全的基本内容，医院从各个子系统维度如何实现安全保障，在医院建设运营各阶段如何规划和建设医院物理环境安全，提供上海市医院的优秀案例以资借鉴，同时对未来发展趋势进行展望。最后，该书从行业现状出发，对相关从业企业、医院院长进行访谈，全面加深读者对医院物理环境安全规划、建设与运营的理解。该书主要读者对象为医疗行业从业人员、从事医院规划、建设与运营管理的各方主体及相关人士。

该书在编写过程中，上海申康卫生基建管理有限公司和同济大学复杂工程管理研究院精心组织，上海市第十人民医院、上海市胸科医院、上海吉晨卫生后勤服务管理有限公司、上海复医天健医疗服务产业股份有限公司、上海益中亘泰（集团）股份有限公司鼎力协作，各参编同仁认真撰写、细心修改。在此，谨向参与该书编写的全体人员表示衷心的感谢！

乐云

同济大学复杂工程管理研究院　常务副院长

2019 年 6 月 30 日

前　言

随着医疗技术的更新、医疗模式的改变、心理以及社会的三维医学体系的变化，医院不再被简单视作治病救人的场所，需要更加关注人的需求，加强对病患的人文关怀，同时也需要为医护人员创造良好的诊疗环境。医院环境已经成为评价医疗建设的重要因素，其物理环境某种程度上决定了提供医疗服务的品质水平。

医院物理环境安全广义上是指保证在医院所有建筑物内及周围所有可供活动的区域内人员及整体区域的健康与安全，包括医院公用系统、专项系统、消防系统和安防系统的设置与管理，以及人流、车流和物流进出入的管理与控制，应急预案及紧急情况的应对能力与防范能力，其核心在于保证各方面的物理环境稳定，保护患者不受伤害，保证人们生理和心理舒适。

本书围绕医院物理环境安全这一主题，通过概述、系统、规划建设、运行管理、综合案例、前沿展望、企业访谈和院长访谈八个篇章探讨医院物理环境安全实践经验及未来展望。医院物理环境安全涉及众多设备设施系统，管理难度大。在规划建设方面，需综合统筹通风与空调系统、锅炉系统、电梯系统、配电系统、给排水系统、医用气系统、照明系统和计量装置等各类系统，具有较强的技术性和专业性，对团队的专业知识和管理能力提出较大挑战。在后期运营维护方面，随着新技术的不断涌现和医院规模的不断扩大，医院设施设备日益复杂，且存在新旧技术、新旧设备交替使用等问题，对运营维护人员专业技能和知识结构提出越来越高的要求，设施设备运营维护精细化管理需求和要求也越来越高。此外，随着医院运维信息化建设的推进，智能安防、智慧医疗技术与其他设备设施系统的交叉应用日益普遍和成熟，医院信息化管理也成为物理环境安全的重要组成部分。

本书由上海市卫生基建管理中心主任、上海申康卫生基建管理有限公司总经理张建忠，上海市第十人民医院副院长朱永松，上海市胸科医院副院长余雷，同济大学复杂工程管理研究院何清华教授担任主编，并专门成立了编委会和编写组。全书共分为8篇，由22章构成，具体分工如下：第1章医院物理环境安全的总体概述，由张建忠、何清华、何晖编写；第2章医院物理环境安全的区域划分，由朱永松、潘刚、田子丹编写；第3章医院物理环境安全风险，由王岚、余雷、祝军编写；第4章医院公用系统安全，由方勇、朱道明编写；第5章医院专项系统安全，由朱永松、吴锦华编写；第6章安防与消防系统安全，由王华、张之薇、李金编写；第7章医院物理环境安全的总体策划，由张建忠、吴璐璐、罗培圣编写；第 8 章医院物理环境安全的规划与设计，由虞涛、董军编写；第 9 章医院物理环境安全的建设实施，由李俊、魏建军编写；第 10 章医院物理环境运行管理的组织，由陈梅、靳建平编写；第 11 章医院物理环境安全运行管理实施，由王慧、姚蓁编写；第 12 章医院物理环境安全运行管理评估，由邱宏宇、金人杰编写。第 13 章上海市胸科医院科教综合楼项目，由余雷编写；第 14 章上海市质子重离子医院，由陈小燕、李洋编写；第 15 章上海市第一人民医院改扩建工程，由朱永松编写；第 16 章"互联网＋"时代智慧医院，由陈杨雪、李含章编写；第 17 章大数据背景下的医院物理环境安全，由王子伦、陈杨雪编写；第 18 章上海吉晨卫生后勤服务管理有限公司访谈，由黄晨、王伟、田永发编写；第 19 章上海复医天健医疗服务产业股份有限公司访谈，由方强、邱天乐、桂云青、田霞编写；第 20 章上海益中亘泰（集团）股份有限公司访谈，由朱春堂、宋天骏、刘洪涛、冯毅编写；第 21 章上海市胸科医院余雷副院长访谈，由余雷编写；第 22 章上海市第十人民医院朱永松副院长访谈，由朱永松编写。

由于作者水平有限，书中不足之处在所难免，恳请各位读者批评指正。

编写组

2019 年 6 月 30 日

目 录

第一篇
基础概述篇

第1章　医院物理环境安全的总体概述

医疗建筑是所有建筑中最为特殊的类型之一，其功能复杂，且随着医疗技术和医学模式的变化而变化。随着医疗模式从最基本的生物医学治疗到现在的融合生物、心理以及社会的三维医学体系的变化，医院不再简简单单地被视作排除人体"故障"或者更换人体"零部件"的工厂，而更多地需要关注人的需求，加强对病患的人文关怀，同时也需要为医护人员创造良好的诊疗环境。故医院的环境已经成为评价医疗建设的重要因素，其物理环境的优质与否决定着所提供医疗服务的品质。

本章将介绍医疗建筑的物理环境的内涵，进而对物理环境安全的体系以及其发展趋势进行相应介绍。

1.1　医院物理环境的内涵

环境是围绕着人群的空间以及空间中可以通过直接和间接方式影响人类生活发展的各种社会因素和自然因素的总体。在医学中，环境是病患诊疗的一个重要的方面。南丁格尔认为，环境是影响生命和有机体发展的所有外界因素的总和，这些因素的作用在于能够加重或者缓解病患的痛苦。韩德森认为，环境是影响机体生命与发展的所有外在因素的总和。罗伊认为，环境是围绕和影响个人或集体行为与发展的所有外在因素总和。

一般来讲，环境包含内环境（人的生理和心理）以及外环境（自然环境和社会环境）两个方面。

1.1.1　医院物理环境的定义

医院环境广义上来说就是医务人员为病患提供医疗服务的场所，可分为物理环境、医疗服务环境以及医院管理环境。

医院的物理环境是指医院的建筑设计、基本设施以及院容院貌等的物质环境，它是有形的、具体的和表层的，包括视听、嗅觉、仪器、设备及场所等多个方面。

医院的物理环境对病患的身心舒适感有重要的影响作用，需要考虑空间、光环境、热环境、声环境以及装饰和设备安全等多个方面。

1.1.2 医院物理环境的影响因素

1. 建筑空间环境

建筑的空间环境广义上是指医院的空间安排以及装饰环境,现代建筑中兴起的人体工程学就是在关心人的成长、发展和活动的空间背景下而产生的。医院作为一类特殊的诊疗服务提供的载体,其空间环境的合理性与安全性需要受到更高层次的关注。

2. 光环境

通过棱镜的色散作用,可以将自然光按照波长长短对光进行分类,包括红外线、可见光与紫外线。除此之外,医院需要考虑人造光的作用。

可见光有助于调整人体各组织器官的功能,促进病患身体的恢复和健康。红外线源于日光照射,适量的红外线可以提高照射部位的温度,扩张血管,加快血流速度并改善皮肤和组织的营养状况。紫外线具有强大的杀菌作用,可以削弱病毒的活力,抑制其生长和繁殖,甚至可以直接杀死细菌和病毒。

除此之外,病房、换药室以及护理室等重要场所需要拥有充足的光线,以提供正常的生活所需。与此同时,手术室等特殊病室需要通过配备无影灯等特殊手段来营造医疗所需的光环境。

3. 热环境

热环境的概念较大,包括温度、湿度以及风环境在内的多种因素。良好的热环境不但是病患治疗和恢复的重要因素,也可为病患的心理带来一定的抚慰和舒适感。

温度是表示物体冷热程度的物理量。舒适的温度可以让病患感到安宁与舒适,并减少病患的额外消耗,利于人体正常的新陈代谢,降低肾脏的负担。室温过高会使病患的神经系统受到抑制,不利于体热的正常散发,干扰病患的消化系统与呼吸功能的正常运转,会对其体力恢复造成影响;室温过低则会使病患肌肉紧张,从而产生不安的心情,也会使病患受凉,不利于病情的恢复。

调节病房内部温度可以通过开关窗、空调、风扇以及火炉等方式。一般来说,室温保持在 18℃～22℃ 较好,而对于老年病患与新生儿,室温需求则较高,需要保持在 22℃～24℃ 的恒定范围。

湿度指的是相对湿度,即在一定的温度条件下,单位体积的空气所含的水蒸气的含量与该体积空气水蒸气饱和时的含量的百分比。病房的相对湿度需要控制在 50%～60% 的范围内。相对湿度过高会减弱蒸发作用,病患出汗受到抑制,尿液排出量增加,带来潮湿、气闷的感觉,同时加重了肾脏的负担。相对湿度过低则与之相反,病房空气会过分干燥,人体蒸发作用加强,引起病患咽痛、口干舌燥等症状,对呼吸道疾病患者等特别不利。

良好的风环境在提供新鲜的空气同时,也对室内的温度和湿度有好处。通风换气可以刺激病患皮肤的血液循环,刺激散热与汗液蒸发,增加病患的感官舒适度。污浊的空气中含氧量达不到正常的要求,对人体的正常新陈代谢带来阻碍,也会让病患产生烦躁、倦怠、食欲不振等,阻碍病情的正常恢复。

风环境受到通风面积、室内外温差、通风时间以及空气流速的影响,需要注意避免对流风的产生。一般而言,通风 30 分钟即可以完成室内空气的交换。

除基于患者出发的考虑之外,医院包括大型影像设备等在内的特殊诊疗部门也对室内的温度、湿度和风环境具有一定的要求,以保证设备正常工作和维护的要求。

4. 声环境

声环境的控制标准是分贝（dB），即十分之一的贝尔值。根据世界卫生组织的标准，病房白天的噪声强度最理想应该在 35 ～ 40 分贝。当噪声强度在 50 ～ 60 分贝时，就能对病患的恢复产生一定的干扰；当噪声处于 90 分贝以上时，能导致病患耳鸣、血压升高、肌肉紧张等症状，并使其产生焦躁、易怒等情绪。环境噪声的限值如表 1-1 所示。

表 1-1　环境噪声限值

类别	区域特征	限值（分贝）
0 类	指康复疗养区等特别需要安静的区域	昼：50 夜：40
1 类	指以居民住宅、医疗卫生、文化体育、科研设计和行政办公为主要功能，需要保持安静的区域	昼：55 夜：45
2 类	指以商业、集市贸易为主要功能，或者居住、商业、工业混杂，需要维护住宅安静的区域	昼：60 夜：50
3 类	指以工业生产、仓储物流为主要功能，需要防止工业噪声对周围环境产生严重影响的区域	昼：65 夜：55
4a 类	高速公路、一级公路、二级公路、城市快速路、城市主干路、城市次干路、城市轨道交通（地面段）、内河航道两侧区域	昼：70 夜：55
4b 类	铁路干线两侧区域	昼：70 夜：60

医院建筑需要非常严苛的声环境，对于一般病房，基于患者舒适度的考量，噪声的控制对于物理环境来说是非常重要的一个部分。

5. 设备运行环境

除与病患的感受直接相关的空间、声光热等环境之外，医院的设备运行环境不仅对以上的各种环境的稳定性提供了一个依存的基础，也为病患在诊疗过程中避免二次物理性、化学性以及生物性损伤提供了坚实的基础。

医院的设备包括：
- 基础的支持设备：如电气、给排水、信息系统及暖通系统等；
- 特殊的医疗设备：放射性设备、高精尖检查仪器和大型影像设备等。

1.2　医院物理环境安全的定义

医院常见的不安全因素有机械性损伤、温度性损伤、压力性损伤及放射性损伤等。

物理环境安全（Physical Environment），广义上是指保证在医院所有建筑物内及周围所有可供活动的区域内人员的生命与财产的整体区域的安全。包括医院的公用系统、专项系统、消防系统和安防系统的设置与管理，以及人流、车流、物流的进出入的管理与控制，应急预案及紧急情况的应对能力与防范能力。其核心在于保证各方面的物理环境稳定，保护患者不受伤害，用以保证生理和心理舒适。

中文所讲的安全是一种广义的安全，包括两层含义：一指自然属性或准自然属性的安全，对应英文中的 Safety；其二是指社会人文性的安全，即有明显人为属性的安全，与英文 Security 相对应。自然属性或准自然属性的安全被破坏不是由人的有目的参与而造成的；社会人文性破坏，则主要是由于人的有目的的参与而造成。因此，广义地讲，安全应该包括 Safety 和 Security 两层含义，而我们常常说的安全防范主要是指狭义的安全 Security，国外通常称为"安防"或"安保"。

医院安防是为保护财产，保护在机构和其环境内，并互相影响的所有人员的安全所设计的保卫系统。安防的真正目的更多的是在降低破坏而非必须消除所有的风险。它具以下特点：

- 非静止的，连续的波动状态；
- 今日安全并非明日之安全；
- 旨在减少不利事件的发生的可能性，降低事故损失；
- 常与执法混淆。

对于医院这个 24 小时全天候开放的建筑环境，日门诊数量动辄高达万人，出入人员身份各异，健康状况不一，疾病传播概率很大。同时，医院建筑的系统复杂，水、暖、电、气、信息及消防等各个功能子系统须协同工作，以保证正常运营。与其他商业建筑不同的是，医院中的功能区域分割较多，公共、诊疗、住院、后勤及仓储等各区域的功能差异较大，因此对于医院建筑来说，安全保障的主体也就存在生命、环境、仪器、财务、药品及信息，等等。

医院的物理环境有赖于良好的物理环境安全保证体系。

1.3 医院物理环境安全的范围

医院建筑功能复杂，专业设备要求苛刻，是最复杂的建筑设计类型之一。同时，由于医院是提供公共卫生服务的机构，病患大多行动不便，这就要求医院能够提供一个在各种情况下能稳定运行的安全体系。医院的物理环境安全包括建筑安全、消防安全、生物安全以及信息安全几个方面。

1.3.1 建筑安全

医院的建筑安全可以分为建筑、结构以及设备安全三类。其中，结构安全指的是医院的梁板柱等承担荷载的部分不仅需要满足日常的承载要求，也需要在发生火灾或者地震等紧急情况下为医院中的各种人员的逃生提供足够的安全承载时间；设备安全指的是医院中的各种复杂设备的电气、给排水以及暖通等公用设备的正常运行安全以及医院大型放射性设备、影像设备的安全正常运行等；其余部分的安全运行，如非结构构件的正常运作以及房屋内部的装饰陈设等为建筑安全一类。

1. 建筑安全

建筑安全指的是非结构的各种构件，如幕墙、天篷以及管道等和房屋内部的陈设等相关的安全。

诸如天篷、竖向管道等对侧向位移敏感的非结构构件与建筑的结构部分有严密的连接，这些构件会随着房屋的变形而变形。如房屋的变形过大，这些构件会被破坏。

诸如房屋内部的陈设、抹灰等部分也是建筑安全需要考虑的内容。医院的特殊性需要保持一种较为稳定的空间状态，需要更加耐久的房屋内部的家具和抹灰设计，以免频繁地更换和装修会给医疗服务的提供带来一定的不便。

2. 结构安全

结构安全指的是医院的基础、承重的梁板柱等结构构件。医院的建筑结构安全需要根据我国特殊的规范执行。由于医院建筑为满足不同的功能需求，大部分呈现不规则的平面，且放射性设备等需要更大的承载要求，还需要满足放射性的设计要求，故不规则的受力状态为医院建筑在一般情况和地震等应急情况下的偏转和扭曲作用的发生提供了温床，需要特别注意结构设计。

同时，医院对于空间的要求也异常苛刻，不同的功能实现需要不同的空间，这需要医院建筑具有一定的空间灵活性。目前的医院建筑采用钢筋混凝土框架结构来满足这样的后期改造要求，也有一些医院，如北京人民医院等，采用了钢结构来满足这样的要求。

3. 设备安全

医院为满足功能需要配备具有放射性、大型影像成像等需要良好运行的电气、给排和暖通系统支持的设备，为满足上述设备的良好正常的运营和维护，医院的电气等各专业设计要求更加的严苛。

同时，这样的非结构设备构建的损毁也可能导致人员伤亡和财产损失，其修复费用也是一笔不菲的支出。

1.3.2 消防安全

医院内部具有以下特征：
- 人流量很大且密集；
- 很多病患没有行动能力或者行动不方便；
- 医疗用的电气设备较多，且存在很多不断电设备，难以检修；
- 治疗过程需要使用多重易燃的化学品，如酒精等。

故医院发生火灾的风险很大，且疏散难度较大，容易造成很大的生命财产安全事故。在医院建筑高层化和复杂化的今天，医院的消防安全应该作为医院物理环境安全的重要一环予以足够的重视。

医院的消防安全重点部位较多，包括放射科、病理科、药房、手术室、化学品仓库以及变配电室等。医院的火灾隐患有以下几个方面：
- 手术室：电气设备较多且麻醉剂易燃易爆；
- 检验科：长期保存大量易燃易爆的化学试剂，还不可避免地需要使用酒精灯等明火和电热设备；
- 病理室：切片制作涉及乙醇等化学溶剂的使用；
- 药房：种类繁多的各种易燃易爆品，且粉状物质较多，加大了发生爆炸的可能；
- 高压氧舱：氧含量很高，某些化学品在高浓度氧的环境下会自燃，在高压氧舱的密闭环境也难以撤出；
- 放射科：放射设备和影像成像设备常常出现电路故障，容易发生危险，且红外线等加热器靠近可燃物也容易起火。

医院是火灾隐患很大的场所，又由于其人流和设备的密集，事故发生往往会造成很大的生命和财产损失，需要严格保证消防安全。

1.3.3 生物安全

医院是救死扶伤,治疗疾病,保证人民健康的场所。但是从另一个方面看,医院也是一类传染源,传播途径和宿主异常集中的场所,同时医疗从业人员、病患家属等也加剧了医院的人员复杂性。以上的特点构成了医院的生物安全风险的高发性。与此同时,医院的手术室、病房等对于无菌环境的要求也进一步对医院的生物安全管理提出了更高的要求。

对于医院的物理环境安全视角下的生物安全,需要在两个层次下保证。首先就是对于医院作为传染源的敏感性来说,需要采取特殊的设备保证疾病传播受到阻碍,如实验室和传染科的送风和排风系统独立,并只能在高效过滤后经由专门的管道进行排放;配备高压灭菌器等设备,防止感染性气溶胶的外泄。其次对于医院本身无菌环境的要求来说,需要对某些特殊要求的科室做独立的分区,并设置相应的缓冲区,各科室各分区的清洁用品应该独立存放,防止交叉使用等。

1.3.4 信息安全

医疗信息化已经深入诊治、服务和管理等各个方面,在简化诊疗流程和提高工作效率及医疗质量等多个方面具有显著的效果。在信息化水平日益提高的今天,医院信息安全管理就显得尤为重要。

信息安全是指对医院信息系统的硬件、软件、数据库和网络进行安全保护,避免受到破坏和泄露,保证其正常的运行,保证医疗秩序和医疗效果的实现。医疗属性的复杂、医疗数据的快速增长、分布的庞杂和产生的多样性为医院的信息安全带来了很大的压力,其特征如下。

1. 动态性

医疗数据呈现出很高的动态性,每日就诊过程中,多个输入主体在医院的数据库中输入结构不尽相同的诊疗和个人信息,而这些信息也持续地在系统中产生、修改和删除。医院的信息安全也需要适应这样的动态性,在不影响正常信息交换的前提下保障信息的安全性。

2. 系统性

医院信息安全涉及的范围非常多。除了医院内部的工作人员上传、修改和删除的各类个人诊疗数据以及管理数据以外,医院外部的药品、设备供应商以及后勤服务采购等系统也参与医院信息系统中来,这些对医院的信息系统的安全性提出了很高的挑战。

3. 复杂性

医院信息系统的正常运行涉及到多层次、多主体的巨大范围的信息增添、修改和删除等动作,这要求一个较为开放的信息共享和传递系统,体现了较高的复杂性。

建立在以上特征的基础上,医院信息安全管理主要包含以下内容。

- 机房安全:医院的信息建设与管理的核心就是中枢机房,这是医院信息系统的中枢。机房的安全需要考虑场地、双视、暖通空调系统、电气及接地系统、消防系统与防雷保护等问题;
- 网络安全:医疗信息的流动有赖于安全的网络建设,此部分的安全需要考虑防火墙、VPN 和网关等软件方面以及设备安全、网络拓扑结构等网络硬件方面的安全;
- 数据安全:医院数据具有多源、并发、分布、异构等特性,给服务器、数据库和储存等设备的安全防护提出了更高的要求。

1.4　医院物理环境安全的体系

结合医院物理环境安全范围和实践经验,可以将医院物理环境安全的体系按照设备系统、空间部位等视角进行分类。

1.4.1　基于设备设施系统的医院物理环境安全体系

1. 公用系统安全

公用系统安全就是保障包含电气工程、给水排水工程、医用气体工程以及信息安全工程在内的医院公共设施系统安全。

医院的电气系统的安全主要由电气系统的配置情况、安全设计情况以及维护运营水平等几个方面构成,具体来说分为医院外部的高压供电体系与医院内部的低压配电体系以及它们相应的应急供电体系组成。良好的医院供配电系统对医疗服务的正常及时提供具有重要意义。

医院的给水排水工程即医院的用水安全,分为给水系统和排水系统两部分。对于医院给水系统来说,分水质并保证不同水质的质量是重中之重;对于排水系统来说,需要保证医院富含细菌的高污染水对医院内外部的污染效果降至最低。

医用气体工程即在诊治过程中需要使用到的各种治疗用气体,包括氧气、氮气和笑气等。医用气体除了需要保证对气体本身的高压、助燃和易爆炸特性的安全预防之外,也需要保证气体供应渠道的安全。

信息系统是现代医疗服务提供非常重要的一环,安全顺畅的信息系统是医院提供高效诊疗服务的基础,需要特别重视。对于信息系统的安全,除了传统的硬件系统和软件系统的安全管理之外,应该特别注意数据和网络层面的安全,以保证患者可放心就医。

2. 专项系统安全

专项系统安全就是保障包含锅炉、洁净空调、电梯系统在内的医院专用设施系统安全。

锅炉系统指的是大中型医院必备的热源设备,总的来说分为热水系统和蒸汽系统两个大的部分,进一步可以按照功能分为给水、送风、蒸汽管和排烟系统四个组团。锅炉需要在高压、高温的环境下运行,为医院食堂、衣物及医疗器械消毒提供支持。确保锅炉的安全运行对于医院的供热、供汽具有重要意义,直接影响到医院正常医疗、科研和教学工作的正常开展。

医院洁净区域的设计和建造,重点需要控制暖通、装饰、电气以及给排水四个部分,而洁净空调是其中重要的组成部分。洁净空调系统指的是在医院的洁净区域,如手术室、ICU以及药剂科等配置的暖通系统,包括空调冷热源、净化空调系统、空调风系统、空调水系统以及净化空调控制系统等五个部分构成。该空调的主要功能是维持室内所需要的空气状态并除去空气中的尘埃、微生物、气味和有害气体,是在一般空调系统的基础上,考虑空气过滤手段、室内压力以及气密性等方面改进而来。除运营阶段的安全管理之外,也需要注意洁净空调系统的建设阶段安全,区域使用质量会直接影响到最终的洁净度等级以及运维的工作内容。

电梯系统是保证医院竖向交通的重要手段,其合理、高效且安全的运营是解决医院建筑的楼内交通瓶颈的重要手段。配置电梯系统首先需要按照人流量合理考虑电梯配置的合理数量,在数量的基础上,可以考虑按照集中布置、正对厅门布置、分组指定服务对象布置进行电梯的平面安排。由于电梯的密闭性以及医院对于电梯的运行能力的要求,其安全装置显得尤为重要。目前可以考虑限速器、安全回路、安全钳和缓冲器等手段,除此之外,未来可以考虑完整的电梯安全报警系统,为电梯营救以及及时恢复运转提供有力支撑。另外,医院的污染性环境特性在电梯这样的小型空间需要特别注意。

医院的电力系统是医院诊疗服务的重要组成部分,应急电源为电气系统在应急条件下的恢复和连续性提供保障。按照不同的用电恢复时间要求,医院的设备可以分为不同的方面,对于不同要求下电气系统连续性要求,可以采用市电、柴油发电、UPS 和 EPS 等手段或其组合型方式进行配置。

3. 安防与消防系统安全

安防与消防系统安全就是包含医院安防系统和消防系统在内的医院应急系统安全。

医院安防系统是防止医院的暴力行凶、盗窃和抢劫事件的有力保障手段,也是医院财产和设备正常运行的必要管理。

针对不同的安全防护对象的特点,如以人身安全为主的病房区、以资产安全为主的库存区和财务区以及以应急事件处理为主的公共区域,必须采用系统的、不同方案的安全防护手段。总的来说,可以采用机械门控系统、电子安防系统、视频监控系统、生物识别系统以及多种系统的集成来保证医院物理环境的安全。

医院消防系统是为了保障火灾发生时行动不便的病患以及医院贵重仪器设备安全的手段,由于近年来医院高层化的趋势,消防系统的严密性、系统性和安全性需要给予特殊的重视。

医院的消防系统首先应该按照消防规范进行分区,确定重点的安全防范部位,保证医院消防系统可以在第一时间使用相匹配的手段进行处理,然后需要考虑医院布置消防设施系统。医院的消防设施包括火灾自动报警系统、自动喷水系统、室内消防栓、气体灭火以及泡沫灭火系统等多种手段,可以灵活加以设计。除此之外,消防设施需要匹配有一定的管理手段,保证其在应急状态下的有效性。

1.4.2 基于空间部位的医院物理环境安全体系

根据国家标准《医院安全技术防范系统要求》(GB/T 31458—2015)的相关内容,可依据医院不同的空间部位构建医院物理环境安全的体系,主要包括重点部位安全和重点公共区域安全。

1. 重点部位安全

医院重点部位主要包括以下区域:

- 实验室、化验室、手术室、重症监护室、放疗室和隔离病房;
- 致病微生物、血液、"毒、麻、精、放"等管制药(物)品、易燃易爆物品、贵重金属等存储场所;
- 收费处、财务室;
- 运钞交接区域及路线;
- 儿童住院区、新生儿住院区;
- 医患纠纷投诉、调解场所;
- 药房、药库;
- 膳食加工操作间;
- 计算机中心、档案室(含病案室);
- 大中型医疗设备存放场所;

- 供水、供电、供气（含医用气体）、供热及供氧等设备间；
- 医疗废物集中存放场所；
- 安防监控中心；
- 其他自行确定的重点部位。

医院重点部位有较高的安全等级，是安防事故、消防事故、感染事故等物理环境安全风险的高发场所，对于此类区域，要加强安全防护。根据国标规定，实验室、化验室、手术室、重症监护室、放疗室和隔离病房的出入口应安装出入口控制装置和视频监控装置，对人员进出实施管理和监控；其周边应安装电子巡查装置。致病微生物、血液、"毒、麻、精、放"等管制药（物）品、易燃易爆物品和贵重金属等存储场所的出入口，应安装出入口控制装置和视频监控装置；其外部主要通道应安装视频监控装置；其内部应安装入侵报警装置和视频监控装置；其周边应安装电子巡查装置。剧毒化学品和放射性物品存储场所的防护要求，应当符合相关标准之规定。

收费处、财务室是盗窃、抢劫等事件的高发地。出入口应安装出入口控制装置和视频监控装置；其外部主要通道应安装视频监控装置；其内部应安装入侵报警装置、视频监控装置、紧急报警装置和与安防监控中心的对讲装置；其周边应安装电子巡查装置。收费窗口应安装视监控装置、紧急报警装置和与安防监控中心的对讲装置。

2. 重点公共区域安全

医院重点公共区域包括：

- 医院周界；
- 医院室外主要通道、人员密集区域；
- 门诊部、急诊部、隔离门诊部和住院部；
- 挂号处；
- 行政办公区域；
- 电梯轿厢内和各楼层电梯厅、自动扶梯区域；
- 太平间门外区域；
- 机动车停车库（场）；
- 非机动车集中存放处；
- 其他自行确定的重点公共区域。

医院重点公共区域大多人员密集、来往人群成分复杂，同样是物理环境安全的重点防护对象。

为保证人员来往安全，医院出入口应安装视监控装置和电子巡查装置，视频监控装置的回放图像应能辨别进出入人员的体貌特征和机动车号牌；医院门卫室应安装紧急报警装置和与安防监控中心的对讲装置；医院墙、栅栏等周界宜安装视视监控装置。

门诊部、急诊部、隔离门诊部、住院部的主出入口、楼道、通往楼顶的出入口、各楼层对外出入口、候诊区、分诊台和护士站应安装视频监控装置；分诊台、护士站、门（急）诊室应安装紧急报警装置和与安防监控中心的对讲装置；候诊区、分诊台、护士站等人员密集场所应安装电子巡查装置。门诊部、急诊部、隔离门诊部和住院部的主出入口可安装安全检查设备，且视频监控装置应监控和记录安全检查全过程。

此外，挂号处、行政办公区等地点也应当安装视频监控装置，以确保医院的安全运营。

基于空间部位的医院物理环境安全体系，有利于院方针对医院的不同部位设置相应的防

9

护等级，实现资源的合理利用。

1.4.3　基于环境维度的医院物理环境安全体系

1. 医疗环境

医疗服务是一项充满未知数、面临众多不确定性的高风险服务。近年来，医患纠纷、医护人员或是病患被伤害的事件报道层出不穷，打击了医护人员的工作热情，并导致医护人员在提供医疗服务的过程中出现不同形式的防御性心态与行为，不愿意采取风险较大的医疗救治技术。最终导致对病患治疗的不利，影响医学事业的进一步发展与提升。

2. 物质环境

医院的最终功能是向病患提供医疗服务，其内部与外部所具有的物质环境是极其复杂的。体现在医院拥有的药品、材料等本身就可能是有较强的化学腐蚀性、毒性，甚至部分材料还有放射性。另一方面，医护人员所使用的医疗工具也可能对人带来伤害，例如手术刀具等。很多救助的医疗药品是易燃易爆的物品，例如酒精、麻醉药剂等。同时在疾病治疗过程中，微观层面还有很多病毒、病菌，一旦管理不当，将会引起难以想象的灾难性伤害。很多医疗器械和药品都很贵重，价值很高，其安全防范也是至关重要的。

3. 空间环境

主要指医院的周边环境及医院内部的环境，主要隐患是具有危险性的锅炉房、营养食堂、放射性物质、供水系统、制氧站、变电站以及其他可能引起安全事件的建筑。医院空间布局也会对医院的安全管理产生影响，如果空间布局不合理，交通状况对疏散不利，一旦发生危害事件，人员的救护与救援效率将大大降低。

4. 人为环境

现代综合医院的人流量巨大，除了医院本身具有的医护人员和杂务人员，还有基数很大的病患，以及病患家属。当所有人流都聚集在一个空间内时，人员的疏导对于医院安全管理尤为重要，省级医院人群流动人数更加庞大、环境更加复杂。事实上，大量的医护人员、患者及探视人员对安全的重视程度不够，自救能力不强。当大量的这类人群处于医院系统中，极易造成多种治安事件，在危机救援中也极易造成混乱和失控。另外，大量的人群聚集的时候，不能排除这些人员中存在危害社会的不法分子，他们很容易瞄准利用这个人员流动的环境伺机作案或行骗、盗窃、敲诈，或当医托，或倒卖号单，扰乱医院的正常工作秩序。

1.5　医院物理环境安全的发展趋势

1.5.1　医院物理环境安全管理的理论基础

1. 主动性管理原理

主动性管理要求管理者将预防摆到安全管理最重要的位置上，有效的主动性管理不仅可以极大地降低医疗危险事件发生的概率，也可以降低医疗危险事件所造成的不良后果。

主动性管理要求管理者在医疗危险事件发生之前就采取预防措施，采用风险管理的思想，发现和消除可能导致医疗危险事件的各种因素，从而降低事件发生的概率或减小事件造成的损失。

采用主动性管理需要注意以下几点：

（1）医疗事故造成的后果以及后果引起的损失大小是随机的和难以预测的，就算同一类事故再次发生，那么其造成的损失也不一定是相同的，这就要求管理者不管事故发生的概率大小，后果严重与否，都要进行充足的预防工作，防止造成不可控的后果。

（2）事故之间的因果关系是错综复杂的，可能是多个原因造成一个结果，也可能是由于链式传导造成的一个严重后果。主动型管理要求管理者斩断事物之间的因果关系，以达到避免事故发生的目的。

（3）积极采用工程技术、教育和制度多种方案来进行管理。工程技术方案要求应用技术手段改善流程，改进各种系统装置。教育对策要求对医务人员的安全思想、生产知识和技能进行一定的教育和训练，制度方案要求管理者通过规章制度或标准化的流程等对从业者的行为进行规范和要求。

（4）发现事故发生的本质原因，从根本上杜绝医疗安全事故发生的可能。

2. 系统管理原理

系统是在一定环境下，由若干要素组成的具有一定结构和功能的有机整体，系统内部的要素之间相互具有依赖和联系的作用。除要素之外，联系、结构、功能和环境也是构成系统的重要成分。

现代管理学大量借鉴了系统工程的相关原理，系统管理的原理对医院安全管理也具有一定的意义。系统管理是采用系统论的思维来分析和解决在管理中出现的各种问题，也即运用系统的观点对管理活动进行分析，并采取系统的对应手段改进，以完成管理的优化活动。

如果希望医院的物理环境安全作为一个系统可以正常运转，就必须对系统及其环境做出充分的分析，在把握要素的作用、要素与要素的作用以及要素与系统的相互作用的基础上，把握系统与环境作用的效果，从而成功地控制系统的运行，并通过系统的结构改进实现管理的制度化和有效性。

为保证系统的良性运转，需要注意系统的以下性质。

- 动态性：系统具有很强的动态性，会受到系统内部结构的制约，也会受到环境中其他相关系统的影响，这些影响会随着时间或其他因素的变化而变化；
- 反馈性：系统提供各种各样的反馈来揭示系统的运转，如果系统的反馈紊乱，说明系统的运行出现了问题；
- 封闭性：有效的系统管理需要各种制度和手段相互制约，形成一个严密的封闭回路；
- 系统提升性：系统的提升不仅有赖于系统内部各要素之间的提升，也有赖于要素和要素之间、要素和系统之间、要素和环境之间等各方面的提升。

3. 人本理论管理原理

简单来说，人本理论强调以人为本。任何管理活动需要在考虑人的特点的基础上进行问题的分析和处理，安全管理体系就是需要按照人的行为规律来进行建设。人本理论原理有以下基本原则。

- 能级原则：参考化学的键能概念而来，组织中的人具有特有的可以量化的能量，这种能量要求管理者在管理系统中按照顺序排列不同的员工，形成管理能级，促进系统的整体稳定；
- 动力原则：此原则要求管理制度能够激发人的积极性、创造性和主动性等各种能动性，从精神和物质等多个方面推动工作的开展；

- 激励原则：在动力原则的基础上，要求管理制度需要用科学的方式来进行制度设计，不充足以及过分的激励都会损伤管理系统的有效性；
- 行为原则：需要和动机是人的行为基础，需要决定了人的动机，动机促进人的行为产生，行为会指向目标；
- 纪律原则：组织需要一定的纪律来规范人员的行为，采用以上的原则设计的纪律是保证管理措施高效贯彻的保证。

4. 权变理论管理原理

权变理论要求医院物理环境安全管理需要考虑地点、时间和人等各种因素，管理手段需要根据组织的内外部的发展变化。

传统的管理认为存在一种最好的管理方式，可以一劳永逸地制订固定的制度来对组织的方方面面进行管理。而现代的环境瞬息万变，这样的变化中，管理者意识到不能使用不变的眼光来寻找最好的管理方式，而应该采用最适合当前的内部和外部环境的管理手段来进行组织的管理。

权变理论管理原理包括：

（1）组织是宏观的社会系统的要素，它有着自身的系统性，但是也不能忽略大环境对组织的影响。组织需要根据社会环境的变化，结合自身的系统特点采用一定的管理措施，积极地适应环境的变化。

（2）组织的目标不是一蹴而就的过程，需要组织管理者根据内外部的变化，考虑不同的反馈来进行渐进性的逼近，最终达到组织的目标。

（3）系统中的各种要素需要通过管理活动来进行最佳的排序，各要素的特征也会影响管理活动的变化，需要管理者深刻体会系统之家的相互作用，以达到最好的管理效果。

1.5.2 医院物理环境安全管理的新理念

1. 人的错误是不可避免的

医疗行业原本的理念认为，可以通过各种手段来消除各种人的错误，所以以往的安全管理的重点在于加强医务从业人员的职业技能，并采用包括惩罚在内的各种手段提高安全意识。

而目前现代的理念认为，人的错误只能在一定程度上减少，而不能完全消除。所以，建立在人人都会犯各种各样的错误的基础上，医院物理环境安全管理的重点应该是通过系统的设计来最大程度地减少个人犯错误的概率，通过制度的力量控制错误的传播并降低错误所造成的影响。

2. 错误有深层次的系统原因

在人人都会犯错的基础上，如果人出了错，就不能够简单地对人进行处罚，应该从整个系统中找原因，并依照经验教训对系统进行修正，让系统可以不凭借个人的力量运转。

系统性了解错误也表明个人犯错只是一系列系统设计不合理的表现，隐藏在错误下面的原因才是错误的根本，要求医院管理团队完善安全管理体制。

3. 学习其他行业的经验

与医疗行业相类似的高风险的行业有航空、核工业、化学制造等行业，由于行业的风险较高，导致从业者非常重视安全管理。医疗行业应该向这些行业学习经验，尤其是同属服务业的航空业，其学习和参考价值更高。

4. 向主动管理改变

传统的医疗安全管理以危险管理为主要目标，属于被动性质的管理，即危险已经发生，伤害已经造成或者纠纷和诉讼已经出现后进行管理。而现代安全管理要求管理者从减少伤害的角度，提出各种系统性的预防措施，这更多的属于主动管理。

第 2 章　医院物理环境安全的区域划分

2.1　医院物理环境功能区与安防需求划分

2.1.1　医院物理环境功能区划分

医院因其功能复杂，专业要求高而导致设计难度大。在城市大型医院中有多达几十个功能部门，这些功能部门不仅在内部有自身的流程，在外部还需要与医院的其他部门进行联系，并相互支持。为了有序组织医院中的各种复杂功能，在进行医院建设时，首先要明确对医院功能的分类。对于功能如何分区，目前并没有统一的定论。

根据医院内部各功能体在总体规划中的布局，可将医院内部空间分为两大类：功能性空间与服务性空间。其中功能性空间主要是指医院所特有的空间类型（其他类型建筑所没有的），包括门诊、急诊、手术、ICU、医技部门（如影像诊断、放射治疗、中心检验、功能检查、理疗康复、核医学、人工肾和高压氧舱等部门）、主要由医生使用的空间（如医教室、教学用的实验室、医生更衣室和休息室等）、主要由护士使用的空间（护士站、护士更衣和休息）、病房、中心消毒、药房（也包括药剂室）和太平间。而该分类中的服务性空间为医院运营服务，但就空间性质来说，在其他的公共性建筑中一般都存在。包括交通廊道（各种室内廊道、走廊，也包括医院主街）、电梯、楼梯（含自动扶梯、室外台阶、坡道）、入口门厅、各种等待空间（如门诊候诊、手术室外家属候诊、病区家属等候区）、"硬质"服务空间（包括中心存储、厕所、库房、机房管井、空调及设备等）、"软质"服务空间（出入院服务、办公、收费与划价、接待和监控等）、营养食堂与厨房、车库。

考克斯（Anthony Cox）和格鲁斯（Philip Groves）认为，医院功能区域的划分主要分为以下三个：

（1）医疗区是为门诊或住院病患提供诊断和治疗的区域，包括病房、门诊、急诊、急诊观察室、精神病和老年病门诊、放射诊断、物理治疗、牙科、放射线疗法、肾透析、手术部和病理学实验室。

（2）医疗服务支持区为医疗服务提供基本支持，在机能上和医疗服务区关系紧密，包括药房、中心消毒、妇产病房的营养厨房、医学图书馆和中心档案室。

（3）一般服务支持区由总管理处负责，有食物供给、织物储存、污物处理、供热、照明和能源、供应管道以及机械支持，包括总行政部门、供应与处理部门、棉织物供应与处理部门（含洗衣房）、太平间、给养、工程服务与维护、运送和员工交接（有时包括员工宿舍）。

在我国的医院建设中，常将医院功能区划分为以下六个部分：

（1）门诊部——除了若干门诊科室，还有门诊的公用部门和医技科室，如门诊药房、收费、挂号、化验、手术室以及门诊办公、示教等用房，急诊部也往往和门诊合设或独立或相邻配置。

（2）医技部——包括影像诊断、放射治疗、中心手术、中心检验、功能检查、理疗康复、重症监护单元、核医学、人工肾、药剂科和高压氧舱等部门，以及相关的教学、研究用房。

（3）住院部——由出入院接待、住院药房及各科病房组成。

（4）后勤部——包括中心供应、营养厨房、中心仓库、洗衣房、蒸汽站、中心供氧站、中心吸引、医疗器械修理、汽车库、动物房、太平间、污水处理站、变配电站、空调机房及其他设备用房等。

（5）行政办公——包括院长办公、接待、会议、医教、医务、质检、护理、总务、文秘、人事、档案、通信、统计、计算中心、图书馆及研究室等。

（6）生活服务——主要是住院医生宿舍、职工食堂、职工家属住宅、托幼设施、商店、俱乐部和职工之家。

无论医院的功能区域如何划分，都要注意洁净区与污染区的区分处理，避免院内感染，同时还要注意医院区域与周边环境和交通的协调。

2.1.2 医院物理环境安防需求等级

现代化综合性医院具有人员相对集中、易燃易爆物品和电气设备使用较多的特点。在功能上，逐渐从单纯的医疗诊治发展到具备治疗护理、科学研究、社会预防等综合服务功能；在场所规模上，现代化综合医院逐渐发展为医疗中心，其建筑亦向大型化、高层化、综合化发展。因此，作为医疗建筑在消防与安防系统设计中有着其特殊性要求，既要解决建筑物内部财产的安全问题，又要解决在突发事件时建筑物内部人员的迅速逃生以及人身安全问题。

医院环境的安全保障对象扩展为与交叉感染源、危险药品、医院财物、贵重仪器设备、患者信息、婴幼儿、医院工作人员以及建筑物内所有生命的监控与保障。对于现代化的医院安防需求，从物理环境分布中基本上分为基础部位的防护、重点部位的防护、要害部位的防护以及突发事件的应急处理和指挥。

医院防护的基础部位主要是指医院的公共场所，包括医院的各出入口、医院内各栋建筑的出入口、物资运输等交通要道、建筑物楼梯间与地下空间、门（急）诊大厅、手术室等候区、候诊（休息）厅、停车场和绿化区域等。这些基础部位的保护有不同的侧重点。在人、车、物流通行、聚集交汇区域，医院安防需要保证各个区域的顺畅通行。在取药大厅、手术室门口、候诊厅和花园绿地等病患及家属聚集区域，需要布置专业的视频监控。医院交通要道和各个楼门的出入口也是基础部位的重要组成部分，在医院建筑楼群中的各个通道需要布置监控设备，同时这些设备还要求能够在低照明度的情况下仍能达到很好的画质。现代医院的规模较大，人流量大，在医院的出入口需要有高效的停车管理系统。

医院重点部位是指人员密集及易产生医患矛盾的区域，此部位主要为药品、钱款、物资、信息、食品存储加工以及问诊、治疗、纠纷接待等患者之间以及医患之间主要交流沟通区域，具体包括挂号处、取药处、收费处、财务室、电梯间、护士站、计算机中心、病历室、膳食加工间、监控中心、接待中心、物资管理处、设备间、门急诊室、病房区、新生儿区域、重症监护区域及手术区。医院重点部位的防范目的在于保障物品存储流通的正常流程，有效记录操作流程，确保一些恶性事件的有效预防，在发生之初的有效制止。对于医院重点部位的防护，要考虑重点区域的进出权限的设置，进出时间的控制，除采用视频、门禁手段进行防范外，音频和报警设备也是事后分析、事前预防、安保力量调配不可或缺的有效补充。

医院要害部位主要为危险药品、易燃易爆物品等具安全风险的物品管理区域，以及具有传染源及实验功能的区域。具体包括管制药品处、血库、医用气体存放处、放射物品存放处、易燃易爆物品储存处、P3—P4实验室、传染病房要害部位,防范的目的在于保证该区域内的保障对象的妥善储存以及风险发生时的应急响应能力。对于要害部位的防护,必须要执行严格的出入权限管理,且具备24小时的有效监控、报警功能,同时可配合巡更系统,提高在要害区域的防范能力。

突发事件的应急处理和指挥已成为医院安防体系建设的目标和重点,要实现在统一平台上的统一管理,包括安防监控系统、语音对讲系统、数字广播系统、门禁系统、报警系统、消防系统和三警合一报警系统。应急指挥中心一般都会和安防系统中控室建在一起。监控指挥中心的建设建议采用"集中控制+多级处理"的模式,即建立中心控制室,以便对医院的安防进行统一的管理、指挥、调度与决策,也与属地公安机关及上级主管部门进行联网。

2.2 医院物理环境安全敏感区域的定义及范围

医院安防敏感区域指保护经常发生冲突的场合。所有的医疗机构对于最高风险区域应该具有科学、实用的方法判断并采取一定保护手段。通常安防敏感区域基于暴力或使用武器会对老年人、婴儿、儿童等人群造成伤害,以及能够接触到药品或现金处理的区域。

安防敏感区域和具有特殊的安防担忧的区域有着明显的区别。医疗机构需要认定在其特殊的环境下存在的特定风险,对这些环境应提升安防手段或特殊对待。医疗机构有责任通过安防风险分析的过程做出决定:哪些地方存在过度风险,使之恢复为安防敏感区域或者降低其风险程度。

安防敏感区域通常被分为两类,一类主要涉及人身伤害的区域,如产科、精神科、远处停车场、急诊室以及重症监护室等;另一类则涉及医院财产的区域,包括药库、病历室、信息中心、研究实验室以及现金处理区域。这些区域所拥用的财产或具备的职能,是存在潜在危险的原因所在。比如说,药房之所以会面临更高的抢劫风险,主要原因是其内部的药物,而非其所拥有的现金。另一方面,一个用来研究动物的实验室,面临风险更高的是因信息的丢失所造成的经济上的损失,而不是员工的受伤。

因此,安防敏感区域通常可定义为:具备某些作用或行为代表该环境内明显具有伤害、偷盗或安防缺失,且很可能会严重影响医疗机构履行其治疗患者质量的所在地。

2.3 医院物理环境安全敏感区域的管控

2.3.1 安全防范系统建设

2013年10月12日,国家卫生计生委和公安部联合制订印发了《关于加强医院安全防范系统建设的指导意见》(国卫办医发〔2013〕28号),文件要求各级卫生(卫生计生)行政部门、公安机关和各级各类医院要把进一步加强医院安全防范系统建设作为保障群众安全有序就诊、构建和谐医患关系、服务经济社会发展、维护国家长治久安的重要民生工程来抓,努力创造更加和谐稳定的社会治安环境。

加强安全防范系统建设,要全面提升安全防范能力。医院内的各部门要认真贯彻中央办公厅、国务院办公厅下发的《关于加强社会治安防控体系建设的意见》,完善医疗机构安全防范机制,强化周边治安综合治理。进一步加强医院内部治安保卫工作,严格落实部门主要负责人治安保卫责任，完善各项治安保卫制度。各行政部门应当认真贯彻落实《关于加强医院安全防范系统建设的指导意见》，落实医院的安全防范主体责任，根据需要组建应急处置队伍，会同公安机关指导医院，集中力量针对薄弱环节和重点科室做好人防、物防、技防建设，落实重点防范，进一步完善医院安全保卫制度，提高医院自身应对突发安全事件的能力。

加强安全防范系统建设，要进一步加强医疗服务与质量安全管理。医院应当及时做好信息发布及信息沟通工作，当发生涉医违法犯罪案件后，应当及时将有关情况上报属地卫生计生行政部门，并逐级上报至国家卫生计生委。其中，涉及死亡、重伤或引发群体性事件的，医院应当立即报告属地卫生计生行政部门和当地综治组织，并在12小时内上报至国家卫生计生委。各地公安机关应当及时将有关情况上报上级公安机关。国家卫生计生委将会同有关部门对重点地区、重大涉医违法案件进行督办，并在全国范围内进行通报。

加强安全防范系统建设要注重组织制度建设，完善安全防范制度。各科室根据科室的职能要求，进行针对性的制度设置与管理。如，医务科负责人员要及时检查临床医技科室医务人员独立执业情况；各项医疗技术操作规程，特别是重大医疗核心制度的执行情况；针对医疗质量缺陷，督促落实整改措施并完善记录。

2.3.2　安全敏感区域的安防预案

对于安防敏感区域，医疗机构应设置合适的有针对性的安防预案，包括：

- 划分出特定区域，设定特定的安防条件；
- 控制该区域的进出；
- 确定进入该区域的访客、家属、员工以及其他相关人员；
- 配置电子安防技术如视频监控、报警、门禁及其他设施；
- 设计维护流程以降低逃生警报系统或视频系统失灵的风险；
- 设置定期检测安防设施的流程和机制；
- 对员工进行安防培训，对患者家属或家长进行适当的培训；
- 该区域的安防事件的应急预案。

医疗机构有三个主要的区域通常被归于安防敏感区域：急诊、产科中心/新生儿中心和药房。其他与特殊医疗传输系统有关的区域，需要医疗机构来认定是否归为其他的安防敏感区域，这些区域包括：儿科护理单元、专科门诊（如美沙酮、排毒或流产）、科研实验室、心理健康科室和信息中心。

每个医疗机构都应在各自的安防管理规划中明确安防敏感区域。一经确定，就需要对这些部位进行专门的安防出入口控制计划、区域风险的安全入门培训教育以及制订突发事件响应机制。

　　1. 区域出入口控制方案

安防敏感区域必须要有一份书面计划控制或规范人员出入，包括如何对非本院人员进行拍摄和身份确认，并直接与专属于这一区域的服务器进行连接。考虑到整体机构出入控制方案，医疗组织不应对出入控制的讨论局限在钥匙和锁上，它还应包括员工的责任、识别系统以及各种实体防护措施。

出入的限制程度因机构的不同而各不相同。至于采用什么样的出入控制方式以及限制程度，最好作为年度安全评估的一部分进行决定。

2. 员工安防入门培训和教育

任何一个在安全敏感区域中工作的员工都应该接受专门的安防培训。这种培训包括了对于安保流程的了解，员工在这些区域的安保过程中所承担的责任，如何鉴别潜在的安全风险，怎样将区域内所有人面临的风险降到最低，以及面临违反安全规定的行为如何应对。通常采用的方法包括以下几点：

- 对新入员工进行出入控制系统中扮演的角色和在突发事件时的响应培训机制；
- 定期进行突发事件的应急演练，纠正计划中的薄弱环节，或者员工的再培训，并对每次的演练进行文字记录；
- 每年对全员反复进行其在出入控制系统中所扮演的角色和在突发事件时的响应机制的培训。

3. 突发事件响应预案

每一个安全敏感区域都必须具备专门的突发事件响应预案。这份书面计划描述了辖区内的员工应对区域内主要安全威胁的反应，它应该包括员工如何应对已经预定的事件，尤其是当这些事件对于机构的正常运转或对人员的人身安全造成恶劣的影响的时候。一旦出入口控制的预防措施均失效，员工采取行动也无法阻止这一安防事件的发生时，那么必须立刻启动应急预案。

为此，我们以产科为例进行说明。这个护理单元的负责人针对拐骗新生儿制订了该区域的应急预案，当然安保部门的意见与配合是必不可少的。在产科还有可能发生其他主要的事件，比如劫持人质、炸弹威胁或是严重的袭击事件，这些都不是仅在产科内发生的。因此，针对这些情况的突发事件的应急预案，将由安保部门在与其他不同的护理单元和科室的配合下进行制订。

对于安全敏感区域的突发事件的应急预案的准备工作，落在各护理单元负责人以及医院安保部门负责人的肩上。这个预案将总是会与各科室、员工密不可分，但也不会局限在部门员工或安防上。在上文提到的拐骗新生儿的预案中，在医疗机构中的任何一个员工都需要能够应对。

第3章　医院物理环境安全风险

风险是指未来遭受损害的一种可能性。伴随着医疗仪器设备的精密化、医院建筑的高层化、医院内部布局的复杂化及医疗系统的信息化，医院在为人们提供更优质的医疗服务的同时，也面临着更加多样的安全风险。医院物理环境安全风险有不同的来源，本章将其分为重点部位安全风险、公共区域安全风险、网络与信息安全风险。

3.1　医院重点部位安全风险

3.1.1　感染风险

医院感染是指住院病患在医院内获得的感染，包括在住院期间发生的感染和在医院内获得出院后发生的感染。随着 SARS 感染和 HIV 蔓延等高危害公共安全事件频发，医院安全和感染管理获得了广泛关注。医务人员及病患每天面临大量致病性生物因子，存在较高的感染风险，需要通过合理的物理环境设计，提高医院建筑规划设计的科学性、合理性、有效性和安全性，从而有效地控制医院感染事件的发生。

物理环境是导致感染风险发生的因素之一，例如建筑布局不合理、病室内的器械和地面不清洁等都会增加患者病毒感染风险。根据医院感染预防与控制评价规范，医院感染重点部门（department of high infection risk）包括重症医学科、器官移植病房、骨髓移植病房、血液透析中心（室）、感染性疾病科、手术部（室）、产房、急诊科及其病房、临床检验科（实验室，含输血科）和医院消毒供应中心等，这些区域具有感染率高或引发感染风险高等特点，在医院感染预防与控制过程中需要重点关注。采用划分清洁区、缓冲区和污染区，区分人流物流通道等方法，以及安装纱窗、闭门器、紧急喷淋等设施，对感染重点部门进行重点监控与防范。在医院设计建造与运营过程中，需将物理环境安全与感染控制工作有机结合在一起，形成良性循环。

3.1.2　有毒有害物质泄漏风险

有毒有害物质是指在生产、使用或处置过程中对人、其他生物或环境带来潜在危害的物质，包括危险化学品、医院废水、化疗药物、医疗废弃物、有害气体、放射性物质及病原微生物等。有害有毒物质广泛分布于医院的各个部门，品种多、危害大、接触人员广，具有毒性、致癌性、基因诱变性、生殖系统毒性、干扰内分泌和神经系统毒性等危害及易燃易爆安全隐患，一旦发生泄漏，必将会对患者及医务人员的身心健康带来威胁。所以，医院有毒有害物质的管理应该引起医院职能部门的高度重视，加强控制。

物理环境的不足是导致有毒有害物质泄漏的诱因之一。一般而言，控制医院有毒有害物质有以下几种手段：

（1）建立有毒有害物质清单以及相应的管理手册。

（2）正确处理医疗废水废物，合理储存并定期交由专业公司处理。

（3）妥善安装有毒有害物质储存装置，并统一张贴标志，交由专人管理。

（4）合理设置部门结构及空间布局，病理科、检验科等高危部门独立配备有害物质专门仓库。

（5）加强医院员工培训，规范操作流程。员工在接触有毒有害物质时需穿戴防护用品，提高全员安全意识。

3.2 医院公共区域安全风险

3.2.1 跌倒风险

跌倒是指患者突然或非故意地停顿倒于地面或倒于比初始位置更低的地方。按照国际疾病分类（ICD-10），跌倒包括从一个平面至另一个平面的跌落以及同一平面的跌倒。患者跌倒是一类比较特殊的风险，但是在医院环境中经常发生。患者在治疗期间，不慎跌倒会造成自身软组织或者骨骼的损伤。跌倒作为突发性意外倒地的现象，对患者的危害极大，对身体会造成二次伤害，并导致患者住院时间和住院费用的增加。一些老年患者还有可能出现脑出血等危重症状，甚至会威胁生命。

造成患者跌倒的原因众多，其中医院物理环境是一个重要的因素。例如，医院走廊上因为保洁用具或者医疗用具占用走廊过道，光线不足时对患者行走造成障碍；保洁人员对地面或者台阶清洁之后，地面湿滑，从而增加了跌倒事件的发生概率；医院地面反光、环境噪声嘈杂，造成患者情绪紧张、行为变形从而跌倒；医院布局不合理，床与卫生间距离过大且扶手难以全程支持患者行动，导致患者体力不支而摔倒，等等。

为减小患者的跌倒风险，可以从物理环境安全的角度采取如下措施：

（1）病房走廊、洗手间应安装扶手，洗手间铺设防滑脚垫，对于损坏的扶手和脚垫要定期更换。

（2）保持走廊病室地面干燥，拖地面时应摆放警示牌提醒患者。

（3）病室环境应整洁，物品不随意摆放，夜间关大灯开地灯长明。

（4）提升无障碍化水平，在条件允许的情况下，将卫生间等重点区域的台阶改为缓坡。

在进行医院建筑设计时，应当充分考虑物理环境的优化，降低跌倒风险发生的概率。

3.2.2 火灾风险

医院一类特殊的公共场所，担负着艰巨的消防安全责任。作为消防重点单位，大型的综合医院人流量大，人员结构复杂，且医院空间内的大多数人员身患疾病、行动困难，火灾所造成的后果不堪设想。此外，随着医疗及科技水平的不断提升，现代医院呈现出规模整体化、建筑高层化、设备大型化的发展趋势，对消防安全提出了更高的要求。

一般而言，医院火灾风险呈现出如下的特点：

（1）建筑结构复杂，火势蔓延快。医院一般分为门诊楼、住院部和实验室等功能用房，多为中庭式结构，科室之间相互毗邻，各楼之间也常有走廊连通，一旦发生火灾，很容易产生烟囱效应和火风压效果。

（2）易燃易爆物品多，危险性大。医院的药库、药房和制剂室内储有部分易燃、易爆物品和放射性物品。这些物质在燃烧或热分解过程中，会产生大量的烟雾和有毒气体，造成窒息中毒等危害。

（3）患者行动不便，救助困难。医院内人员密度大，且患者身患疾病、行动不便，使消防救援行动的实施显得尤其困难。

（4）特种设备复杂，扑救难度大。医院内部 X 线机、核磁共振扫描仪、高压氧舱及 CT 机等特种设备越来越多，此类设备均为火灾危险源。一旦发生火灾，消防部门必须针对性采用专业处置措施，否则极易产生爆炸、漏电等二次危害，给火灾扑救带来更大困难。

由此可见，医院部门一旦发生火灾，无论是救援难度、严重程度、救援复杂度都超过普通建筑物，需要重点防范火灾风险。

防范火灾风险需要考虑的医院重点部位包括手术室、放射科、生化检验及实验室、高压氧舱、配电室、药房和试剂室、病房和锅炉房等。在医院物理环境设计初期，要通过合理的科室安排、动线设计降低火灾风险并提前制订撤离路线。同时，根据各科室的特点，准备相应的应急救援器材装备，如软式担架、防烟面具、转运呼吸机和呼吸囊等，并对医护人员进行定期培训。

3.2.3 电梯安全风险

医院的电梯是使用最为频繁的场所之一。作为医院内最重要的垂直运输工具，电梯不仅为广大医护人员和患者提供了便利，更是医院重要的救生通道，因而电梯安全风险在某种程度上直接关乎患者的生命，需要引起足够的重视。

医院电梯主要有以下安全风险：

（1）轿门故障。电梯轿门发生无法打开的故障时，由于空间狭小，被困人员容易紧张、激动，甚至自行开门，但往往由于不具备专业救援能力而发生更严重的坠落而导致伤亡；此外，轿门无法打开会延误患者的救治时间。因此，轿门故障是需要重点控制的一类风险。

（2）电梯超速风险。运行中的电梯可能会突发上行或下行超速，突然的超重或失重感使患者身体不适，若轿厢内有心脏病患者，后果会更加严重。

（3）电梯微生物污染风险。这是一类特殊的医院电梯安全风险，一般医院的电梯日客流量为 1 000 ～ 3 000 人次，是人流聚集、流动的重要场所。然而，若医院电梯内的空气、物体表面的消毒工作未引起足够的重视，则可能会导致电梯内空气、按钮受到污染，菌落数量超标。作为可能引起医院感染的潜在因素和导致医源性感染的重要载体，电梯内部的清洁消毒管理应引起重视。

为控制医院的电梯安全风险，需要通过建立专业维修团队、施行日常巡检制度、改良老旧设备和定期清洁等手段加以控制。

3.2.4 安防风险

安防风险是指医院所面临的一类最为常规也最为复杂的风险。以下的安防风险在大多数医疗机构普遍存在，风险级别与医疗机构独有的运营环境有关，但各不相同。

1. 袭击 / 攻击

袭击 / 攻击是指非法的、有意伤害或试图威胁、伤害他人的行为。几乎所有的医院都面临着多层面的、极端尖锐的对患者、员工及访客的袭击问题，如医闹等。袭击可能发生在医疗机构内，从单纯威胁到绑架都有可能发生。院内患者因其体力和脑力条件的限制，更易受到威胁。住院患者通常认为医院足够安全，因身患疾病，自我保护能力也会降低，一旦受到袭击很难逃脱。此外，在夜间值班期间，医务人员也会面临被袭击的风险。

2. 入室盗窃

入室盗窃是使用或不使用武力，以盗窃财物为目的非法进入建筑物的行为，是医疗机构普遍发生的事情之一，通常以手术室麻醉药品和麻醉供应材料为主要盗窃对象，这是因为医院手术室相对独立于其他区域且晚上通常是关闭的。医生办公室、牙科办公室也是盗窃的习惯目标地点，这些区域几乎没有什么药品存放，因此盗窃的往往是金钱和电脑设备。有时候比较昂贵的医疗器械也会被盗。并非所有的入室盗窃都发生在晚上或者在那些封闭设施里，美国密歇根大学医疗中心曾经遭遇过一个号称维修人员的窃贼，他从医院偷走 3 台单价分别为 3 万～ 4.5 万美元的检查仪器。

3. 骚乱

骚乱或者因无序导致的事件一直是安防风险。这种事件可以发生在医疗机构的任何地方，如内部或者外部，包括停车场、员工更衣室、大厅、工作区或者患者病房等。骚乱制造者可以包括患者、访客甚至员工等。许多骚乱事件表现为不同程度的口角，然而这些口角往往最终会导致冲突以及财产的损坏。发生骚乱的频率经常与规模、地点以及医疗机构的类型有关，必须在医院的安防预案里给予重视。

发生骚乱最多的地方通常是急诊或门诊区域。大型城市医院的急诊区域所经历的骚乱甚至可以以天来计算，为此许多医疗机构都会在急诊区域设置固定安保人员 24 小时值守。患者并非骚乱的唯一来源，一些陪同人员也常会一同卷入。发生的原因大多集中在等待时间过长、信息不对称，或者所谓的不适当的诊疗。意见不一可能就会导致肢体对抗，甚至带来财产破坏。如果相关工作人员告知患者或者陪同人员延迟治疗的原因或者即将采用的治疗方式的话，此类冲突的发生率可大大降低。

4. 患者出走

患者出走是指那些无法充分保护自身的患者，在未经诊疗人员知晓和许可的情况下私自离开医疗机构的情况。在某些国家，还可以指病患逃匿的情况。

无论住院病患还是门诊病患，医疗机构对其安全承担着较高的责任。病患类型不同，在整个治疗过程中医疗机构对于其行踪的掌握程度也不尽相同。因此，大家对于医疗机构对精神类患者和儿科患者的看护责任有着很高的期待。病患在接受治疗的过程中，在未通知护理者的情况下私自离开医疗机构的行为，通常被称为患者出走。病患离开医疗机构要么是经过深思熟虑的，要么是因其心智不全导致的。如果是后者，病患极有可能由于天气状况、意外事故或错过救生药物或医疗救治而导致重伤甚至死亡。在 2008 年末，美国匹兹堡州立大学医疗中心就有一位 89 岁高龄的老年痴呆症患者从十二楼的病房出走，并于隔日被发现死于医院楼顶。

为防范医院的诸多安防风险，需要加强医院安防设备的更新与维护，同时通过定期培训提高医务人员的危机处理能力。

3.3 设施系统安全风险

3.3.1 用水系统风险

医院医疗过程中可能会产生大量的污水，医院建筑各房间功能复杂多样，排水点多并较为分散，且综合型医院不同房间、不同科室排放的污水成分不同（如检验科、放射科、口腔科、手术室和食堂等），对污水收集也有一定的限制，需根据医院的特点进行专项设计。医院病患众多，抵抗力较差，对环境卫生要求较高，因此对医院的给水系统也有较高的要求。

医疗废水中含有病原性微生物，有毒、有害的物理化学污染物和放射性污染等，具有空间污染、急性传染和潜伏性传染等特征。若排水系统出现排水能力设计不足、排水系统损坏、排水设施故障等风险，则有可能出现有害物质泄漏事故；若医院给水系统出现管道锈蚀与有害物质渗漏等风险，则会对患者的生命健康产生威胁。因此，医院用水系统风险应当得到重视与有效的控制。医院用水系统设计及管理等相关内容将在后续章节详细阐述。

3.3.2 用气系统风险

用气系统是医院建筑中的一个重要组成部分，若医院对医用气体系统重视不足，疏于管理，则可能造成一系列风险事件。

根据国外医院运营的经验，医用气体系统造成的事故主要包括管道交叉连接导致人员伤亡、管道气体错误回流造成人员伤亡、氧气爆炸造成人员伤亡、气体供应中断使患者受影响及气体泄漏等。国内医用气体相关风险主要包括灌装时违规操作导致氧气瓶爆炸；氧气泄漏时，电源插头打火引燃设备电缆、管道；氧气减压阀故障导致呼吸机报警；分子筛制氧机氧浓度低导致氧气治疗失效；压缩空气湿度过大或冷凝水析出，造成医疗器械因积水严重而腐蚀损坏；气源连接错误导致医疗事故等。

为了减少用气系统风险，需要强化管理能力，重视设备的采购安装及维护工作，强化监管措施，定期组织管理人员培训。此外，医用气体系统的建设专业性较强，需要考察设计单位的设计资质、施工单位的施工资质，对相关人员的资格进行严格把关。

3.3.3 电气安全风险

随着医疗技术的不断发展，医院引入了大量的现代医用电气设备，用电系统成为医院运行的核心系统之一，电气安全风险也逐渐受到重视。

电气事故风险主要有触电事故风险、静电危害事故风险、电气系统故障风险等。作为用电重点单位，医院电气安全事故往往会造成较为严重的后果。若发生停电或电气短路等事故，由于病患行动不便且缺乏自救逃生能力，易造成群死群伤的严重后果。另外，突发停电可能会使医疗设备损坏、重要数据丢失，并可能导致对电源的可靠性要求很高的手术室、急诊部监护病房等科室受到影响，进而可能会造成医疗事故，危及病患的生命。

医院的电气安全风险对医院的整体物理环境有着显著的影响。电气安全影响的设备包括呼吸机、除颤仪、监护室吊塔、监控室设备、计算机设备、手术室医疗设备、无影灯、锅炉（蒸汽供应）和水泵；影响包括医疗气体系统、信息系统、通风系统、净化系统、供水系统和供热系统；影响的重点区域包括走廊、步梯、停车场、电梯、病房及手术室。

为了控制电气安全风险，需要依据医院的负荷性质确定供电负荷。据有关规定，医院建筑为高层建筑的，内有急诊部、婴儿室、血库等，为一级负荷对象，即这类医院必须有两个电源供电，当一级负荷较小时，应优先采用第二低压电源。根据《民用建筑电气设计规范》（JGJ 16—2016）中的规定，可以把医院的供电系统大致分为四级：特级及三级甲等医院采用10千伏电缆双线专项供电，医院自备柴油发电机，重要设备采用UPS供电；三级甲等医院采用10千伏电缆双线专项供电，重要设备采用UPS供电；二级甲等医院采用10千伏双线或单线供电，重要设备采用 UPS 供电；一级医院采用单路 10 千伏供电，重要设备采用 UPS 供电。具体的医院电气系统设计标准、运行要求等将会在后续章节详细阐述。

3.3.4　弱电系统风险

医院弱电系统主要包括以 IT 设施系统、智能化系统为代表的整体信息化系统。医院信息化是现代医院的发展趋势，医院信息化不是简单的医院管理流程计算机化，而是以病患信息的共享为核心，包括医院各个科室之间、医院之间、医院与社区、医疗保险和卫生行政等部门的信息共享，最大限度地方便病患就医、方便医院一线医护人员工作、方便各类管理人员分析决策。中国医院信息化建设发展经历了 20 多年的历程，从早期的单机单用户应用阶段，到部门级和全院级管理信息系统应用；从以财务、药品和管理为中心，开始向以病患信息为中心的临床业务支持和电子病历应用；从局限在医院内部应用，发展到区域医疗信息化应用尝试。

医院信息系统（Hospital Information System，HIS）利用电子计算机和通信设备，为医院所属各部门提供病患诊疗信息（Patient Care Information）和行政管理信息（Administration Information）的收集、存储、处理、提取和数据交换的能力，并满足所有授权用户的功能需求，是医院运行的重要组成部分。医院信息系统可分为管理信息系统和临床信息系统，如图 3-1 所示。

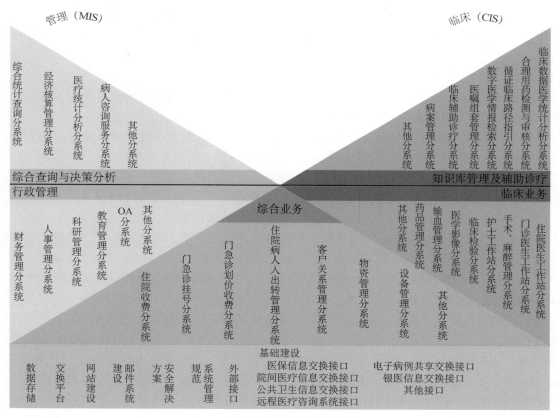

图 3-1　现代医院信息系统

目前，全国绝大部分三级医院已经建立了医院信息管理系统，医院信息管理系统已经成为医院管理业务运行中必不可少的基础性设施，基层医院的信息系统建设也在快速发展。同时，医院信息系统的开发和应用正在向深度发展，从侧重于经济运行管理，逐步向临床应用、管理决策应用延伸。对于一个大型医院，即使是医院信息网络的暂时瘫痪，也会导致医院业务系统的混乱，其产生的社会不良影响，必然成为媒体关注的热点问题。

由此可以发现，医疗信息化对于各级医疗机构建设十分关键。网络安全是医疗信息化的重要保障，防范医院网络信息安全风险需要引起各部门的足够重视。医院常见的网络与信息安全风险包括黑客攻击及数据泄漏风险、计算机病毒风险、信息设备损坏风险。

1. 黑客攻击及数据泄漏风险

互联网和物联网的发展可以帮助医疗专家实时访问病患资料和监控病患健康状态，远程医疗的发展大大提高了诊疗效率和病患满意度，但是更多的设备互联也为黑客攻击带来了更多的机会。黑客攻击者的技术不断创新，众多防御者也需要继续努力维护其设备和系统的安全性。医院内不受支持和未打补丁的系统为黑客攻击提供了便利，使其很容易获取访问权限并逃避检测，同时实现破坏和获利的最大化。思科《2016 年中网络安全报告》表明，全球范围都存在这一挑战。医疗保健等关键行业的企业在过去几个月的攻击中经历了一次重创，而该报告的调查结果表明，所有垂直市场和全球各地区都成为攻击目标。

一般而言，黑客攻击的主要目的是窃取患者资料或医院数据信息。医院的数据库中储存着大量病患的身份信息、病情、治疗情况等，对医院的正常运转和患者的个人隐私都非常重要。黑客对医院系统进行入侵和破坏，造成大范围数据泄漏，不仅对医院和患者声誉造成不良影响，更会严重影响医院的正常诊疗。

黑客会通过冒充 IP 的方式，进入医院内网窃取信息，进行网络破坏。针对此类问题，可将 IP 地址相同或口令相同却来自外部的可疑数据删除，并将 IP 地址及口令与医院系统的计算机 MAC 绑定，这样即使黑客冒充 IP 或口令，也会因为没有和医院计算机 MAC 向绑定，无法入侵医院内网中。此外，还可以建立动态与静态联合的防护技术，针对静态信息，可引入授权访问技术，限制不法分子浏览及盗取医院信息；动态防护方面，主要是通过数据加密的形式，如 RSA 加密技术，都是目前较为有效的动态加密防护技术。

此外，为了保障医院信息数据安全，还要做好数据安全备份工作，例如采用单机备份，或者使用专业软件在线备份，最大程度减少数据泄漏的损失。

2. 计算机病毒风险

随着信息技术的不断发展，计算机病毒种类日益多样化起来，计算机病毒具有隐蔽性高、破坏性大、衍生性强和难以预见的特点，很难有效防范。互联网便利的信息传播方式为计算机病毒扩散提供了有利条件。医院计算机房也是网络病毒的主要侵袭对象，一旦入侵将会造成应用软件、信息数据的损坏，严重时导致整个系统瘫痪。

一般的计算机系统感染病毒后，其屏幕会显示明显的异常、损坏或者死机、硬盘丢失；稍严重的可能导致硬盘的引导区被改，致使软盘进入系统受阻、CMOS 数据被修改；也可能影响系统的运行速度，致使日常工作受到限制。医院信息系统如果感染病毒，短时间内难以恢复，严重影响医院的日常运行。

为了减少计算机病毒的影响，首先要树立积极主动的防御观念，系统维护人员要定期对计算机系统、邮件系统及其软件程序进行维护和更新，采用最新在线病毒检测软件安装在机房服务器上，在单机上安装杀毒软件等。同时，医院机房服务器要安装防火墙，增强病毒防护能力，并对其进行定期升级防护。

3. 信息设备损坏风险

医院信息设备损坏风险主要包括机房容灾威胁、科室电脑安全威胁等。其中，机房是医院信息系统的核心，在信息系统安全体系中居于首要地位。服务器故障、工作站故障、电源故障和核心交换机故障等，都有可能导致整个医院信息系统的崩溃，严重影响医院的正常运转。另外，部分医院疏于管控科室电脑，导致这些终端设备极易遭到病毒攻击。

从物理环境安全角度来看，医院信息中心机房存放着核心设备，安全稳定的机房环境对医院来说至关重要。机房不应当设置在医院顶层、潮湿的地下室、用水设备的下层或者隔壁，应选择兼具防雷防电、防风防雨、防潮防震等特点的物理空间，有条件的医院可采取异地双机房模式。为了防止突然断电导致信息系统的中断或瘫痪，医院可通过拟定多套供电方案、配置 UPS 电源等方式保障电力供应，避免服务器、使用终端异常断电。同时，机房是医院 IT 资产的重要区域，要严格管控外来人员的进出，配置门禁和视频监控。同时，严禁在机房吸烟，注意内部防火、防水和防盗。

第二篇
系统安全篇

第 4 章　医院公用系统安全

医院公用系统包括医院用水、用电、用气以及基础信息系统几个部分，以下作相应介绍。

4.1　医院用水安全

4.1.1　给水系统安全

医院用水可以分为洗浴用水、饮用水和医疗用水三个层次，它们的洁净标准严苛性逐渐上升。

1. 供水安全保障系统概述

医院的供水最基本要求是应该保证水箱和储水池的卫生安全，严防串水和回流造成的污染。这就要求给水系统应该按照功能各自独立并且自成系统，不能串接。热水往往容易受到细菌污染，故需要在冷热水关系线的交界处设置止逆阀，保证可能受污染的热水返回洁净的冷水管。对于医疗用水的设备来说，应该按照功能采用相应的防污隔断。

在供水系统的选择上，不能够采用产生二次污染的加压方式等。尽量使用市政管网的水压供水，如果条件不允许，优先考虑设置管网叠压供水装置或设置吸水井。供水系统尽量采用变频调压技术，并确保储水调节设施不污染水质。由于医院对于不同种类的水质有严苛的要求，故需要采用分质量供水，尤其是对消防给水、医疗给水和生活用水分别进行独立设置。

医院的管道布置需要注意避开毒物堆场等污染区，在半污染区要采用暗装的方式进行铺设。若条件限制难以暗装，应该采用一定的防护手段。同时，对于冷热水管也应该相互独立或者设置隔离，以免相互影响。

医院供水系统的管材不能使用冷镀锌钢管，也不能采用其他可能产生二次污染的管材。饮用水给水系统的材料必须达到饮用水标准，而饮用净水则应该达到食品卫生级要求。

如果以上手段仍然不能保证水质，需要进行二级净化和消毒，确保水质达到功能要求。尤其是采用二次供水的方式，需要对出水进行消毒处理，对净水设备进行防腐处理，且同样不能产生二次污染。

2. 洗浴用水安全

医院洗浴用水的标准是卫生，针对的主要卫生问题是由军团菌引起的。综合考虑医院现状、安全和卫生等因素，医院的热水应该控制在60℃左右，且需要保证锅炉和用水点的温差小于10℃。更进一步，对热水供应系统的回水也有相应的要求，回水水温最好相较于出水温度的温差小于5℃。世界卫生组织推荐医院的热水应于60℃储存，在50℃以上进行循环，以保证洗浴用水的安全。

热水供应系统应该尽可能地小型化，以保证热水系统的有效性，有利于问题排查和检修。对于定时供应热水的部门，如门诊、供应室与后勤部门等，可以设置一个系统；对于全天候热水系统，如手术室、产房等，可以单独成为一个系统。

热水系统的循环对于其卫生非常重要，应该同程布置循环管道，设置循环泵，采用机械循环避免滞留水的存在。热水供应需要保证立管和干管的热水循环，减少不循环端的长度，不设置不常使用的用水点。

热水加热不能采用容积式水加热器，因为容易产生20℃～30℃的滞留水，滋生各种细菌，故应采用半即热式或者即热式热交换器，使热水不产生梯形状态分布，避免军团菌的繁殖。除此之外，太阳能也不失为一种良好的加热手段，但是其储水和防菌应该给予足够的重视。

热水的储存最好选择用不锈钢的制品，而管材宜采用铜管。

热水系统的灭菌主要预防军团菌，采用的方法是热休克法、紫外线法或者氯剂法等。铜/银离子方法相较于热休克法更加的持久经济，是国外经常采用的方法；而氯胺在水中的衰减较慢，能够很好地控制军团菌生长，也是一种较好的方法。

3. 医疗用水安全

医疗用水的标准是洁净，分为无菌水和超净水两种。无菌水是供应手术室、急诊室、口腔科口腔冲洗和中心供应处消毒冲洗等处使用的水，其对应的国家标准为卫生部的《消毒技术规范》(2017)用水要求。超净水是供应化验室生化分析仪、试剂稀释用水和血透室血透机等处的用水，此类水要求严格的无菌，且水中离子杂质要维持在较低水准，不含热源。超净水按《分析实验室用水国家标准》(GB/T 6682—2008)中的试验用三个等级净化水的技术要求，不同部门的要求不完全一样。

医疗用水的提供可以分为分散式供水和集中式供水两种形式，需要对不同水质进行独立供水。

分散式分质供水是医院各用水点单独建设小型的水净化系统或者直接采用成品分质水的一种供水方式。这样的供水多见于中小型医院：

- 手术室洗手用水使用自来水；
- 实验室纯水使用自有制水系统或者采购高纯水；
- 软化和透析用水可以采用独立供水系统。

分散供水系统的噪声较大，且水质不能完全保证，需要额外的管理，但是其体系容易建立，对原有供水系统的改动较小。

集中式分质供水是以市政管网或者地下水为水源，经进行统一的净化处理和消毒后供医院各相关科室使用，这样的供水系统多见于大型医院。集中供水系统的水源有保证，水质较好，确保水质能够达到用水点的要求，但是对原有系统改动较大，不易展开。

目前集中式分质供水是医院用水系统改革的一个趋势。

4.1.2 排水系统安全

医院污水相较于普通的市政污水虽然体积较小，但是携带的细菌较多，如果不进行合理的处理，会给社会带来难以估计的危害。

1. 室内环境卫生安全

室内的环境卫生安全指的是由于排水系统设计不合理导致的室内环境污染，重点关注部位包括地漏、排气管、排水管和雨水系统等。

地漏应该在地面排水最为频繁的最低点设置，需要综合考虑地漏的覆盖面积等因素。地漏的水封闭的水密闭性非常重要，避免管道携带细菌的空气进入室内。结合抑制细菌扩散的考虑，需要尽量减少地漏的设置，仅在淋浴间、拖布池以及准备间等必须设置地漏处进行配置。

排水系统的透气非常重要，排水管道立管顶端应该设置通气管直达顶部，医院倒便器应该设置专用的通气管，污水坑应该在保证密闭的同时做好透气工作。通气管相应的设计规范应符合《综合医院设计规范》（GB 51039—2014）等的规定和要求。

阳台的雨水管道应该排到室外的散水或者明沟，空调凝结水可以排入地漏等，不可以与污废水直接相连。

2. 室外环境卫生安全

污水和废水的排放条件应符合《医疗机构水污染物排放标准》（GB 18466—2005）的规定。

对于医院排放的含有放射性物质以及其他有毒有害物质的污水，需要进行预处理之后再排放至市政管网。医院的污水处理设施应该特别注意防腐蚀和防渗漏等措施。

4.2　医院电气系统安全

医院作为生命的最后一道防线，其电气系统配置不足、设计不合理以及维护水平落后，会给医院提供有效的医疗服务埋下巨大的隐患。目前，一些医院在医院电气系统方面的安全意识不足，没有充分意识到医院的供配电系统的重要性，引发了严重的安全问题，如缺少应急电力系统导致的手术中断、培养细胞死亡以及生命支持系统的失效等。这些事故不仅给患者和医院带来巨大的损失，而且也影响了医院的社会形象。

4.2.1　高压供电系统安全

1. 高压供电系统

医院的电气负荷可以分三类：一级负荷、二级负荷与三级负荷。一级负荷：ICU、手术室和CCU是一类负荷中特别重要的负荷，其他一级负荷包括产科、急诊、重要计算机系统、应急照明、安全监控系统、加压风机、消防泵、火灾报警系统及联动控制设备等；二级负荷：生活水泵、客梯和排风机等；三级负荷：其他负荷。对于不同的电气负荷区域，需要采用不同等级的供配电和安全保证方式。

根据国内的供电规范，大型三甲医院需要采用真双路供电系统：

- 供电的电源需要达到10千伏，且引自两个不同上级的35千伏的开辟站；
- 高压系统的主接线为单母线带且各自负荷，分段进行运行，中间设置联络开关；
- 两个电源互为闭锁，备用自投。

2. 高压应急供电系统

尽管采用了真双路供电系统，但仍然存在各种不可预知的风险事件，使得医院供电瘫痪，故需要增设高压应急供电系统。

医院应增设可以在 15 秒之内快速自启动的柴油发电机组，或者 UPS、EPS 或类似的可靠不间断电源装置作为自备的应急高压电源。

规范没有强调柴油发电机的配置情况，但是大型三甲医院都应该配备柴油发电机组，对于一类负荷的用电单位提供应急供电。柴油发电机组的容量大小需要根据一级负荷、消防负荷以及重要二级负荷确定，一般来说，按照变压器总安装容量的 15% ～ 20% 配置即可。

UPS、EPS 等称为不间断电源，应作为 ICU、手术室以及 CCU 病房的应急供电设备。由于这些部门、科室对于停电时间的要求达到了严苛的 0.5 秒以下，但是柴油发电机的电流达到平稳装填需要 20 秒左右的时间，因此需要 UPS 不间断电源的后备保护。相对应的，此类电源的应急供电时间一般需要达到 30 分钟以上。

4.2.2　低压配电系统安全

在保证了高压供电系统安全的基础上，需要在医院的范围内考虑从配电室到各医疗区域、科室以及特殊用电区域的配电系统安全。

1. 医疗区域的配电系统安全

医疗区域是配电室引出电源的下一级配电层级，为了将发生故障时的影响降到可以忍受的限度，需要根据不同的区域来划分出多个不同的供电单元，例如病房楼区域和门诊楼区域需要单独地设置不同的配电单元等。不同的医疗配电区域有各自的分配电室，分配电室直接从总配电室引出电源，然后再分配到本区域各自的终端。

需要注意的是：

- 放射科由于存在 ECT、CT 和 X 线等设备，导致电压波动高、曝光电流大，故对电源质量要求较高，需要单独从配电室引出独立变压器，并带专用稳压器等；
- 中心手术室等重要负荷以及中央空调、电梯等负荷也应该由总配电室低压柜进行放射供电。

2. 治疗科室配电系统安全

医院各科室的用电类别一般为正常照明、医疗用电、空调系统、普通动力系统与应急照明系统等。低压配电系统为树干式与放射式相结合：从分配电室出发，将各种不同用途的电源引入各单元的竖井，竖井内部配备为：

- 正常照明一路；
- 正常动力一路；
- 空调一路；
- 医疗配电与应急电源各两路。

接着再通过预分支电缆或者母线引出到每一层：

- 照明与动力电源放射式配置在各科室的照明配电箱与插座；
- 空调配电箱放射式配置到普通空调机和风机盘管；
- 医疗用电需要在竖井内部设置双电源互投自复装置，同时线路放射式配置到用电的医疗仪器；
- 应急照明同样需要双路电源供电，并且能够自动切换，以备应急照明等与小型的消防设备，如卷帘门与排烟风机等正常运作。

3. 保障和医技部门配电系统安全

医技检验与理疗等科室的医疗设备对电压的稳定性要求极高，需要从配备稳压器的电源接入，抑或设备自带稳压电源。电话总机、计算机室与物流等对电源的可靠性要求很高的场所，需要采用两路电源保证及时供电，双路供电在桥架内敷设应该满足在不同桥架分离，保证达到双路供电的目的。

手术室等处是医院非常重要的组成部分，为保证供电的连续性，也需要采用双路电源末端互投的方式。手术室以及手术室洁净空调系统的配电应该由总配电室专路提供，且手术室应该每一间都配备专用配电箱。

4. ICU 等一级重要负荷配电系统安全

对于电气系统的安全问题，手术室、ICU 与心血管造影等一、二类场所应配置隔离变压器，并装设绝缘监测及接地故障报警等装置，以降低触电电压和对地泄电，提高防火安全并保证可靠的供电系统安全。

5. 应急配电系统与接地

对于医院一类负荷配备了相应的高压供电系统，对于应急配电来说，主要是应急照明的配置。

在变电和配电所、柴油发电机房、消防控制中心、手术室以及急诊与门厅等处需要配置应急照明系统，并在走廊以及安全出口等处配置疏散指示灯。同时应该根据使用的功能要求，对医疗设备进行功能接地、保护接地等电位联结手段。目前，对于医疗设备和医用等电位接地单独设置接地级等手段存在不同的看法。一些专家强调了单独接地的重要性与安全性，但是另一些专家提出由于场地限制，单独接地达不到与建筑物金属大地绝缘的要求，会造成医用等电位接地与电力系统保护接地形不成一个等电位，从而带来触电危险。总的来说各有利弊，需要灵活取用。

4.3　医院用气安全

医用气体通常指医用氧气、二氧化碳、氮气、氩气、正压和负压空气和笑气。现代的医院已经普遍采用集中供应系统对医用气体进行配送，即在中心气站集中管理医用气体，再使用管道等方式向医院各单元输送。集中供应系统由气体中心气站储存气体，输气管道输送，通过阀门和设备终端进行控制。

4.3.1　医用气体安全

1. 低温安全

医用气体中常用的氮气和氧气呈液态保存，常用氮气液态温度可以达到 –195.81℃，常用的氧气液态温度为 –182.97℃。液化状态的氧气和氮气接触皮肤会导致皮肤迅速形成冰晶，冰晶逐渐融化，带走细胞的水分，皮肤经历肿起、发红、逐渐浮现黑痂几个过程，会对人体造成巨大伤害。

2. 高压安全

以瓶装氧气为例，其压力可以达到 15 兆帕左右，特殊情况下可以达到 30 兆帕。如果一个容积为 15 立方米的氧气罐爆炸，相当于 456 公斤的 TNT 炸药爆炸所做的功。且爆炸会使氧气瓶碎裂成很多小块，小块跟随爆炸波飞离中心几十米甚至几百米，将造成极大的危险。

3. 爆炸安全

在高压安全情境下更多考虑了氧气瓶物理爆炸的情况，同样的，氧气瓶也极易发生化学爆炸。氧气的化学性质活泼，能与大多数物质进行化学反应，同时伴随着大量的热散发，可以促成可燃物的燃烧。而氧气的助燃性也助长了燃烧的持续性，可导致严重的后果。

4.3.2 气体供应系统安全

医用气体集中供应系统的核心部分就是中心气站，中心气站由中心供氧站、中心吸引站、中心压缩空气站、特殊气体中心站以及监控报警中心站等部分组成，各系统的组成见表4-1。

表4-1 医用气体集中供应系统中心气站的构成

中心 供氧站	制氧 系统	空气压缩机组、气罐、分子筛、分离器、过滤器、冷却器、电子控制装置等
	汇流排 系统	高压氧气平排、手/自动控制装饰、减/稳压装置等
中心吸引站		空泵机组、真空罐、真空电器阀门、真空仪器、电控柜等
中心压缩空气站		压缩机组、气罐、分离器、过滤器、冷却器等
特殊气体中心站		高压氧气平排、手/自动控制装饰、减/稳压装置、加热器（笑气、二氧化碳）等
监控报警中心站		电子计算机、氧浓度检监测仪、气体压力报警装置等

中心气站内部设备管理也是医院用气安全管理重要的一环，其设备管理概要如下。

1. 压缩机

显示屏读数是工作人员巡视需要检查的内容，尤其是压力表和温度表。同时，机油和润滑油的油位也需要巡视人员注意，应保证油位在绿色区域。对于膜压缩机来说，在连续运转2个月后应该全部更换润滑油，清洗曲轴箱并检查膜片破损与否等。

2. 过滤装置

如果发生空气泄压情况，需要检查设备管道、阀门和密封圈等连接处情况。

3. 分子筛

分子筛的正常使用和冷冻干燥机的正常运行息息相关。在原空气冷冻干燥机运行出现不正常的情况下，分子筛会受潮，造成氧气纯度偏低。

4. 电气控制

● 中心气站需要使用双路电源供电，以保证足够连续的电气供应；

● 制氧机中唯一的运动部件就是电磁阀的阀芯和膜片，考虑到长期运行可能导致的阀芯顶端形变和膜片破裂，需要在使用一定时间后更换相应组件；

● 操作柜的启动按钮需要经常更换，以防触电失灵。

5. 压力容器

医用气体的安全阀需要每年校验1次，压力表每年校验2次，氧气瓶需要3年检验1次。

6. 计量器

氧浓度监测仪器与流量计需要每年检验1次。

7. 气源报警器

气源报警器需要进行目标管理，对不同气源的正常供应的压力范围进行目标设定，监控各设备的安全范围。同时，每年需要校验报警器 1 次。

8. 中心吸引站

水环式真空泵会在水压偏低时产热过大，发生故障，需要在巡视中注意观察。

9. 汇流排管理

- 明确不同的医用气体气瓶的汇流排标示；
- 注意防油、防火、防热和防震；
- 确认气瓶各类标志完好后方可使用。

4.4　医院信息安全

信息安全是指对医院信息系统的软硬件、网络和数据库进行安全保护，使其免受破坏，保证正常运行。

4.4.1　中心机房安全

医院信息系统的核心是中心机房。中心机房包括了服务器、网络设备和储存设备，是医院信息储存、处理和管理的主要支撑。中心机房的设备众多，对热环境（温度、湿度和风环境）、光环境、声环境、静电、防雷、防尘及防水等方面需要有对应的安全管理制度。

电气供应与安全是中心机房的重中之重，需要安装双路 UPS 不间断电源，配合臭氧灭火以及防雷装置以保证安全。

物理访问和监控方面，需要设置电子门禁系统，划分区域进行管理，采用物理装置对不同的区域进行划分与隔离，指定专人对中心机房各区域的各项环境指标以及设备的运行状况进行管理和监控。

机房的安全是医院信息安全的重要方面，是信息安全的基础，需要重点考虑。

4.4.2　网络系统安全

医院的信息网络系统安全，可以分为来自网络本身先天不足导致的运行错误和来自外部攻击导致的系统崩溃、效率低下等问题。

外部攻击包括木马、病毒和系统漏洞等，需要重点针对网络与系统的安全防护。医院内网可能包含了大量的涉密信息，要根据医院网络信息的结构和性质做好内外网的融合，保证内部涉密数据受到物理防火墙与网闸的有效保护，预防和制止网络介入和破坏行为发生。

应对外部攻击的手段是系统的，首先需要在中心机房等端口设置完善的病毒防护体系，应对来自外部的攻击；其次需要保证网络电缆等路径的安全；最终需要重点应对来自接入网络的个人计算机的外部攻击。

4.4.3　数据信息安全

医院信息安全的一个重要部分是保证分布式、多源化的医疗数据安全性。可以说，所有的软硬件以及网络系统所构成的信息环境安全，都是为了数据畅通、安全地进行储存、处理和展示进行的管理工作。医疗数据一旦被窃取或者丢失，不仅会导致整个医院的系统瘫痪，正常的诊疗和医治活动难以进行，也会泄露患者的个人信息，造成非常恶劣的社会效果。通过各种储存、备份以及验证手段，可以最大限度地保证数据的安全。

1. 数据储存安全

传统的数据储存的安全，很大程度上和信息的软硬件安全相关。中心机房的电气供应和安全管理保证了数据实体存在的安全性，信息收集结构、增添、修改和删除的权限管理保证了数据的使用安全性，缺一不可。

近年来兴起的云储存不失为一种更加方便的储存技术，可以提供更加便捷的数据归档、备份和恢复功能。医院可以将关键核心数据在云端进行备份，以确保数据的万无一失。但是需要注意，云端为数据的储存和回读带来一定的便捷同时，也带来了数据管理的不安全性，需要管理人员特别注意。

2. 数据备份安全

数据的备份有整体备份和增量备份两种。整体备份就是使用完整的数据来替代旧数据，新的完整数据既包含之前的旧数据，也包含对于数据的更改；而增量备份仅仅备份与原数据不同的部分。整体备份对网络的要求更高，医院可以结合自身数据使用情况进行多种备份策略的组合使用，力保数据安全。

3. 数据验证安全

数据的备份是保证数据安全的重要一环，备份数据的验证非常重要。如果备份数据的可靠性不能通过验证，那么备份行为就没有任何意义，这需要管理者定期对数据备份的安全、可用等多个方面进行验证。

第 5 章　医院专项系统安全

5.1　锅炉系统

5.1.1　锅炉系统的类型

锅炉是大中型医院必备的热源设备，它是一种特种设备，经常在受压、高温下运行。确保锅炉的安全运行，保证医院的供汽、供热，对于维持医院正常的医疗、科研、教学工作，具有很重要的意义。医院的热水及蒸汽由锅炉提供，食堂、衣服消毒、医疗器械消毒为直接使用蒸汽的形式，其余为通过水汽热交换器提供热水。

锅炉主要由以下四大系统构成。

（1）给水系统：水源应畅通，水处理系统投入使用，能提供合格给水，软水箱已灌软化水。自动调节阀停用，手动调节阀应关闭。省煤器的旁路阀应关闭。管路上其余阀门原则上全开，上水时由手动调节阀调节。

（2）送风系统：锅炉送风机进口挡板及炉排上各分段风门暂关闭，点火及运行时再调整。风道应完好，无裂缝、脱焊及积水现象，调节门开关灵活，启闭指示正确。

（3）主蒸汽系统：主蒸汽系统包括从锅炉过热器出口联箱至汽轮机进口主汽阀的主蒸汽管道、阀门、疏水装置及通往用新汽设备的蒸汽支管所组成的系统。

（4）排烟系统：锅炉烟道内的积灰（包括除尘器、风机）应清除干净，工具和其他杂物不能遗留在内。

按照锅炉的压力进行分类，可以将其分为常压锅炉（无压锅炉，就是在一个正常大气压下工作的锅炉）；低压锅炉（压力小于等于 2.5 兆帕）；中压锅炉（压力小于等于 3.9 兆帕）；高压锅炉（压力小于等于 10.0 兆帕）；超高压锅炉（压力小于等于 14.0 兆帕）；亚临界锅炉（压力介于 17 兆帕～18 兆帕）；超临界锅炉（压力介于 22 兆帕～25 兆帕）。

按本体结构型式分，可以将其分为锅壳式锅炉和锅筒式锅炉。锅壳式锅炉的燃烧和吸热蒸发都在一个圆筒体内完成，它有卧式和立式之分，如早期的炮仗炉等。水管锅炉是主要受热面为管子的锅炉，是早期锅炉的一项重大改进，其安全可靠性大大提高。锅筒式锅炉即锅筒置于火侧之外不受热的锅炉，有双锅筒、单锅筒和多锅筒式，锅筒有横置式、纵置式等放置方式。

按燃料或能源种类分，可以分为混烧锅炉、旋风燃烧锅炉、沸腾燃烧锅炉。当锅炉用不同燃料时，就称为该种燃料的锅炉或某两种燃料的混烧锅炉。也可以按照燃烧位置分为火床燃烧锅炉或室燃锅炉等。其中，火床燃烧是锅炉燃料置于料床上燃烧的锅炉，又称炉排炉或层燃炉。一般为块粒状原煤，容量较大。室燃锅炉为燃料在炉室或炉膛内燃烧，一般有煤粉锅炉、燃油锅炉、烧气锅炉等，也称悬浮燃烧锅炉。还有介于层燃和室燃之间的半悬浮燃烧锅炉，如机械抛煤机、风力抛煤机锅炉等。旋风燃烧锅炉是煤粉或细粒煤在旋风筒中燃烧的锅炉，它有卧式和立式两种，旋风筒内燃烧热强度很高，适用于低灰熔点煤和难着火的煤。沸腾燃烧锅炉以粒状燃料置于火床上，在高压风吹动下使燃料层跳动沸腾成流态化，亦称流化床锅炉。

按循环方式可以分为自然循环锅炉、控制辅助循环锅炉、直流锅炉、复合循环锅炉和低倍率循环锅炉。自然循环锅炉水冷壁管内工质的流动循环，依靠上升和下降管之间工质的比重差建立循环压头产生自然循环，这种锅炉只适用至亚临界压力。控制辅助循环锅炉在水冷壁与下降管之间增设循环泵，克服流动阻力确保水循环安全可靠，它适用于亚临界和近临界压力的锅炉。直流锅炉从水到过热蒸汽出口，依靠给水泵压力一次通过各受热面的锅炉，它适用于高压以上至临界压力。复合循环锅炉是在直流锅炉的蒸发区段附加可控强制再循环系统的锅炉，使在低负荷或启动过程中保持水冷壁良好的运行条件，高负荷时进入纯直流运行。低倍率循环锅炉原理类似于控制循环锅炉，促使水冷壁循环倍率降低，加快蒸发速度。

5.1.2　锅炉系统的应用

不同医院根据实际情况采用不同的锅炉系统，在使用过程中也会根据实际情况进行一些改造。本小节将着重介绍锅炉系统在上海市第十人民医院中的实际应用。

上海市第十人民医院集中燃气蒸汽锅炉共2台，单台额定蒸发量4吨/小时，2007年1月投入使用。主要供应范围：①1号楼生活热水；②3号楼及5号楼生活热水；③7号楼及员工浴室生活热水；④员工餐厅厨具用蒸汽；⑤营养食堂厨具用蒸汽；⑥供应室医用设备蒸汽。锅炉全年365天运行，每天开启时间为02:30—21:30，平时一用一备，隔天交替运行。设置的自动启闭模式为：工作压力低于0.5兆帕时自动开启，工作压力达到0.78兆帕时自动关闭。

为确保锅炉安全、经济运行，保障人身安全，该院在使用中加强锅炉的安全操作和维护保养。主要有以下几点：①明确司炉工岗位责任制，锅炉启动前的准备工作、开机、运行、停炉各项工作制度规范化，定期总结操作经验，不断提高安全操作运行水平；②加强培训学习，提升特种设备事故现象分析及应对措施，大大避免锅炉超压、缺水、汽水共沸、爆管、水锤及受热面变形等事故；③重视巡回检查制度，当班人员每2小时（主管领导每月，管理人员每周）至少对锅炉设备（锅炉房内）进行一次巡回检查，并将检查结果填入运行（锅炉安全运行）记录；④落实设备维修保养制度，锅炉大修、中修、小修及保养严格按照运行时间及维保要求执行，有效地规避了锅炉内表面结垢，防止腐蚀锅炉本体、降低热效率和危及锅炉安全运行的情况发生。

由于锅炉运行近13年，2019年该院委托上海市质量监督检验技术研究院和上海市建筑科学研究院对燃气蒸汽锅炉典型工况供热效率进行专项检测和节能评估。经检测，燃气锅炉供蒸汽典型日工况下正平衡效率为75.6%，生活热水系统测试工况下热效率为21.7%。经评估分析，锅炉效率较低。主要原因如下：①该院营养食堂、员工餐厅蒸汽用能时间约02:30—20:00，供应室蒸汽医用设备用能时间约06:00—21:30。蒸汽用量不稳定，锅炉配置较大，长时间处于低负荷运行状态（15%～50%），出现"大马拉小车"的现象，锅炉频繁启停，整体热效率大大降低；②蒸汽输送距离较长，最远距离约400米，存在一定的输送热损失，且通过板式换热器制备生活热水也存在一定的换热损失。

根据检测结果及用能现状分析，该院采取以下措施进行节能改造：①采用"热泵热水器+蓄热水箱"代替"燃气蒸汽锅炉+板式换热器"供应生活热水，利用低谷电时段制热水储存在蓄热水箱，峰、平时段放热的形式大大降低运行费用。新增9台单台制热量88千瓦的热泵热水器根据生活热水供应区域分布式布置，消除集中锅炉远距离管路输送损失；②采用2台单台额定蒸发量为 1 吨 / 小时的超低氮高效蒸汽发生器替代集中锅炉供应员工餐厅、营养食堂及供应室蒸汽，解决集中锅炉频繁启停带来的供蒸汽系统效率低下问题；③原有锅炉设备拆除后，供应室应急中心医用蒸汽设备迁移至现有锅炉房内，距离蒸汽发生器机房 40 米，大大降低蒸汽输送热损失的同时，又增加了医院的建筑使用面积。

该院通过以上节能改造措施的实施，预计可实现节省能源费用 86.4 万元 / 年，节省标煤量 237.1 吨标准煤 / 年，综合节标煤率达 2.6%。同时，由于蒸汽发生器三分钟产蒸汽、免锅炉报批及年检、不用专业持证司炉工等特点，大大提升了后期运维管理工作的便捷性和设备及系统的安全稳定性。

5.2　洁净空调系统

5.2.1　医院洁净区域

医院的洁净区域包括 ICU、供应室、药物配置中心、手术室等重要部位。医院洁净区域作为有净化等级要求的密闭区域，一直以来都是医院基建维修的重点和难点。不同病房的侧重点及关注点不相同，需要设置不同的洁净等级。手术部也可以根据不同的要求设置成不同的洁净等级。例如，对于萨摩亚国家医疗中心，手术部内 1 个手术室为 I 级洁净等级，其余 3 个手术室为 III 级洁净等级。辅助用房包括术前麻醉室、敷料库、储藏室、消毒器械室、恢复室、换床室和办公室。

在目前医院后勤社会化的转变中，洁净区域的安全要求对专业技术人员的素质、系统管理提出了新的挑战，管理上的创新就显得更为重要。所有与洁净区域安全相关的部门和人员均需严格培训，医院的医务人员、运营维护人员在培训中相互了解，在协作的基础上形成制度性的保障，以保证医院洁净区域的安全。现代化的建筑、先进的设备、高素质的医疗人员和专业的运营维护人员需有医院管理层的统领，以此保障和全面提升医疗安全。

因此，在洁净区域设计和建造过程中，要特别注重从暖通、装饰、电气及给排水部分 4 个方面关注容易出现的各类问题，并及时确定应对方案。在净化工程施工阶段，洁净区域防渗水的施工质量直接影响到竣工时设计要求的洁净度等级和投入运行后医院后勤基建保障维修工作。

5.2.2　洁净空调系统的特点

医院空调的任务应该是维持室内所需要的空气状态，并除去空气中的尘埃、微生物、气味和有害气体。洁净空调系统是空调工程的主要组成部分，是整个医院保障体系的关键一环。洁净空调系统性能的好坏直接决定洁净手术部的性能。

洁净空调系统是在一般空调系统的基础上发展充实而形成的，与一般空调系统相比具有一定的特殊性，主要体现在空气过滤手段、气密性、室内压力及气流组织等方面。洁净空调系统必须设置亚高效级及以上的过滤器，且对系统的气密性、渗气量的要求要比一般空调系统严苛得多，检测手段及各工序的标准均有严格的测试要求。洁净空调系统对保持洁净室的压差具有明确规定，最小压差值在 5 帕以上，要求洁净空调必须采取一定的措施对洁净室的压差进行控制并予以保持。为了保证洁净空调系统所要求的洁净度，必须尽量限制和减少尘粒的扩散飞扬，采取各种措施避免二次回流及涡流，使尘粒迅速排出室外。

根据《医院洁净手术部建筑技术规范》(GB 50333—2002)可知,"洁净手术室应与辅助用房分开设置净化空调系统;Ⅰ、Ⅱ级洁净手术室应每间采用独立净化空调系统"。所以,医院每间手术室各设一套空调系统,辅助用房设一套空调系统,以保证能够真正起到洁净效果。医院洁净空调系统洁净度等级要求较高,Ⅰ级手术室要求在 5 ～ 6 级范围以内,其他的手术室也在 8 级之内,因此对医院的洁净空调系统的施工具有较高的要求,从前期的设计到项目建设以及竣工验收后的运营都要给予足够的关注,保证洁净空调系统能够高效节能地运行。

5.2.3 洁净空调系统的构成

根据医院所处的地理位置、级别要求等实际情况,设计医院洁净空调系统中相关设备的参数,并将相关指标及参数形成纸质文档。通常来说,洁净空调系统由以下几部分构成。

1. 空调冷热源

从节能和安装方便角度考虑,空调冷热源可以采用全热回收型风冷冷水机组,风冷机组在为手术部提供冷水的同时,经过热回收为各楼层的病房提供充足的生活热水。机组全年按两种模式运行:夏季,制冷的同时提供免费生活热水;过渡季节和冬季无须制冷时,则按空气源热泵模式运行以提供生活热水。

2. 净化空调系统

净化空调系统的设计遵循简单和经济两大原则。按不同功能区和不同等级洁净区划分成不同的空调区域,洁净区域的新风由 1 台或多台新风机组集中提供,洁净房间的压差值通过合理分配各房间的新风量和排风量来实现。净化空调机组采用医用卫生型组合净化空调机组。

3. 空调风系统

空调风系统可以采用不同的送风方式,有些采用顶送下回的送风方式,有的采用集中布置送风方式,也有的采用一体化送风。采用一体化送风天花集中布置在某一个位置上方,天花的尺寸和大小均需满足相关的标准要求,回风则采用双侧下回。不同的送风方式有不同的优缺点,需要根据医院的实际情况选择针对性的方案。

4. 空调水系统

可以采用闭式循环系统,水系统为异程敷设,采用平衡阀平衡系统阻力。水系统采用开式膨胀水箱定压,也可以采取开环系统,但必须保证水的顺利完整循环。

5. 净化空调控制系统

净化空调控制系统可以采用 PLC、DDC 等模式,DDC 集成控制模块采用湿度优先控制方案,在每个房间内均设有远程控制显示屏,该显示屏具有控制和监视各自净化空调系统的功能,能实时开关空调机组和排风机,设定温湿度;同时也能监控机组的运行状态,包括温度、湿度显示,加热、制冷工况显示,排风机启停状态显示,过滤段淤塞报警,风机故障显示,加湿器运行状态显示等。

5.3 电梯系统

5.3.1 电梯系统的配置

医院人流量大,竖向交通系统的效率难以满足人流量不断增加的需求已成为我国大型医院普遍存在的突出问题。医院内部交通系统，尤其是竖向交通系统的管理与利用就显得愈发重要。电梯的合理、高效利用是解决楼内交通运输的关键，是保证对大量人群及时进行疏导、疏散、分流，维持医院内部医疗秩序的关键。因此，如何合理地配置医院内的自动扶梯以及电梯成为亟待解决的问题。

在配置之前，需要先对医院每日的客流量及电梯和自动扶梯的载客量进行分析，确保电梯配置能够满足整体需求，其相互关系可表达如下：

$$数量（宽度）＝交通量／运能运量$$

其中，交通量取决于医疗建筑本身的设计、使用情况，可根据调研统计结果确定。运能运量由设备或楼梯的自身参数所决定，在实际计算中，参数选择应根据医疗建筑的特殊环境来确定。

对于交通量的确定，可以借用龙灏和张玛璐在论文中使用的方法，自动扶梯与电梯所承担的交通量有所差异，但都与总使用人数有关，称为总使用基数 Q，包括患者数量、陪护人员数量及医护工作人员数量三个部分。其中患者数量即设计日门诊量 c，陪护人员数量根据调研中"平均每个患者的陪护人员数量"问卷调查统计结果确定，医护人员数量则根据卫生部公布的 2010 年《医师负担工作量统计及〈综合医院组织编制原则（试行草案）〉》等现行规范确定。具体计算方式可查阅参考文献 [38]。

电梯或者自动扶梯的运行周期决定着运能运量。运行周期是指乘客从候梯楼层进入电梯时起，到乘客离开电梯到达目的地，电梯返回乘客候梯楼层所耗用的时间。该指标不仅是衡量电梯运行效率的重要标志，也从侧面反映了乘客的候梯时间。

在完成前期的调研之后，可以根据实际需求分别配置电梯和自动扶梯。在配置的时候，要考虑电梯以下几方面的性能要求：安全性，可靠性，乘坐舒适感，振动与噪声，信号效能，美观性能，能量消耗，运行效率。

电梯在医院建筑内的合理布置，应使乘客以最短的时间、步行最短的距离到达所需的电梯，同时还应靠近客流量大的出入口，以便及时将人员输送出去。布置方式包括以下几种。

1. 集中布置

该方式要求电梯应尽可能地集中设置在大楼内的一个地方而不要分散设置。集中在一起，可以用同一个井道、机房，并可对两台以上的电梯采用并联或群控的控制方式，既降低费用，又能充分发挥电梯运行效率，缩短候梯时间，且便于维修保养与管理。

2. 正对厅门布置

将客梯并列设置在正门厅入口对面最容易看到的地方，使人们进入大厅能立即看到并以最短的步行距离到达电梯。

3. 分组指定服务对象布置

为避免医疗用梯和客梯的混用，造成医疗通道阻塞，应分开布置医梯和客梯。将医梯设置在专用的医疗通道内，而客梯设置在客流量较为集中的候梯厅内，使各电梯的利用率得到充分发挥。同时，主通道应与候梯厅分开设置，以免产生拥挤。

总之，在医院内合理地选型、配置和使用电梯，不仅可以提高电梯的使用效率，还可大大增强医院大楼的运作能力，改善病患就诊及住院治疗的环境，为医院诊疗工作有序顺畅地进行提供优质的后勤保障，既方便病患也方便工作人员，展示医院良好的医疗与精神面貌，对医院长期稳定的发展提供支持。

5.3.2　电梯的安全装置

电梯本身是一种完善的运输设备，它采用了多种安全措施来消除坠落、冲顶等安全隐患。只要电梯正确使用和定期维修、检查，就不会发生安全事故。主要的安全保护装置有限速器、安全钳、缓冲器。

限速器是一个超速探测装置，一般安装在电梯机房或电梯井道顶部，也有装于底坑的情况。当电梯超速达到设定的电气动作速度时，它会通过电气开关切断电梯的安全回路，进而切断系统电源。如果电梯由于重力或惯性还继续超速，会触发限速器的机械动作装置，使限速钢丝绳停止运动，从而提拉安全钳。

安全钳是一个制动装置，安装在电梯轿厢或电梯对重装置底部。它包括提拉机构和制动机构两部分。提拉机构的作用是将限速器的机械动作传递到制动机构并使制动机构动作，制动机构动作后其内部的楔形块会将电梯卡在导轨上，避免电梯进一步坠落。

缓冲器安装在电梯井道的底坑，它的作用是防止电梯墩底。电梯墩底时它可以减少冲击，以降低对电梯本身及电梯内乘客的伤害。

但是，目前大部分医院对电梯的安全管理仅仅停留在人工定期巡检电梯、第一时间赶赴现场维修等粗放式管理上，但面对日益上升的电梯使用量，这种管理方法已经远远无法保障电梯的安全、稳定、可靠运行，解决不了医院大楼内人员拥挤的问题。随着科技的发展，可以利用信息化技术，对医院内的电梯进行远程监控、优化利用，这是现行环境下保障医院纵向交通安全运行、改善医院纵向交通状况、精细化管理电梯行之有效的方法。例如，某医院利用基于物联网技术对老院区内 45 部电梯进行科学化、智能化管理，建立一套完整的电梯安全监控报警系统，对电梯的运行状态和故障信息实施 24 小时实时监控，特别是电梯发生故障困人时，维修人员能第一时间知晓各类故障信息、发出调度指令、实施救援，为及时施救赢得宝贵时间，取得很好的效果。

5.3.3　电梯系统的污染防护

医院病房楼内的电梯根据其功能可分为两类——服务人群和运输物品。其服务的人群主要有：患者和探视陪护人员、医务工作人员、后勤保障人员；其运输的物品主要有：医疗物品、器械、患者餐食、医疗垃圾、被服，这些物品大致又可分为洁净物和污物两个大类。

医院用电梯更有其特殊性，比如医用病床电梯，它的设计制造必须保证运输医院病床、手术床等，所以它的轿厢容量与载重量比一般客梯要大，且安全系数、技术和使用都有特殊要求，所以它的管理要求更高。同时，由于电梯也会运输医疗垃圾，因此被污染破坏的可能性也更高。

为此，需采取相关的具体措施，包括：①成立监管小组：由院领导牵头，感控办、护理部、总务科人员联合成立监管小组，负责医院电梯污染防控监督检查工作。每周进行一次跟踪质量检查，每月培训工人一次。对院内电梯的使用高度重视起来，将预防医院电梯污染和防护作为工作的重点。②在电梯中运输医疗垃圾时，必须使用防感染专用袋：在病房内床边就地收集污染织物，并立即进行密封。医用污染织物在产生的地点就地对其进行包装并完全密封隔离处理，且污染织物的收集要根据要求进行分类，包括轻度、中度和重度污染。同时按照医护人员工作服、被服、医用污物进行分类收集，分别包装，使用分类标示袋子密封运输。③污染织物的运输：走专用线路通道，使用污物电梯，严禁和清洁织物同时运输、交叉通道，禁止使用普通电梯。如此可最大限度减少对环境与人员的污染,避免增加院内交叉感染。④培训相关员工:设置专人负责电梯,并提前教育感染预防消毒隔离知识及个人防护知识。按照标准预防的原则做好自身防护,合理佩戴防护用具。按六步洗手法洗手,指导消毒液的配制方法及有效浓度试纸监测并记录。⑤利用信息化技术对医院内的电梯污染进行远程监控、优化利用。要制订合理的防控预案,保证在污染出现之前就可以采取相关措施。

电梯由于承载了较大的客流量,是医院中污染比较集中的区域,需要提前做好污染防控预案,及时安排相关人员进行管理。

5.4　应急电源

5.4.1　应急电源的应用

医院整体电力负荷级别较高,对于大中型医院来说更是一级负荷。即使短时间的电力供应中断也将极大威胁医疗安全,或可能造成医疗事故,或造成科研活动中断,给医院安定、人民群众生命财产等造成不可挽回的损失。电力故障突发性强,往往不以人们的意志为转移,供电部门和医院内部管理再严格,即使电网设施再先进,但由于网络超载、严重的自然灾害等原因,均有可能造成电力供应的中断。

随着电网建设的好转,大多数大型医疗机构在政府和电力部门的支持下,采用 10 千伏或以上双回路供电。因电网原因长时间断电故障的概率极低,而短时断电对计算机系统和精密医疗仪器带来的损害则不可轻视,轻则造成微电子仪器设备系统的运行中断,设备永久性损坏;重则这些系统所承负的那些须实时运行的后续工作中断瘫痪,将造成不可估量的直接与间接的巨大经济损失和影响。随着深化医疗改革全面推开,允许民营资本进入公立医院,越来越多的医院将实施新建、改扩建项目,在具体的工程中,如何设计和合理应用医院的应急电源就显得尤为重要。

应急电源的实现形式有多种,它们可分别根据不同的投切时间来划分。通常按照允许停电时间为毫秒级和允许停电时间为秒级来划分。用蓄电池作为应急电源的应急电源可划分为毫秒级,为允许停电时间为毫秒级的系统供电;用发电机作为应急电源的应急电源可划分为秒级(15 秒),为允许停电时间为 15 秒以内或以上的系统供电。

5.4.2　应急电源的配置方案

现阶段医院应急电源配置方案可分为:以市电作为应急电源、以 UPS 作为应急电源、以柴油发电机组作为应急电源、EPS 作为应急电源以及组合型等配置方案,这些方案各有优缺点,需要根据实际情况进行选择。

市电作为应急电源配置方案多应用于旧的医院建筑内,赤峰市某医院即采用此配置方案,其具有设计简单、成本低、无需特殊维护等特点。但多年来运行实践表明,电气故障无法限制在某个范围内,当两路供电电源同时故障停电时,将出现严重后果。

以 UPS 作为应急电源一般又可分为一路市电和两路市电两种配置方案。一路市电的配置方案多应用于市政条件限制无法提供第二路市电,或提供第二路市电成本太高的医院建设项目,较之两路市电的配置方案,一路市电的配置方案可靠性差。

柴油发电机组作为应急电源由来已久,尤其在某些市电可靠性差的地区,柴油发电机组既能起到应急电源的作用，又能作为备用电源，因此在工程中得到广泛的应用。以柴油发电机组作为应急电源也可分为一路市电和两路市电两种配置方案。一路市电的配置方案多应用于市政条件限制无法提供第二路市电，或提供第二路市电成本太高的医院建设项目，由于柴油发电机组容量大，运行时间长，所以较之两路市电的配置方案可靠性差别不大。

EPS应急电源是现代建筑安全保障设施的重要组成部分，可以灵活地运用在消防供电回路末端、个别重要场合等。以EPS作为应急电源可分为一路市电和两路市电两种配置方案。一路市电的配置方案多应用于市政条件限制无法提供第二路市电，或提供第二路市电成本太高的医院建设项目，较之两路市电的配置方案，一路市电的配置方案可靠性差。

随着医疗技术和医学装备的发展，单一种类的应急电源已远远不能满足急危重症患者诊疗活动，近年来大型三级综合医院的应急电源设计多采用组合型的配置方案。组合型配置方案一般有EPS和UPS组合，柴油发电机组和UPS组合，柴油发电机组和EPS组合及柴油发电机组、UPS、EPS组合四种配置方案。

第 6 章　安防与消防系统安全

6.1　医院安防系统

　　近些年来，医院内暴力行凶、群体事件、黄牛排队、黑护理、盗窃及抢劫等安全事件时有发生，为此，对医院安防系统的建设提出了更高的要求。目前，医院安防系统存在的不足包括标准不统一、缺乏针对系统运行情况的检测和评估，安全信息管理平台不强等。在落实规范要求上也存在一系列问题，如重建设、轻运维；人员少，值守人员流动性大，培训不到位；没有系统和履职大数据积累，无法进行履职评估和风险预警，等等。

　　另外，医院的使用性质较为特别，其安防工程建设与其他项目有所不同，更具复杂性和综合性。作为大型公共场所，医院就医人员相对密集且流动性很强，同时进行钱款、货物交易（交费与取药），还要考虑特殊药品的存储和管理。因此，医院既要防止公共场所内的突发性事件，又有保障交易安全、财产安全的需求。其安防系统的建设也必须兼顾这些需求，才能满足院方管理的需求。

6.1.1　安全防护对象

　　根据《医院安全技术防范系统要求》（GB/T 31458—2015），医院的安全防护对象主要分为重点部位的防护和公共区域的防护。

　　1. 重点部位的防护

　　医院安全技术防范的重点部位主要包括以下几类：

　　（1）实验室、化验室、手术室、重症监护室、隔离病房和儿童住院区等。这类区域主要属于病房类区域，往往被设置在医院独立的住院楼或者是独立的住院部。该类区域的防护对象主要是病房内的病患。防护目的是确保重要病患的人身安全，避免遭到非法入侵者对病患的人身伤害。

　　（2）致病微生物、管制药品、易燃易爆物品和贵重金属等储存场所，属于库存类区域。该类区域的防护对象主要是医院内的关键资产。库房类区域在布局设计中往往位于医院的地下空间，或者是建筑物内较为隐蔽深入的区域，出入口和进出通道通常只有一个，为了满足特殊物品的存放需求，该区域中往往会设置换气、排风、通风管道等设施设备。库房区域的主要安防风险是资产被盗取及有毒有害物质泄漏。因此，系统防护功能的关键就在于提高该区域技术系统、监控值班人员以及巡逻人员对非法入侵行为和泄漏事件的发现和报警能力，同时进行有效的应急响应。

　　（3）收费处、财务室、运钞交接区域及路线。这类区域存放着现金等贵重物品，存在较大的被盗窃风险，在出入口应安装监控和报警装置，避免重大财产损失。

　　（4）医患纠纷投诉、调解场所。近年来，随着医患纠纷事件的频繁发生，这类区域也成为安防系统的重点关注区域。为了保证医护人员的安全，在这类区域除了安装常规的摄像头等安防系统，必要时可增设专人巡逻值守，及时处理潜在的恶性事件。

（5）计算机中心、档案室、大中型医疗设备存放场所、膳食加工区域、供水供电供气等设备间、监控中心、医疗废弃物集中存放场所。这类区域属于保障设施类区域，这些设施往往设置在医院内某个独立的建筑内或者设置在某个独立的空间中。医院保障设施是保障医院正常运转必不可少的重要设施，其中任一个设施如果遭到破坏，都会影响医院的正常运行，甚至会威胁到部分患者的生命安全。正是这一类设施的特殊性和重要性，因而存在较大的被袭击风险。所以医院内该区域的安全防范系统主要关注非法入侵及蓄意破坏威胁，防止保障设施遭到损害。在这类区域中，只要非法入侵者接近或者到达关键资产存放部位就有可能造成损失。

2. 公共区域的防护

医院安全技术防范的公共区域有以下几类：

（1）医院周界及室外主要通道、人员密集区。医院周界及出入口是入侵防范的第一道防线，周界采用监控技术全天候记录视频信息；大门出入口及其他与外界相通的出入口，可采用高清摄像机全天候辨别出入人员的面部特征，清晰记录进出机动车牌号。

（2）门诊部、急诊部、隔离急诊部、住院部、挂号处、办公区等区域。这类区域属于人群密度最高、人群类型最为复杂的空间，各科室病患全部通过门诊大厅进行分流，同时大部分的挂号、收费功能以及取药功能都聚集在门诊大厅内，高密度的人群和大厅内复杂的医疗功能组合，容易给犯罪主体接近、隐匿的机会，需要格外注意该区域的安防系统建设。

（3）电梯轿厢及电梯厅、自动扶梯区域。该区域为人流密集区域，且由特种设备构成，需定期检查相关设备，并保持洁净。

（4）机动车停车库、非机动车停车处。停车场在医院环境中占据了大量空间，是外部环境中容易发生盗窃和攻击事件的地点，是消耗大量人力进行管理的区域。存在的主要问题包括停车位置和停车设施两部分。在英国的相关研究中，医院停车场盗窃是主要犯罪类型之一，需要配备一到两名保安进行管理与监视。

（5）其他重点公共区域，如太平间门外区域等。这类区域需要依据院方的实际需求配备安防系统和设施。

6.1.2 安全防护要求

1. 安全防护的基本要求

（1）安防系统的建设应纳入医院总体建设规划，应综合设计、同步实施、独立验收。

（2）应遵循人防、物防、技防相结合的原则，充分考虑医院自身特点和防护对象的重要程度，采用相应的防范措施，构建实用可靠、技术成熟、经济合理的安全技术防范系统。

（3）安防系统中使用的设备和产品应符合国家规定的标准，并经法定机构检验和认证合格。

（4）应有对安防系统中的信息进行保密的措施。

2. 安全防护的具体要求

针对不同的安全防护对象，需满足不同的安全防护要求，具体如下：

（1）病房类区域应当安装出入口控制装置和视频监控装置，对人员进出实施管理；周边应安装电子巡查装置。

（2）库存类区域的出入口应安装出入口控制装置和视频监控装置；其外部主要通道应安装视频监控装置；其内部应安装入侵报警装置和视频监控装置，周边应安装电子巡查装置。

（3）收费处、财务室、运钞交接区应安装视频监控装置和出入口控制装置。收费处、财务室内部还应安装入侵报警装置、紧急报警装置和对讲装置。

（4）儿童住院区、新生儿住院区的出入口应安装双向出入口控制装置和视频监控装置，对人员进出实施双向管理和监控。

（5）医患纠纷投诉、调解场所应安装视频监控装置和声音采集装置，对医患纠纷调解过程进行监控和视频音频同步记录。该区域还应安装紧急报警装置和对讲装置，用于紧急情况下的求助和报警。

（6）保障设施类区域的出入口应安装出入口控制装置和视频监控装置；内部应安装入侵报警装置和视频监控装置；周边应安装电子巡查装置。

（7）安防中心的紧急报警装置应与当地公安机关联网。

（8）医院周界与出入口应安装视频监控装置和电子巡查装置，视频监控装置的回放图像应能辨别人员的体貌特征和机动车号牌；医院门卫室应安装紧急报警装置和对讲装置。

（9）门诊部、急诊部、隔离急诊部、住院部、挂号处、办公区等区域应安装视频监控装置；其中，分诊台、护士站、门（急）诊室还应安装紧急报警装置和对讲装置；候诊区、分诊台等人员密集场所应安装电子巡查装置。重要诊室、住院部的出入口可安装安全检查设备。

（10）电梯轿厢内和各楼层电梯厅、自动扶梯区域应安装视频监控装置。

（11）其他区域依据实际需求配备安防装置，如太平间门外区域应安装视频监控装置。

6.2　安防系统的构成

将多元化的建筑安防技术应用在医疗建筑工程上，就可以组成医疗建筑的安防系统。完整的建设安防系统通过多级多层的整体安防设计和解决方案，系统全面地满足医疗建筑物及使用者和管理者的实际安防需求，在提高医院建筑的安防等级的同时，提升建筑安防的管理水平。

医院24小时全天候开放，人员进出数量较多，出入人员身份各异，健康状况不一，疾病传播概率很大。医院建筑的系统复杂，水、暖、电、气、信息、消防等各个功能子系统须协同工作，以保证正常运营。与其他商业建筑不同的是，医院中的功能区域分割较多，急诊、门诊、住院、医技、保障、行政管理、院内生活用房及实验教学科研等各区域的功能差异较大，对于医院建筑来说，安全保障的主体也就存在生命、环境、仪器、财务、药品和信息等多元化的特点。

医院安防是为保护财产及其内部所有人员的安全而设计的保卫系统。安防的真正目的更多的是在降低破坏而非必须消除所有的风险，它具以下特点：

（1）非静止的、连续的波动状态。

（2）今日安全并非明日之安全。

（3）旨在减少不利事件的发生的可能性，降低事故损失。

（4）常与执法混淆。

现代化综合性医院在功能上逐渐由单纯医疗诊治发展为治疗护理、教学研究、公共卫生预防等综合服务功能；在场所规模上，现代化综合医院逐渐发展为医疗中心，其建筑亦向大型化、高层化、综合化发展。因此，作为医疗建筑安防系统设计，既要解决建筑物内部财产的安全问题，又要解决在突发事件时建筑物内部人员的迅速逃生以及人身安全问题。完整的医院安全防范系统应该是将医务工作人员、患者的人身安全与整个医院的环境安全全面结合的系统，一个集人防、物防、技防于一体的安全防范系统；一个集成机械出入口控制、门禁进出口控制、生物识别联网控制以及图像监控、电子报警等安全防范系统，通过人机界面友好地统一集成平台整合为一体，为医院提供方便操控、易于管理、人身安全、环境安全兼顾的综合安全防范系统解决方案，实现从总控平台、安保中心、公共区域、财产、药品等重点要害部门、手术室等人员限行区域、紧急情况人员疏散等一体化的安全防范管理。

对于医院建筑的安防系统，必须要考虑其建筑特点、业务特点以及安防特点，以下将按照建筑安防金字塔模型（图 6-1）的方式，将医疗建筑的安防系统按照从机械安防到安防集成的不同级别，逐级进行详细阐述。

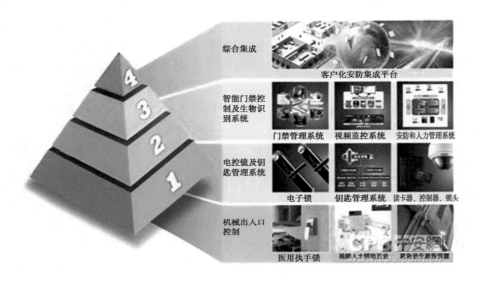

图 6-1 医院建筑安防金字塔

6.2.1 机械门控系统及物理环境安全

机械安防系统是医院建筑安防系统的基础。如果没有这个基础，其他的安防子系统也将不复存在，也就更没有整个安防体系了。机械安防子系统是建筑安防系统的基础型安防单元，也是实现建筑物物理环境安全的第一级防御体系。

机械安防系统的主体是机械进出入口控制系统，该系统由门扇、门控五金两大类组建构成，按照特定的功能要求和技术原则，将门扇、门框和多功能机械门锁、逃生推杠装置、液压式闭门器、机械总钥匙和工程总钥匙系统等产品进行科学组合，实现各种出入口的控制功能，满足建筑物的各项安防需求。

医疗建筑的门型可分为建筑外门和建筑内门两类。建筑外门包括：出入口门、疏散门、面向室外的设备房门等；建筑内门包括办公室门、会议室门、诊室门、病房门、楼梯间门、通道门、卫生间门、药库门、储藏室门、机房门、控制室门、设备间门及管井门等。这些建筑用门除了常规的进行空间分割、人员通行的基本功能外，还承载着防火、隔热、阻烟、密闭、隔音和紧急疏散等涉及安全的特殊用途。而这些涉及安全特殊用途，往往与门控五金有着密不可分的关系。

门控五金按其功能用途分为支悬五金、锁闭五金、控制五金和保护五金四大类。如图 6-2 所示。

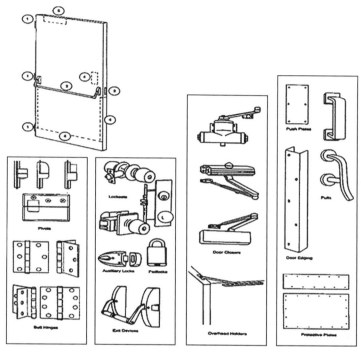

图 6-2　门控五金件的类型

四类门控五金中任何一类都不能独立完成门控功能，它们必须相互配合、相辅相成，组成一个有机的整体来实现各种出入口控制功能。

1. 医疗建筑机械门控系统设计

在进行医疗建筑的门控系统设计时，首先必须考虑到医院这一特殊建筑的特殊要求：

- 医院主出入口——医院各楼，如门急诊、住院大楼等人流通行大的出入口区域，需考虑高流量快速通行、快速疏散的安全因素；
- 医院功能区域出入口——医院各楼内部功能区域的出入口，如住院区、手术区、重症监护室、实验室及药房等，除满足日常区域出入口限制要求外，还需满足快速安全的逃生功能；
- 医院消防通道、楼梯间及出入口——需满足快速安全的逃生功能，如管理需要，可配合电子门禁系统一起作用；
- 医院公共卫生间、残疾人卫生间以及病房洗手间出入口——需要考虑应急开启，同时应符合相关残障标准，达到无障碍通行的要求；
- 医院后勤设备房及其他设备间出入口——这些区域的门的数量庞大，分属不同管理部门，需要完善地对总钥匙系统进行设计，达到便于管理，便于使用，提高效率的要求；
- 医院办公室、诊室出入口——需要考虑外侧应急开启，以及内侧应急逃生的功能；
- 其他——门五金的结构形态和配置必须符合使用者的管理需要，能最有效、合理地连接各种部门，使联系、沟通、交换、传递、传输快速，并且易于管理。

基于这些特点，医疗场所对于它的建筑五金门控系统就会有很高的要求。这些要求集中体现在以下几个方面：

- 紧急逃生要求；
- 防火防烟要求；
- 人流区域控制要求；
- 抗菌卫生要求；
- 方便通行要求；
- 内部管理要求；
- 应急施救要求；
- 安防系统可靠性要求；
- 特殊环境下系统耐久性要求；
- 方便残疾人士的无障碍要求。

结合上述十大方面，在医院实际使用过程中，对于某些重要五金件及其使用功能需求显得尤其重要，例如：

（1）提供门洞使用尺寸最大化的偏心轴医用合页

医院病房楼层人流密集，病床、轮椅、医疗设备流动性高，在病房的进出口、走廊通道门上，采用偏心轴医用合页（图 6-3），门在平开启 90°后，把门扇平开在门框外侧，增加门洞使用尺寸，减小在门洞的碰撞意外。斜削的医用轴端（图 6-4），可避免刮挂患者的绷带、衣物等。特别是在拘留病房，防止罪犯弄松合页中轴而逃脱。

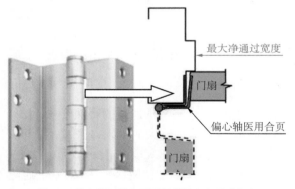

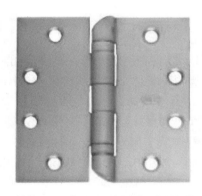

图 6-3　偏心轴医用合页可提供最大净通过宽度　　　图 6-4　斜坡型医用合页可避免刮蹭患者的绷带及衣物

对于某些特殊房间，如病房卫生间或残障人士卫生间，应能具备紧急开启的功能，即特殊应急合页或应急门轴。一旦残疾人士在房间内发生紧急情况而无法自救时，室外侧人员可快速便捷地开启门扇进行施救。如图 6-5～图 6-7 所示。

（2）提供方便性的医用执手锁

医护人员手拿着医疗用品、针药的同时，要开启病房门锁往往非常不便。医用执手锁（图 6-8）针对性地改良一般拉手门锁的开启方向，从下压式改为推拉式，把中心距加长至 127 毫米，方便医护人员以前臂或手肘在平开门上以推拉式开启，大大提高了便捷度。

（3）防止 X 线穿透的医用锁具

医院 X 线影像室是特别设计的，房间的四周墙壁、天花及地面内，皆装有铅板以防止带有

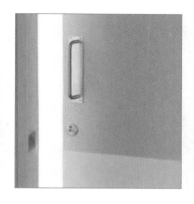 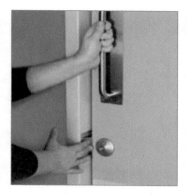 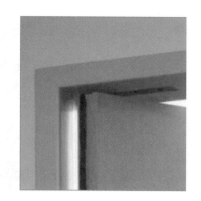

图 6-5　双向开启示范

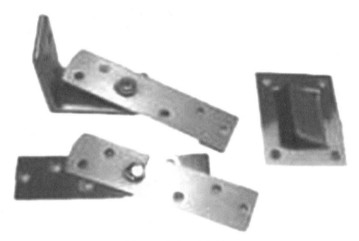

图 6-6　应急开启铰链组

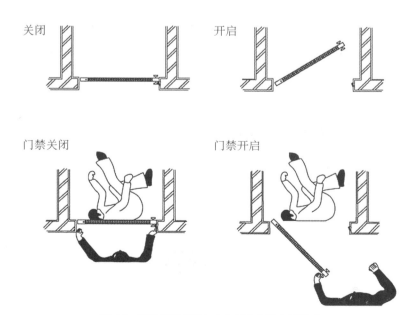

图 6-7　正常开启状况与应急开启状况应用图示

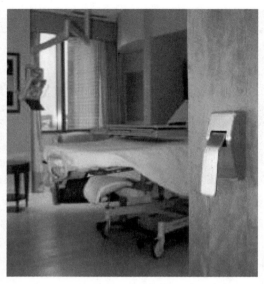

图 6-8　医用执手锁

辐射性的 X 线穿透墙壁面外泄，危害健康。X 线室的门扇内也装有铅板，但往往因安装锁具，铅板的结构性及完整性受到破坏。医用锁具的特点是在锁体外或锁挡盖后加上铅板包盖着而弥补门扇铅板的完整性，防止 X 线外泄。

　　X 线照射室进出门上，也可安装电子锁具及门磁装置，在监管进出门及锁具的开关及上锁情况的同时，亦连接到 X 线设备的电源开关，当进出门在紧急时被开启，X 线设备电源立刻关闭停止运作，防止辐射外泄。

　　（4）抗菌性能把手，逃生装置及五金件

　　2003 年 SARS 爆发后，医疗服务对非接触性或抗菌性设备的要求大大提高。抗菌性建筑五金系列亦相继推出，其中包括带抗菌性能的彩色尼龙五金及银离子抗菌涂层建筑五金。细菌在分裂繁殖的过程中，受到银离子的阻隔，切断了细菌繁殖链，防止细菌繁殖，从而减小交叉感染。银离子抗菌涂层技术可用在门锁拉手逃生装置、门拉手、推手板等接触性五金件上。如图 6-9 所示。

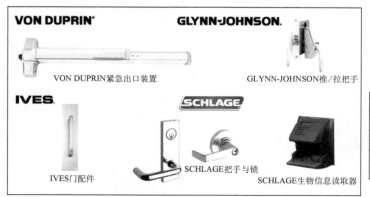

图 6-9　抗菌性能把手

由于医疗场所是人员密集场所,具有人流量大的特点。因此,对于突发紧急情况(如火警)时,人员应快速逃生,从而避免群死群伤恶性事件的发生。所以,对于医院各疏散逃生门、通道门则使用逃生装置。如图6-10所示。

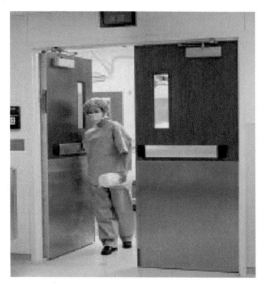

图6-10 疏散逃生门

(5)钥匙管理系统

对于医疗场所内的某些房间,如病房、清洁间、设备机房等房间,在无门禁控制要求下,可通过门锁芯的钥匙管理系统来实现授权管理使用功能。即护士可以使用一把次总钥匙或通开钥匙开启所辖楼层的所有病房门,后勤保洁人员可以使用一把次总钥匙或通开钥匙开启其所辖房间的门。而对于不同功能房间的钥匙,则无法实现互开。通过总钥匙管理系统即可实现机械门控单元的安防控制管理,有效地减少钥匙数量,便于用户的日常使用管理。

2. 机械门控系统设计要素

结合上面所提到的相关标准及医院的特殊性,在处理医疗场所内突发情况时,首要考虑的是如何解决患者、家属、医生及员工的应急疏散问题。同时,在日常使用过程中,还需考虑到各个重点部位、房间的管理及使用需求。因此,在医疗建筑内应首先确定防火重点部位,例如:楼梯间、外围疏散门、放射科、生化检验室、药房、制剂室、手术室、病房、门诊楼、化学危险品仓库以及变配电室等部位。其次确定门禁控制点,例如:收费室、新生产儿室、药房、实验室和病历室等部位。下面就具有代表性的部位进行安防系统设计简介。

(1)楼梯间门、外围疏散门设计要素

设计应考虑到逃生疏散、防火及生命安全法规、非紧急情况下的使用、反向授权进入、耐久性和可靠性。对于普通区域的楼梯间门或疏散门选用防火型美式铰链(使用寿命在150万次)、带有静音装置的防火型美式逃生装置(使用寿命在50万次)、美式闭门器(使用寿命在150万次)等高强度、高寿命的门控五金产品。而对于具有门禁控制点位要求的,可以使用电控把手型逃生装置以及过电铰链来实现门禁系统的控制;在高保安区域则可以选用与消防系统联动的出门延时型双向电控逃生装置(图6-11)。这样,既可以解决日常使用过程中的门禁使用要求,又可以在火灾发生时解决人员疏散逃生的要求,实现了安防控制系统与消防系统

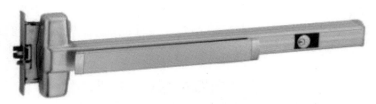

图 6-11　可与消防系统联动的防火型电控逃生装置

的有效结合及联动。

（2）重点区域（收费室、新生产儿室、药房、实验室、病历室等）门设计要素

此类功能用房多为重点功能房，由于进出该类房间需要进行授权控制管理，同时，其内部会存有易燃易爆品、数据信息等重要物品、设备及信息，因此，应充分考虑到授权进出即人员身份识别、防火性、安保性及耐腐性等要求。

对于此类重点区域房间，应结合门禁控制系统与消防系统要求，可通过读卡器、密码键盘、掌形仪等设备实现授权进出的要求。在锁具方面应选用高强度美式密码锁或美式机电一体锁。这样既可实现授权进出的需求，又可以在发生火灾时，实现室外侧把手的断电关或断电开功能。而其余要求则仍需满足防火性及安保性需求。如图 6-12 和图 6-13 所示。

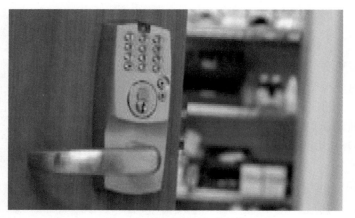

图 6-12　可编程单机版密码锁

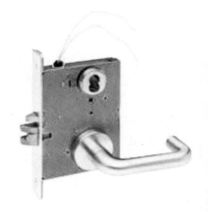

图 6-13　机电一体锁

（3）普通用房（病房、诊室等）门设计要素

此类用房应充分考虑使用的便利需求，对于有防火要求的房间，门控产品应选用符合防火法规的产品。同时，还应满足医疗建筑内的抗菌性需求。锁具产品应选用防火型医用执手锁，门内侧始终一个动作出门。合页应选用防火型医用合页。

6.2.2　电子安防系统

电子安防系统是建立在机械安防系统基础上的安防子系统，通过增加的电子设备和通信系统，与机械安防产品相结合来实现建筑物物理环境安全的第二级别的防御体系功能。电子安防系统以电子门禁系统为主体，按照"何人"被授权在"何时"去"何处"的原则，实现最基本的人员出入管理功能。

1. 门禁系统与物理环境安全

出入口控制系统，又称门禁系统，是采用电子与信息技术，识别、处理相关信息，并驱动前端执行机构动作和指示，从而对目标在出入口的出入行为实施放行、拒绝、记录和报警等操作的设备和网络系统。

作为安全技术防范的重要手段，门禁系统属于主动防御系统，通过与物理屏障，如大门、道闸等的配合，将不准进入人员限制在安全保护区域外，从而阻止非法事件的发生。如图6-14所示。

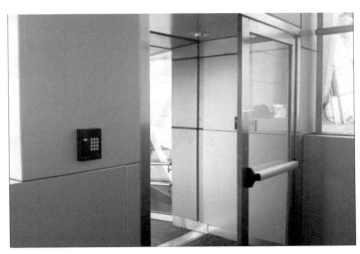

图 6-14　典型的门禁系统应用场景

（1）门禁系统的构成

门禁系统由门禁管理软件、操作系统、数据库系统等相关软件及运行上述软件的门禁服务器、管理工作站，以及门禁控制器、前端设备及通信网络组成。

其中，前端设备包括读卡器、门磁开关、出门按钮、紧急开门按钮、电控锁等，负责前端信号检测及根据系统指令执行相应动作。

门禁控制器是门禁系统的核心设备，实现数据采集、逻辑对比、运算处理、数据存储、通信管理等功能。前端设备连接到门禁控制器。

门禁服务器运行门禁软件服务器端，通常同时作为数据库服务器，实现历史数据存储。管理工作站运行门禁软件客户端，实现日常操作。门禁控制器连接到门禁服务器或管理工作站。

典型门禁系统结构图如图6-15所示。

医院范围大，建筑物众多，门禁点分布在不同建筑物内，门禁控制器的组网方式一般分为全IP方式和控制器级联方式两种。在全IP方式下，门禁控制器向上直接通过IP端口连接门禁服务器，向下连接前端设备。在控制器级联方式下，网络控制器向上通过IP端口或RS232端口与门禁服务器连接，网络控制器向下通过RS485等现场总线实现与就地控制器连接，就地控制器向下连接前端设备。门禁服务器作为重要设备，一般放置在重要机房或监控中心。根据管理使用需要，设置门禁管理工作站，实现持卡人卡片授权、设备监控、报警处理、数据查询及报表打印等日常操作。

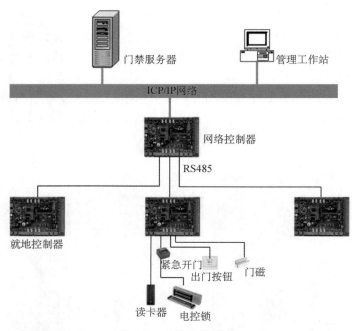

图 6-15　门禁系统结构图

（2）门禁管理软件

门禁软件系统由计算机操作系统、数据库软件、门禁应用软件和接口软件组成。

操作系统是门禁管理计算机的系统操作平台。目前大部分的门禁软件产品运行在 Windows 操作系统平台上，部分支持 Linux 操作系统平台。

数据库系统决定门禁系统数据存储容量、查询速度、适用网络环境。大、中型门禁系统中通常采用 SQL SERVER、Oracle 等数据库系统，可以支持海量数据存储，多用户并行操作，支持复杂的网络应用环境。对于一些小型的门禁系统，MS Access 文件型数据库是一个不错的选择。

应用软件即门禁管理软件，体现了系统可以实现的门禁管理及相关功能。应用软件在功能实现的同时，还应易学易用、提供多种语言版本。稳定性、可靠性、安全性、可扩展性是衡量门禁软件优劣的重要指标。

接口软件是门禁软件为实现与第三方软件联动、连接提供的接口程序，接口软件以 DLL 动态库、SDK 开发包、ASCII 编码等形式提供。

（3）门禁通行控制方式

对于一个门禁点，根据是否需要进出两个方向进行身份验证，可以分为：

● 单向控制：只对进门实行门禁管理，出门不作控制；

● 双向控制：进门和出门都进行门禁管理。

门禁通行常见的包括锁定（不可通行）、读卡验证、密码验证、读卡加密码双重验证四种通行控制方式。

（4）门禁系统联动

门禁系统通过硬线接口与通信接口实现与其他安防子系统、消防系统等的联动（图 6-16）。

● 硬线接口。硬线接口主要是使用硬线连接两个系统输入输出端口，端口通常为无源干

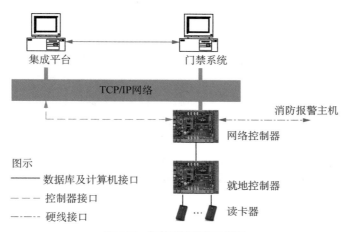

图 6-16　门禁系统联动示意图

节点触点,通过触点触发/闭合的状态变化实现通信。

- 通信接口。有数据库层面、计算机层面、门禁控制器层面三种方式,其中数据库和计算机层面较常见,门禁控制器层面属于新型应用。通过通信接口和通信协议,实现与其他系统的数据交互,实现系统联动。

2. 电子安防系统与对策

医院作为一个大型综合体,除与其他公共安全有着共性的防火、防盗、防故意破坏、防身份盗窃和防关键信息丢失等要求外,其安防系统有自身独特的要求,如药品安全、患者出走、劫持人质等。

（1）防盗

防盗是门禁系统的基本设置目的。防盗包括对外部人员的防范及内部人员的防范。对外部人员防范,主要通过合理设置门禁点,使其无法进入受控区域加以实现。对内部人员防范,通过卡片授权,限制可进入区域;通过时间段授权,限制可以进入区域的时间。

（2）防故意破坏

主要考虑不法分子对门禁控制器、读卡器、电控锁等的故意破坏。可以采取门禁控制器放置在受保护区域内,尽量不使用门禁一体机设备,电控锁的安装不外露等措施。此外,电控锁的强度、抗冲击能力,也是考虑的要素之一。需要关注如磁力锁静态抗拉力、机电一体化锁锁舌强度等参数。

（3）防身份盗窃

只是以门禁卡作为身份验证手段,若门禁卡丢失,不法分子将以门禁卡持有人身份进入门禁控制区域。为防止此类事件,采用刷卡加密码是最常用的手段,合法刷卡后,输入正确密码,只有双重验证通过后才能进入。此外,使用生物识别技术,是防止身份盗窃的有效方法。生物识别技术以人体特有的物理特征或行为物征作为身份识别对象,如指纹、掌形、虹膜、面部、声音等。个人生物识别具有唯一性,不易被复制,且具有亲历性,必须是本人到现场使用,才能是有效的身份认证。如图 6-17 所示。

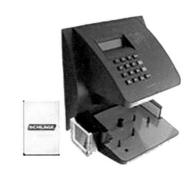

图 6-17　掌形仪

（4）防关键信息丢失

对于重要房间，如资料室、档案馆等，可以利用防返潜功能、双人（多人）规则对进出人员加以限制。防返潜功能是指对于一个门禁点，持卡人在进门侧读卡器上刷卡进入后，必须有对应的出门侧读卡器刷卡出门记录，否则，该持卡人无法再次在进门侧刷卡进入。

双人（多人）规则是指对于一个门禁点，需要有两个或多个持卡人同时刷卡才能有效开门进入。对出门也可以有同样的要求。

另外，通过视频监控系统与门禁系统的配合使用，对进入重要区域的人员进行身份确认。门外侧有效刷卡并不能开启电锁，刷卡后由视频监控系统实时获取持卡人图像并上传到保安中心，保安中心门禁系统根据上传卡片信息，从系统中调出持卡人照片与实时上传的持卡人图像做对比，确认为同一人后，通过门禁管理软件实现远程开门。

（5）药品安全

对重要房间，如药房、药品仓库，可以通过双人（多人）规则、指定可进出时间段等手段对进出入员加以限制，如规定只能在上班时间段才可以进入药品仓库。

（6）防患者出走

通过区域人数统计功能，对某一区域内的人员数量进行统计，当人员数量发生变化时，可主动产生报警提示。

可以在指定时间段屏蔽门禁功能，在现场无法通过读卡器或出门按钮开锁，只能通过管理中心实现远程开门。

（7）防劫持人质

通过双门（多门）互锁和防尾随功能，降低不法分子跟随医护人员，或其他人员从事不法活动的风险，而防胁迫功能可以在发生劫持人质事件后，及时向安保中心通报被劫持紧急事件。

- 双门（多门）互锁功能。双门互锁，是指两道门具有互锁联动的功能，即当一道门被打开时，另一道门将打不开，只有当两道门都关上时，才能打开其中的任一道门。双门互锁功能常见于通道或走廊，可以保证在进入一个门禁受控区域前，另一个门禁将处于锁闭状态。
- 防尾随功能，是指防止非授权人员利用合法持卡人进入受控区域后电控门锁未关闭的时间空隙跟随进入的功能。防尾随功能要达到一个人刷卡只能一个人进入的目的，单纯依靠门禁设备，无法实现防尾随功能，防尾随功能需要电控锁、道闸等设备的配合。该功能需要使用带键盘读卡器，或生物识别设备作为前端设备。以使用带键盘读卡器为例，正常情况下，持卡人刷卡后，输入四位密码，验证通过进入；当持卡人被劫持时，刷卡后，在四位密码前输入 1 位特定数字，如"9"，验证通过进入的同时，该特定刷卡通行信息实行上传到保安中心，使值班人员接警处理，而在现场的不法分子对此并不知情。

6.2.3　视频监控与生物特征识别系统

安全防范的目的是：防止盗窃、抢劫、爆炸等治安事件的发生。实现这个目的可以采用的手段是多样的，在当前的社会环境和科技条件下，采用技术手段，去构建防范体系是最有效和普遍的方法。

1. 视频监控、生物特征识别系统与物理环境安全

更高级别的安防系统是由视频监控及生物特征识别系统来实现的。视频监控系统以实时

监控为物理基础，通过采集到的有效图像、声音等数据信息，可以对突发性异常事件的过程进行及时的监控和记录。目前，应用主流技术的视频监控系统可通过 IP 网络实现对高清、标清数字视频和模拟视频的无缝管理。系统可接入管理主流品牌高清、标清 IP 摄像机、DVR、编码器及外部报警设备，可控制主流品牌模拟矩阵系统切换。系统主要功能包括视频的实时监控、存储和回放、视频分析、报警管理、电子地图及系统管理等功能。

视频监控系统一般由设备层、中间层和应用层三层结构组成（图 6-18）。设备层主要包括综合信息采集设备和存储设备，如各类摄像机和存储器等；中间处理层主要负责信息的综合处理和集中管理，如服务器、数据库和管理软件等；应用层主要指客户端，客户端可以是设置在监控中心的监控大屏，也可以是某台个人电脑。通过这样的一种多层的系统结构，组成一个完整的视频监控系统。

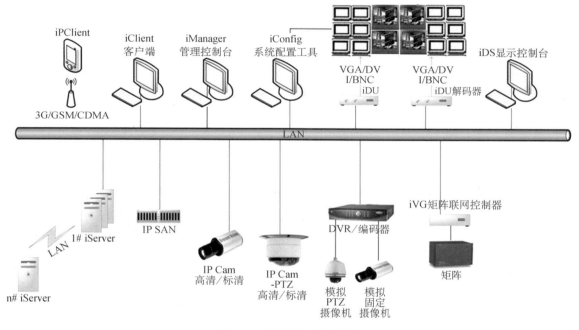

图 6-18　视频监控系统架构图

目前，较先进的视频监控系统具有分布式多节点多级联网的特点。多个节点可组成一个统一的视频网络，实现资源的统一管理和全网统一用户权限管理。单个节点也可自成系统，实现所有的功能，既能满足小项目的需求，也能满足具有多建筑、多站点、多地点等须多级联网管理的大项目需求，系统扩容灵活。同时系统也具有智能视频分析功能，如跌倒检测、人群突变检测、人流计量、奔跑检测和物体消失检测功能等，如图 6-19 和图 6-20 所示。

生物特征识别技术是利用人体生物特征进行身份认证的一种技术。人体可测量、可识别和验证的有生理特征和行为特征两大类。生理特征是指我们每个人所特有的指纹、掌形、脸型、虹膜和静脉等特征，行为特征则包括人的声音、签名的动作、行走的步态和击打键盘的力度等。生物识别系统对生物特征进行取样，提取其唯一的特征并转化成熟子代码，并进一步将这些代码组成特征模板，人们同识别系统交互进行身份认证时，识别系统获取其特征并与数据库的特征模板进行比对，以确定是否匹配，从而决定接受或拒绝身份的确认。运用生物

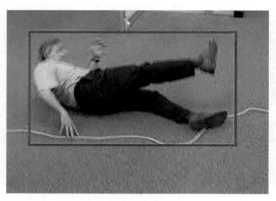

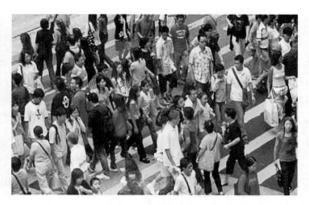

图 6-19　跌倒检测

图 6-20　人群突变检测

特征识别技术开发的安防系统产品主要有指纹仪、掌形仪、人脸识别仪和虹膜识别仪等。

生物特征识别技术除了应用在门禁系统中外，还逐步实现了与图像采集和图像分析技术的结合应用在视频监控系统中，从而将安防系统推向了一个更高的级别。尤其是基于人脸识别技术的智能视频监控系统，能够迅速捕捉到监控画面中的目标对象，并以最快和最佳的方式发出警报和提供可用信息，有效预警或协助安全人员处理危机。人脸识别技术与智能视频分析技术的结合，大大提升了视频监控系统的主动安防特性。

2. 视频监控、生物特征识别系统与对策

安防的防范手段有很多，视频监控系统的应用是医院安防防范系统建设的基本手段，也是最重要的手段。运用视频监控系统后，医院的管理者即可对医院范围内的相关重要目标进行全天候的监控，可以对可能产生医疗纠纷的医疗过程实施监控；可以对重点监护病房等进行监控，大大缓解了一线医护人员的工作压力；同时可以对医院的门卫、各主要路口、库房、财务室和院领导办公室进行实时监控，提高效率，减少医患纠纷，防止和制止犯罪，为加强医院的安全保卫工作，维护社会稳定提供了有力的保证。

网络化的视频监控系统不仅仅是对传统模拟技术的取代，更为重要的是与其他系统技术的结合，大大拓宽了监控产品的应用范围，实现更多安防以外的功能。医院对监控系统的需求不仅仅满足安防，还扩展到医疗、服务、教学、考核等多方面的应用，网络化医疗安防体系的建立将优化医疗管理模式，提升医疗整体水平。

现代公共安全所面对的风险是灾害、事故、事件，人的主观故意行为所致的事件（治安事件和恐怖活动）日益成为主要的、造成损失很大、影响很大的危险。面对社会及商业环境所产生的威胁和风险，医院的安全防范系统也在经受着不同类型安全风险的冲击，因人的主观故意造成的比如盗窃、盗婴、劫持人质、抢劫、故障破坏、医患纠纷引起的严重冲突及号贩、医托等事件也逐渐成为影响医院良好发展、稳定运行的重要因素。除此之外，医院内部管理疏漏造成的火灾、爆炸、药品安全、关键信息丢失、实验室安全等，也是威胁医院安全的重要风险。

2004 年，国务院颁布的《企业事业单位内部治安保卫条例》规定，医疗单位是 10 类高风险级的建筑物之一，属于重点保卫单位。但医院的安防系统与银行和文物单位的安防系统相比较，要求的系统精度略低，防护级别的确定原则上应与风险等级相对应。因此，对应各类风险因素，我们在进行视频监控系统的设计时，需要制订出适合规避不同风险的应用方案。

对火灾、爆炸、传染源扩散等，在安防系统设计时应制订相应的应急预案，将消防报警系统与安防系统实现联动，安防监控中心作为应急指挥调度中心，具备最高的指挥调度权力，并能够与城市级的应急联动中心联动。

对发生盗窃、抢劫、故意破坏、劫持人质、聚众闹事等社会治安事件时，视频监控系统能够及时地与报警系统联动，对容易发生这些事件的区域设置监控点，保卫人员能够及时掌握现场情况，并调度相关人员对事件进行处理。必要时与110联网报警系统联动。

对发生盗婴、重要药品丢失、重要医疗器具丢失等风险事件时，在加强医院内部管理的同时，于这些区域设置监控点，必要时设置门禁控制系统和入侵报警系统，对进出的人员进行授权管理，能够有效地避免此类风险事件的发生。

6.2.4　安防系统集成

1. 安防系统集成与物理环境安全

安防集成系统集成管理门禁控制、视频监控、紧急报警、周界报警、楼宇对讲、巡更和通信等各个子系统，集统一界面管理、系统联动和运行状态监控等多功能于一体，全面应对安防一体化操作的业务需求。如图6-21所示，安防集成系统同时可与消防报警、智能楼宇系统、信息集成系统、广播、灯光及主时钟系统等实现联动。系统支持丰富灵活的报警联动的预案管理和直观的电子地图界面，操作人员能根据报警信息和报警视频及时处置报警时间，能直观地了解各子系统的运行状况。

除了门禁系统和视频监控系统外，典型的安防集成系统通常还包括报警系统和楼宇对讲系统。

由上述几个子系统组成的安防集成系统实行高度集成化管理，在用户界面、设备状态维护和电子地图等方面实行统一化管理。统一的用户界面可提高安保人员的使用效率、操作的准确性和安防管理水平，同时降低整体管理成本。统一的设备状态运维可以支持运维人员快速查找故障点并及时进行维护，降低因设备故障带来的安防风险。通过统一的可视化电子地

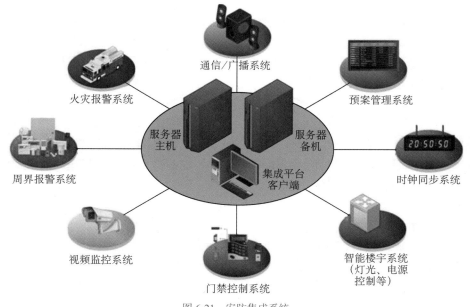

图 6-21　安防集成系统

图,可在电子地图上直接选择和控制设备,也可以测量报警位置与相关岗哨或保安的距离,加快反应速度,最大限度地减少潜在的安防危害。

安防集成系统是数字监控和安防系统综合集成的标志,完成了从单独子系统应用到各子系统综合应用的转变,以及从模拟安防系统到数字安防系统的转变,实现了各子系统联调联动,因此成为整个建筑安防系统中最高级别的系统。

2. 集成系统的计划与管理

医疗机构建设的发展呈现着规模化、区域化管理的特点,越来越多的医院对于院内多个建筑在同一平台下进行统一的安防管理,合理规划医疗机构的安防集成系统尤为重视。

由于医院建设的不同阶段以及技术的不断更新,目前安防技术在医院的应用环境是典型的多代同堂局面。例如,模拟监控系统搭建简单、成本低廉、操作方便,可以满足小型简单监控系统需求,在医院当中仍有部分应用,但传统的模拟监控系统其管理的局限性已经不能适应监控系统规模扩张的需要。新一代的全数字监控系统以网络摄像机及管理平台为代表,性能上取得了长足进步。数字监控系统一方面解决了大规模监控系统的管理能力问题,另一方面,管理平台软件也大大扩展了监控系统的应用功能及行业特性。

目前,不少医疗机构建设要求采用高清系统,例如基于 HD-SDI 协议的数字高清摄像机。HD-SDI 系统的主要特点是图像清晰、无延时、可通过 BNC 接口传输。其应用模式与传统模数结合方式类似,在满足高清监控的同时,符合原有应用习惯。但显示及存储两套系统需单独建设,开放性及扩展能力均比较差;对于传输链路开销要求极高,传输距离短。

联网监控的基本需求是信息的共享及集中管理,目前来看,这方面正是医院安防建设的瓶颈。医院信息化系统建设与全国信息化系统建设过程同步,20 世纪 80 年代至 21 世纪初,信息化系统建设主要工作在于信息高速公路的搭建,以数字化、网络化为建设重点。因此,当高速公路搭建完成,需要进行资源共享时,却发现多期建设的视频监控系统无法统一管理,联网统一管理、系统集成的需求便应运而生。

(1)系统集成的方式

医院安防涉及的安防子系统很多,各个系统间可独立建设,也可联网建设。从医院大安防的角度来说,高度集成的安防系统是必然趋势,它可以有效地将各个不同的系统整合起来,在出现问题时,各个系统将起到互补的作用。比如门禁可以阻挡或延迟犯罪行为,视频监控系统则可以及时地记录犯罪过程,警报系统负责呼叫相关人员来处理。这是一个有机的联合体,所有的动作都连贯统一,自动化程度大幅提高,省去了人为操作的延迟。

医疗安防的发展目标是建立一个与医疗建筑、业务充分结合的智能化大平台,实现所有子系统的联动,满足事先预防、事发应急、统一指挥调度的功能。通过前端信息获取、后台分析、综合系统指挥中心统一管理、指挥、调度,既满足平时的日常管理与模拟训练的需求,又能确保遇突发事件时以最短的时间发现问题、以最短的时间调配最佳资源、以最短时间派遣人防力量,对事件进行及时控制和处理。

在进行集成业务功能确定时,需要考虑以下几点:

● 需要集成多个阶段不同品牌及技术路线的产品;
● 满足医疗行业的独特需求;
● 具备扩容及升级能力,能在后续扩建升级时避免重复建设;
● 具备先进的系统架构,避免平台扩大过程中出现性能及管理瓶颈,充分发挥网络系统的优势,实现统一应急指挥。

目前的集成功能还没与医院信息系统相结合，一个重要原因是医院核心的技术与病患资料不愿意公开，这就涉及 HIS 系统如何给出接口；另外从管理结构上，安防与业务的负责单位不同，需要合理划分工作界面与权限。

（2）系统集成下的紧急事件处理程序

医院建立安全防范系统，除了能够实现日常的治安巡视和内部管理需要外，更重要的是需要在发生突发事件时能够及时响应，并根据制订的应急预案指导快速、高效地做出部署和处理。因此，在进行安防系统设计时，需要根据不同类型的突发事件制订不同的应急预案，实现不同安防系统间的联动，以及人防与技防的有机结合。

- 如在发生医疗纠纷人员闹事时：当医疗纠纷人员到医院领导办公室、医务科等科室闹事时，院长办公室的紧急报警按钮能及时通知监控中心，使得监控中心能够对报警事件及时响应，组织相关人员妥善处理有关问题，防止事态扩大。
- 如在发生盗窃事件时：保安应迅速向保卫科或公安机关报案，保卫科能够调用与事件相关的所有历史录像，协助破案。
- 如发生聚众滋事或因交通事故或社会上人员斗殴后外伤事件，患者和陪同人员双方发生过激事态、群打群殴事件致医务人员无法正常治疗或危及医务人员安全等事件时，医务人员能够及时报警，并把报警信息及时发送给院领导、总值班、保卫科，同时联动相关的视频图像进行音视频的同步录像，作为解决纠纷的有力证据。必要时联动 110 联网报警系统进行报警。

以上事例都体现出系统集成的重要性。

6.3 医院消防系统

随着人民生活水平的不断提高，功能全面，集门诊、住院、临床、教学和实验为一体的大型综合性医院越来越多。同时，医院楼群高层化也越来越常见，一旦建筑发生火灾时，火势扑救以及人群的疏散工作将会面临很大的挑战。尤其对三甲医院而言，每天的门诊量很高，加上患者的陪同亲属，导致医院内人流量大、密集度高，而有很多门诊患者和住院病患行动困难或无行动能力，一旦发生火灾，进行人群疏散时比一般建筑物的难度要大许多。另外，医院内大型医疗和电气设备众多，在诊断、治疗过程中使用多种易燃化学品，因此历年来都是火灾事故多发场所，形势严峻，一旦失火很容易造成群死群伤的恶性事故，造成不可想象的灾难性后果，社会影响巨大，将极大地破坏和谐社会的建设。

6.3.1 医院消防规范

2014 年颁布的国家标准《综合医院建筑设计规范》（GB 51039—2014）和《消防给水及消火栓系统技术规范》（GB 50974—2014），对综合医院消防系统设计提出更高更全面的要求。

《综合医院建筑设计规范》对医院消防系统的防火与疏散提出了如下要求：

（1）医院建筑耐火等级不应低于二级。

（2）防火分区应符合下列规定：

Ⅰ．医院建筑的防火分区应结合建筑布局和功能分区划分。

Ⅱ．防火分区的面积除应按建筑物的耐火等级和建筑高度确定外，病房部分每层防火分区内，尚应根据面积大小和疏散路线进行再分隔。同层有两个及两个以上护理单元时，通向公共走道的单元入口处，应设乙级防火门。

Ⅲ. 高层建筑内的门诊大厅，设有火灾自动报警系统和自动灭火系统并采用不燃或难燃材料装修时，地上部分防火分区的允许最大建筑面积应为 4 000 平方米。

Ⅳ. 医院建筑内的手术部，当设有火灾自动报警系统，并采用不燃烧或难燃烧材料装修时，地上部分防火分区的允许最大建筑面积应为 4 000 平方米。

Ⅴ. 防火分区内的病房、产房、手术部、精密贵重医疗设备用房等，均应采用耐火极限不低于 2.00 小时的不燃烧体与其他部分隔开。

（3）安全出口应符合下列规定：

Ⅰ. 每个护理单元应有两个不同方向的安全出口。

Ⅱ. 尽端式护理单元，或"自成一区"的治疗用房，其最远一个房间门至外部安全出口的距离和房间内最远一点到房门的距离，均未超过建筑设计防火规范规定时，可设一个安全出口。

（4）医疗用房应设疏散指示标识，疏散走道及楼梯间均应设应急照明。

（5）中心供氧用房应远离热源、火源和易燃易爆物。

《综合医院建筑设计规范》对医院消防系统的消防设施作出了如下要求：

Ⅰ. 室内消火栓的布置应符合下列要求：

• 消火栓的布置应保证 2 股水柱同时到达任何位置，消火栓宜布置在楼梯口附近。

• 手术部的消火栓宜设置在清洁区域的楼梯口附近或走廊。必须设置在洁净区域时，应满足洁净区域的卫生要求。

• 护士站宜设置消防软管卷盘。

Ⅱ. 设置自动喷水灭火系统，应符合下列要求：

• 建筑物内除与水发生剧烈反应或不宜用水扑救的场所外，均应根据其发生火灾所造成的危险程度及其扑救难度等实际情况设置洒水喷头。

• 病房应采用快速反应喷头。

• 手术部洁净和清洁走廊宜采用隐蔽型喷头。

Ⅲ. 医院的贵重设备用房、病案室和信息中心（网络）机房，应设置气体灭火装置。

Ⅳ. 血液病房、手术室和有创检查的设备机房，不应设置自动灭火系统。

6.3.2 医院防火重点部位

医院内有许多场所都容易发生火灾，其中火灾隐患比较多的部位包括：放射科、生化检验室、病理科、药库、药房、制剂室、手术室、病房、门诊楼、化学危险品仓库以及变配电室、汽车库、其他物资仓库等。引发火灾的缘由主要有以下几个方面：

（1）手术室所使用的麻醉剂属于易燃易爆物质，同时手术过程中采用的电气设备众多，如果发生火灾，将造成严重的后果。

（2）医院的检验科室和实验科室每天都会接触使用多种化学试剂，有时还需使用酒精灯、煤气灯等明火和电炉、烘箱等电热设备，如果操作不当，很容易引发火灾。

（3）病理室在进行切片制作和处理过程中，也会使用到酒精、二甲苯等化学药剂，在烘干过程中有产生火灾的风险。

（4）医院的药房、仓库、药剂调制室等存在很多化学性质复杂、易燃易爆的物品，取放不当，若发生火灾，局面控制难度大。

（5）病房中的有些治疗仪器会产生红外线、频谱等，这些仪器如若靠近被服、窗帘等可燃物，也易起火。原因是医院内的用电设备很多都是大型设备，耗电量大，使用频繁，使用年限久后如果产生电气故障或者不恰当的使用维护，极易造成火灾。

针对以上产生火灾的隐患部位，有必要针对性地采取防护手段和措施。

（1）放射科：防火重点为 X 线机室和胶片室。X 线机室要做到比较宽敞、通风良好，以保证正常工作和机器的散热，建筑的耐火等级宜为一二级。中型以上的诊断用 X 线机，应设置专用的电源变压器，变压器的容量应根据 X 线照射前负载电流与照射时最大负载电流之和来计算。同时，应根据 X 线机最大负载的电流配备电源导线和开关，以防负载过大发热起火。胶片室应独立设置，室内要阴凉、通风，理想的室温为 0℃～ 10℃，最高不得超过 30℃；胶片室不得存放其他易燃物；除照明用电以外，室内不得安装、使用其他电气设备。陈旧的硝酸纤维胶片易霉变分解自燃，因此应经常检查，及时处理。胶片必须放在纸袋里贮存，防止胶片相互摩擦，产生静电。

（2）手术室：手术室内的火灾危险性，主要与使用易燃易爆的麻醉剂有关。手术室内应有良好的通风设备，排风不得再循环。由于乙醚蒸汽比空气重，大多沉于地面，经久不散，因此排风口应设在手术室的下部。在病患施行乙醚麻醉的部位安装吸风管，实行局部吸风，可大大减少乙醚蒸汽。麻醉设备要完好，操作要谨慎，防止乙醚与氧的混合气体大量漏出；用过的乙醚、酒精等要随时放入有盖的容器内。手术室内使用的易燃药品应随用随领，不得贮存。手术室内应备有卤代烷或二氧化碳灭火器。

（3）生物化学检验：生化检验室或实验室使用的醇、醚、苯、迭氮钠、苦味酸等物都是易燃易爆的危险品。因此，这些实验室不应布置在医院病患密集地，门应设在靠外侧处，以便发生事故时能迅速疏散和施救。实验室必须通风良好，相对两侧都应有窗户，最好使自然风在室内形成稳定的平流，减少死角，使操作时飘散的有毒、易燃物质能及时排出。还应考虑室内排出的气体不致流进病房、观察室、候诊室等人员密集的房间里。乙醇、甲醇、丙酮、苯等易燃液体应放在试剂橱的低层阴凉处，以防容器渗漏时液体流下，与其他试剂作用而发生危险。试剂标签必须齐全清楚，可在标签上涂蜡保护。试剂应有专人负责保管，定期检查清理。实验室操作中，火灾危险性较大的是蒸馏、回收，应严格按照操作规程执行。实验室内电气设备应合格安装并定期检查，防止漏电、短路、超负载等不正常情况的发生。

（4）病理科：病理科在制作切片的过程中，始终有易燃液体存在，而在烘干阶段，蒸气不断挥发，一旦与明火接触，往往引起火灾；更严重的会影响病情诊断，因此要特别注意防火安全工作。制作切片过程中的所有烘干工序都应在真空烘箱中进行，不宜使用电热烘箱，以免易爆液体蒸汽与空气形成爆炸性混合物，遇电热丝明火引起爆炸。可采用现代化的自动脱水机械，缩短易燃液体挥发的时间，再辅以局部排风，可使燃烧爆炸的危险性大大降低。使用易燃液体的每项操作都应在通风橱内进行。沾有溶剂或石蜡的物品，应集中处理，不得任意乱放或与火源接触。

（5）病房：医院病房中的住院病患来自各处，照料和探望病患的家属亲友又较多，情况复杂，万一不慎起火，多数病患行动不便，疏散困难，容易造成重大伤亡。

- 病房通道内不得堆放杂物，应保持通道畅通，以便万一发生火灾事故时，便于抢救和疏散病患。

- 给住院病患输氧时大都使用氧气钢瓶，应注意氧气瓶的防火。病房内有人输氧时，不得点燃卫生香和使用其他明火。

- 病房取暖在有条件的地方应尽量用水暖，如果使用电炉或火炉时，必须严格注意防火。除电炉、火炉的一般防火要求外，病患和家属不得在电炉、火炉上烘烤手套、衣帽、毛巾或食品。每晚临睡前，值班护士应全面检查各病房取暖设备上有无异物烘烤，如有发现，立即清除。
- 在病区为方便病患和家属加热食品设置的炉灶，应有专门的地方，炉灶应有专人管理。不得使用液化石油气。在病房内，禁止病患和家属携带煤油炉、电炉等加热食品。
- 病房内的电气设备不得擅自挪动，不得擅自在病房线路上加接电视机、电风扇、电冰箱等，也不要拉接照明灯具或将灯泡换大，以防电气线路超负荷熔断保险丝，使病房照明设备和急救设备失效，给抢救中的病患造成生命危险，甚至使线路发热起火，给病患密集的病房区带来严重后果。

现代医院应加强各级消防安全检查，坚持各科室自查与医院组织大检查相结合，定期检查与随时抽查相结合，重大活动的加强检查与重点部位的反复检查相结合，并做好每日防火巡查，发现隐患及时消除。

6.3.3　医院消防设施

1. 火灾自动报警系统

火灾自动报警系统已经成为现代工程建设中必须具备的消防设施设备，医院建筑也不例外。火灾自动报警系统是由火灾探测报警系统、消防联动控制系统、可燃气体探测报警系统、火灾监控系统组成，它是一种自动的消防设施，所以对其进行有效设置可以达到防范火灾的目的。

（1）火灾探测报警系统

火灾探测报警系统是实现火灾早期探测并发出火灾报警信号的系统，一般由火灾触发器件（火灾探测器、手动火灾报警按钮）、声／光警报器、火灾报警控制器等组成。

（2）触发器件

触发器件是在火灾自动报警系统中，自动或手动产生火灾报警信号的器件。火灾探测器、水流指示器、压力开关等是自动触发器件，手动报警按钮、起泵按钮等是手动发送信号、通报火警的触发器件。在设计火灾自动报警系统时，自动和手动两种触发装置应同时按照规范要求设置，尤其是手动报警，可靠易行，是系统必备功能。火灾报警装置是在火灾自动报警系统中用以接收、显示和传递火灾报警信号，并能发出控制信号和具有其他辅助功能的控制指示设备。

火灾报警控制器是火灾报警设置中最基本的一种。火灾报警控制器向火灾探测器提供稳定的工作电源；监视探测器及系统自身的工作状态；接收、转换、处理火灾探测器输出的报警信号；发出声光报警；指示、储存报警的具体位置及时间：执行相应控制等诸多任务；是火灾报警系统中的核心组成部分。

火灾报警控制器功能的多少，反映出火灾自动报警系统的技术构成、可靠性、稳定性和性价比等因素，是评价火灾自动报警系统是否先进的一项重要指标。

（3）火灾报警装置

火灾报警装置是在火灾自动报警系统中用以发出区别于环境声、光火灾报警信号的装置。它以声、光和音响等方式向报警区域发出火灾报警信号，以警示人们迅速采取安全疏散、灭火救灾措施。

（4）电源

火灾自动报警系统属于消防用电设备，其主电源应当采用消防电源，备用电源可采用蓄电池。电源除为火灾报警控制器供电外，还为与系统相关的消防控制设备等供电。

（5）消防联动控制系统

消防联动控制系统是火灾自动报警系统中接收火灾报警控制器发出的火灾报警信号，按预设逻辑完成各项消防功能的控制系统。它由消防联动控制器、消防控制室图形显示装置、消防电气控制（防火卷帘控制器、气体灭火控制器等）、消防电动装置、消防联动模块、消火栓按钮、消防应急广播设备及消防电话等设备和组件组成。

2. 自动喷水系统

自动喷水灭火系统是一种利用固定管网、喷头能自动喷水灭火，并同时发出火警信号的灭火系统。它利用火灾时产生的光、热，可见或不可见的燃烧生成物及压力等信号传感器自动起动（在某些类型中，当火灾被扑灭后，能自动停止喷水），将水和以水为主的灭火剂洒向着火区域，用来扑灭火灾或控制火势蔓延。它既有探测火灾并报警的功能，又有喷水灭火、控制火灾发展的功能。是随时监视火灾、安全可靠的自动灭火装置。效率高，用水量小，水渍损失少，能把水直接喷向最需要的地方。

自动喷水灭火系统的两个基本功能为：

● 能在火灾发生后，自动地进行喷水灭火；

● 能在喷水灭火的同时发出警报。

我国国家标准《高层民用建筑设计防火规范》（GB 50016—2014）规定，在高层建筑或建筑群体中，除了设置重要的消火栓灭火系统以外，还要求设置自动喷水灭火系统。

自动喷水灭火系统具有安全可靠、灭火效率高，结构简单、使用和维护方便、成本低且使用期长等特点，在灭火初期，灭火效果尤为显著。自动喷水灭火系统根据使用环境和技术要求，分为湿式、干式、雨淋式、预作用式、喷雾式及水幕式等。

3. 室内消防栓

消火栓系统是工程建筑物内最常见也是最常用的一种消防设施。室内消火栓系统的组成包括消防给水基础设施、消防给水管网、室内消火栓设备、报警控制设备及系统附件。其中消防给水基础设施包括市政管网、室外消防给水管网及室外消火栓、消防水池、消防水、消防水箱、增压稳压设备、水泵接合器等。该设施的主要任务是为系统储存并提供灭火用水。给水管网包括进水管、水平干管、消防竖管等，其主要任务是向室内消火栓设备输送灭火用水。室内消火栓包括水带、水枪、水喉等，是供人员灭火使用的主要工具。系统附件包括各种门、屋顶消火栓等。报警控制设备用于起动消防水箱。

临时高压消防给水系统是建筑中最为普遍的消防给水方式，在临时高压消防给水系统中，系统设有消防和高位消防水箱。火灾发生后，现场的人员可打开消火栓箱，将水带与消火栓栓口连接，打开消火栓的门，消火栓即可投入使用。消火栓使用时，系统内出水干管上的低压压力开关、高位消防水箱出水管上设置的流量开关，或报警阀压力开关等的动作信号直接连锁起动消火栓泵为消防管网持续供水。在供水的初期，由于消火栓泵的起动有一定的时间延迟，所以其初期供水由高位消防水箱供水（储存 10 分钟的消防水量）。

4. 气体（泡沫）灭火系统

气体（泡沫）灭火系统主要由灭火剂储瓶和瓶头阀、驱动钢瓶和瓶头阀、选择阀（组合分配系统）、自锁压力开关、喷嘴及气体（泡沫）灭火控制器、感烟火灾探测器、感温火灾探测器、指示发生火灾的火灾声光报警器、指示灭火剂喷放的火灾声光报警器（带有声警报的气体释放灯）、紧急起／停按钮及电动装置等组成。通常，气体（泡沫）灭火系统的上述设备自成系统。由于气体灭火过程中系统应该执行一系列的动作，因此只有专用气体（泡沫）灭火控制器才具有这一系列的逻辑编程和执行功能。

气体灭火系统适用于不能用水喷洒且保护对象又较重要的场所。气体灭火系统按种类可分为七氟丙烷、IGS41 混合气体（氮气、氩气和二氧化碳三种气体以 52％、40％、8％的比例混合而成）和热气溶胶全淹没灭火系统（全淹没灭火系统是指在规定的时间内，向防护区喷放设计规定用量的灭火剂，并使其均匀地充满整个防护区的灭火系统）。

泡沫灭火系统按照发泡倍数不同可分为：低倍数泡沫灭火系统、中倍数泡沫灭火系统和高倍数泡沫灭火系统；按照固定方式不同分为：固定式、半固定式和移动式泡沫灭火系统。泡沫灭火系统主要由比例混合装置（器）、泡沫产生器（泡沫枪、泡沫炮、低中高倍数泡沫产生器、泡沫喷头等）、泡沫消防水泵、泡沫混合液泵和泡沫液泵等组成。

第三篇
规划建设篇

第 7 章　医院物理环境安全的总体策划

医院安全管理是近几年来医院管理领域中发展最快的一个分支，特别是在经历 SARS 感染和 HIV 快速蔓延这样的高危害性公共卫生事件后，医院安全管理被赋予了更多的内涵和外延。传统的医院安全管理包括消防（防火、防水）、人身安全（防伤）、财产安全（防盗）以及突发性事件处理（防灾、防震）等。

医院物理环境安全管理是医院管理的重要组成部分，是一项复杂的系统工程，涉及医院各个部门的协调与配合，关系到患者及工作人员的安全保障利益。医院管理者应洞察安全隐患，预防和减少不安全事件的发生，建立一套完善有效的安全管理系统，以确保患者和工作人员的安全。

医院物理环境安全管理包括消防、人身安全、财产安全以及突发性事件的处理，还涉及医院空间动线规划、设备仪器保养、耗材物资补充以及信息系统安全等因素，贯穿诊疗过程、手术安全、感染管理、血液安全、用药安全及膳食供应等多个环节。

医院物理环境的安全管理已逐渐成为医院管理的核心内容。因此，构建相应的物理环境安全体系和策划范围是必不可少的。这其中也包括了对于 JCI 体系的灵活应用，以及基于物理环境安全的信息平台策划以及设计策划。

7.1　安全体系和系统策划范围

现今，医护人员在诊疗过程中受到的医源性和非医源性安全事件越来越多，医护人员受到人为因素导致的人身安全性事件也层出不穷。医患安全、院内外安全等潜在的安全问题已成为今后医院安全管理的焦点。医院应"以病患为中心"，充分考虑运营过程中可能出现的安全问题，以此构建安全管理体系和范围，使医院安全管理问题得到有效的解决。

7.1.1　构建医院物理环境安全管理体系的必要性与目的

根据前述章节的介绍可知，医院物理环境安全体系是庞大的，各部门各方面需要相互适应，这就需要一个完善的安全体系和系统的策划，对于一个庞大的医院系统来说这是极其必要的。因此，构建医院物理环境安全管理体系的必要性在于：

（1）医院总体安全状态稳定性欠缺。近年来，国内医院总体安全态势稳定性欠佳，各种患者安全事件以及医护人员在诊疗过程中遭遇的医源性和非医源性安全事件越来越多，医护人员受到人为因素导致的人身安全事件也层出不穷。医患安全和院内外安全已成为今后医院安全管理的焦点。

（2）医院工作的特殊性。医院工作涉及面广，除了常规的医疗管理，还涉及人员（包括患者、陪同人员和工作人员）、物资（设备、耗材和药品）、相应的医疗保障系统（建筑、水电、供冷、供暖和医疗废弃物处置）和周边环境等的管理，安全隐患繁杂，使得医院成为一个高风险环境。

（3）医疗工作的复杂性。医疗工作的对象是人，即使是同一种疾病，其表现的症状可能不尽相同，采取同样的治疗措施可能出现与预期结果不同甚至相反的情况。加之每种治疗手段都存在一定风险，疾病本身的致害因素、病情发展以及外加医疗致害行为的累积效应等均是医疗工作复杂性和不确定性的影响因素；同时，医疗工作还涉及医、护、技、药及其他不同类型人员的管理及烦琐的检查、检验、影像、诊疗、护理等医疗路径的管理，安全隐患涉及面广，控制和管理难度较大。

（4）社会对医疗工作的期望值过高。一方面，公众对医疗工作和医学知识相对缺乏了解，对医学的复杂性认识不足；另一方面，由于医院自身及社会对医院的正面宣传不够，加之部分舆论和媒体的导向偏差，医疗安全工作逐渐成为公众和社会关心的热点，普遍存在对医疗工作期望值过高的倾向。这种期望值与实际效果之间的落差往往成为安全事件发生的诱因。

随着"以病患为中心"的医疗模式的逐步建立和病患自主意识的提高，在推进医院科学化管理的过程中，医院安全管理有了更多、更新、更高的要求。医院安全管理，顾名思义，其主要目的在于"防范"。"防范"可以大致分为以下三种：

（1）防院内感染，保护病患及其他社会人群。19世纪出现产褥热，而产院成了"引导产妇走向死亡之门"。由此可见，医院作为一个特殊的场所，具有高风险性，它不仅存在一般意义上的潜在危险，如：火电、射线、化学物质等，医疗垃圾、空气污染，甚至不规范的医疗操作都可能对就医患者造成危害。2003年卫生部发布了《消毒技术规范》（2002）和《医院感染管理规范》（WS/T 510—2016），2001年发布《医院感染诊断标准》，对医院的消毒、隔离和交叉感染的预防提供了行为准则。

（2）防范医疗纠纷与医疗事故。医疗事故是一个世界性的难题，所谓难一是指医疗行业的特殊性，二是指处理与裁决上的复杂性。《关于民事诉讼法的若干规定》《医疗事故处理条例》这些新规定对传统的医疗行为产生震撼。随着生物医学模式的转变，医患关系已从过去的主动—被动型转变为共同参与型，在疾病的诊治中患者具有与医方同等的主动性和权利，这些对医务人员的行为规范形成严峻考验。有些医师行为中经常会出现一些问题，使医疗纠纷出现概率大增。因此，医院安全管理对防范医疗纠纷与医疗事故起着举足轻重的作用。

（3）保证医务工作人员安全。近年来，随着医院感染的暴发和医务人员在工作中受感染的增加，使得医务人员成为医院感染监测的重要人群。按照国际劳工组织的定义，职业安全活动的目的在于：①增进工作者生理、心理与社会的良好状态；②防止工作场所危害因素的产生；③给工作者分配适度的工作；④及早发现与工作有关的疾病。《中华人民共和国职业病防治法》中对劳动者的权益保护已有比较明确的规定。据美国CDC报告，1990年有3例医务人员感染HIV，1991年达40例，由此可见，医务人员要提高对自我防护的重要性的认识。医务人员是医院最宝贵的财富，没有医务人员的健康，维护患者的健康就无从谈起。

7.1.2 现阶段医院安全管理体系概述

在现阶段医院安全管理不断发展的环境下，在世界范围内也涌现出许多值得借鉴的医院安全管理体系。

1. 医院安全技术防范系统要求

《医院安全技术防范系统要求》(GB/T 31458—2015)是国家关于医疗技术安全方面的规范要求。该标准规定了医院安全技术防范系统的基本要求、防范对象及防范要求、系统技术要求和检验、验收、运行和维护要求，是医院安全防范系统设计、施工、验收及维护的基本依据。该标准适用于各行政区域内依照《医疗机构管理条例》等法规的规定，取得《医疗机构执业许可证》二级(含)以上医院的安全防范系统。其他医疗机构安全防范系统改建、扩建的应参照该标准执行。此基础规范体系可以总结为几部分内容。

（1）基本要求

基本要求中指出：医院安全技术防范系统建设应纳入医院总体建设规划，应综合设计、同步实施、独立验收。建设的程序应符合 GA/T 75 的相关规定；医院安全技术防范系统中使用的产品和设备应符合国家现行相关标准的规定，并经法定机构检验或认证合格；医院应有对安全技术防范系统中的信息进行保密的措施。

从基本要求中可以看出，此规范中所规定的内容大都是与其他规范相呼应的，几个不同的国家规范放在一起，也就规定了医院物理环境安全的主要架构。其中"医院安全技术防范系统建设应纳入医院总体建设规划"可看出，国家希望医院的物理环境安全可以做到与医院的总体规划同步，真正引起院方的重视，也体现了医院物理安全体系建立的重要性。

（2）防护对象及防护要求

这一部分规定了防护的重点部位、重点公共区域以及一些具体的防护要求，如"周界入侵报警系统设防应无盲区和死角，并 24 小时设防；防区划分应有利于报警时准确定位""在周界设置视频监控系统的，系统应具有联动功能，当周界入侵探测器发出警报信号时，监控中心图像显示装置应能立即自动切换出与报警相关的摄像机图像（晚间报警区域的灯光自动开启）"等内容。具体的防护要求也都与现行的国家标准相统一；医院重点公共区域的技术防范要求特别突出，通过附录进行了具体阐述，这与之后所提到的"医院物理安全管理体系"相适应。

（3）系统技术要求

系统技术要求也就是相对应的信息技术安全要求。随着信息化时代的进一步推进，这部分要求越来越严格，越来越成体系。其中包括电子巡查系统、停车场(库)安全管理系统、出入口控制系统、入侵报警系统、安全防范监控中心等，都是系统技术要求的具体表现。其中应包含以下具体规定：

- 安全防范管理系统的集成模式根据系统的集成要求，各类安全管理系统主要区别应符合《安全防范工程技术标准》(GB 50348—2018)的规定要求。
- 系统的应用软件应先进、成熟、稳定，能在人机交互的操作环境下运行；应使用中文图形界面；文字显示应采用简体中文格式。
- 系统发生故障，各子系统应仍能单独运行；某一子系统出现故障，不应影响其他子系统的正常工作。
- 安全管理系统由多媒体计算机及相应的应用软件构成，实现对系统的管理和监控。

（4）系统评审、检验、验收与维护、保养

此部分需要做到：安全防范系统设计方案评审、系统检验、竣工验收应依据《安全防范工程技术标准》（GB 50348—2018）和相关标准，并遵守地方法规及公安机关的管理规定；安全防范系统的维护、保养应由建设方（物业管理）和原设计施工单位或由公安机关核准取得相应资格的单位承担，并建立有效管理措施，每年定期进行维护保养，保持系统处于良好的运行状态。

2. 德国 KTQ 质量认证理念

德国 KTQ 是由德国医院协会、德国医师协会、德国护理协会、全德医学会、联邦健康保险公司、德国医疗保险公司等所有德国重要医疗保险公司共同设立的医疗机构及医师护师服务与职业标准的专业组织，旨在为医院制订最为科学合理的透明制度和质量保证。经授权，由西马医疗将此德国医院质量认证体系正式引入中国医疗领域。

其中医院绩效、生产力、质量管理以及医院护理质量各方面透明化的目标如下：

● 如何对患者透明，协助患者决定是否在此医院治疗，并在治疗前为患者提供足够信息；

● 如何对执业医师透明，使其明了患者入院接受治疗的程序；

● 如何对医院员工透明，使他们了解自己工作场所的绩效与质量管理的相关信息；

● 如何对医院本身透明，在经过成功的认证后，显见对其绩效进行的衡量；

● 评估在以下方面执行 KTQ 标准的情况：患者定位、员工定位、医院安全、信息、医院管理以及质量管理、绩效与生产率、改进的潜力，以提升内部质量管理水平。

德国 KTQ 质量认证理念给予了医院安全管理体系如下的启发：

（1）将 KTQ 的理念融入医院评审标准中

2011 版《中国三级综合医院评审标准》主要从患者安全、医疗安全、护理安全三个角度阐述了"安全"的内涵，458 条标准已经囊括了几乎所有诊疗操作过程中可能出现的安全相关因素。但是过于细致、严格的标准可能会导致医院管理工作者产生畏难情绪，并可导致在实施过程中把握不住重点。首先，KTQ 标准强调 PDCA 循环，每一类标准只提出框架概念，用十分简洁的语言概括出了医院安全管理过程中必须关注的内容；其次，KTQ 体系中对医院运营安全以及信息安全的要求提示我国医院未来发展过程中可能会遇到的难题，值得三级医院评审标准借鉴。其三，医疗行业属于高能耗、高污染行业，医院作为社会的一分子也应对周边的环境负起应尽的责任。因此 KTQ 把对环境保护的相关要求放入相关安全管理的条款中，可以有效提醒医院管理者对环境保护保持足够的关注，这对于整体环境不容乐观的我国而言值得医院评审标准借鉴。

（2）将 PDCA 理念落实到医院安全管理中

KTQ 认证体系的核心是 PDCA 循环，其认证内容可以较好地指导医院安全管理工作的落实和提高。医院可梳理日常安全管理工作中遇到的具体问题，并结合 KTQ 认证体系中的安全管理条款以及其他医院管理认证体系中的内容制订出安全管理相关制度以及执行手册（P）；对全院职工定期进行安全培训，规范其操作规程和习惯（D）；管理部门应根据已有的制度以及执行手册定期进行巡查，对可能存在的隐患及时发现和处理（C）；并将工作经验整合到执行手册中以利于医院安全工作的持续改善和提高（A）。

（3）充分利用医院信息系统

随着医院信息系统的不断完善，信息技术在医院发展中的作用愈发突出。医院信息系统能够为医院安全管理工作提供更全面有效的支持和帮助，并能开创新型医院安全管理工作模式。如，电子病历系统减少了医生的工作负荷，不良事件上报系统和医院感染上报系统能够使相关不良信息及时传达到管理部门，医院的 CCTV 系统（闭路电视监控系统）可以使保卫部门及时了解到医院各个角落的安全信息。德国 Sana 医院集团应用的信息系统保障了医疗设备和后勤设备的远程维护。管理部门的办公系统可及时对预警信息做出反应，安全手册的在线填写和反馈既能使相关部门及时地了解到安全相关信息，也使与安全相关的绩效管理工作更加方便快捷。

7.1.3　医院安全管理新体系架构及策划范围

医院安全管理新体系架构以人本主义管理为基础，除包括传统的医院安全管理范畴外，还涉及医院空间动线规划、设备仪器保养、耗材物资补充、膳食供应和信息系统安全等方面，贯穿诊疗过程、手术安全、感染管理、血液安全及用药安全等多个环节。这一新体系以及相对应的策划范围具体包括以下内容。

1. 人的安全管理

人的安全管理是新体系的核心，包括对病患和员工的人身安全保障和财产安全保障，通过加强对医疗过程中人员的有序化安全管理，为病患创造良好的就医环境，为员工营造温馨的工作氛围，杜绝人身伤害事件（自残、自伤和他伤）的发生。院内门禁系统有助于这一目标顺利实现。

2. 物的安全管理

物的安全管理包括传统医院安全管理中的消防管理（防火、防水）以及物品安全管理（防盗）。除此之外，尚包括空间动线规划、设备仪器保养、耗材物资补充、膳食供应等方面的内容，分别在以下几点里进行介绍。

（1）空间动线规划

空间规划能直接切中医院安全管理的要害。空间规划时应考虑建筑物布局的合理性、建筑材料使用的合理性（如是否使用防火、防水材料）、安全通道和火警设置的合理性、电气管道系统设置的合理性等因素。对手术室而言，还需要考虑气流循环方式、空气洁净度、压力、温度、湿度、照明和亮度等因素，特别要注意提供不间断电源和备用电源，建议采用防爆隔离式电盘。动线设计则包括各楼层之间的水平动线和垂直动线，如电梯升降垂直运输系统，人与物通道分离，员工与病患通道分离，手术区与办公区分离，清洁物与污染物通道分离等。良好的空间布局和动线设计有助于我们在实施医院安全管理时事半功倍，因此需要将安全管理的理念融入医院建筑物的设计之中。

（2）设备仪器保养

随着现代科学技术的迅猛发展，越来越多的医疗设备和仪器应用于诊疗过程中，但设备仪器有如双刃剑，稍有不慎，后果难料。对病患而言，使用侵袭性操作设备和体内植入设备时一定要核实其安全性评价报告，按照程序实行严格的无菌操作；对于起搏器这类特殊电子产品应随时检查工作状态参数，实时调整；对于需要调校标准的设备仪器，一定要定期调校，确保结果准确无误。对员工而言，要预防设备仪器使用不当造成的伤害，特别要注意放射性设备的跟踪检查，严防放射性危害的产生；对从业人员应提供良好的防护设备，定期检查，在工时安排和薪酬方面予以优先考虑。此外，尚需建立设备仪器的保养维护制度，在出现隐患前就采取措施解决，防患于未然。

（3）耗材物资补充

耗材物资管理部门应保证品质和时效。不管是医疗材料还是药品，在订购环节、入库环节一定要严把质量关，要按规定的抽查比例进行开箱抽查，确保品质；对于退库，一定要履行严格的退验手续；对于药品一定要注意效期管理，入库验收更应严格无误；库房环境应满足贮存资材的属性需求，并应按不同属性设置足够库存量，杜绝耗材物资和药品出现断货从而不能满足临床需求的现象出现，特别是急救物资和药品；对于耗材物资和药品的配送应注意时效性。

（4）膳食供应

做好食品卫生安全，在膳食配送环节把好安全质量关，预防群体性食物中毒事件的发生。

此外，对于医疗废弃物的处理和传染病房隔离病区物的管理，应有专人负责，专人核查。

3. 信息的安全管理

随着医院信息化系统的不断建立和完善，特别是近年推行电子化医院（E-Hospital）和无纸化医院（Paperless Hospital），医院信息系统（Hospital Information System，HIS）和临床信息系统（Clinical Information System，CIS）包含的资料和数据越来越全面，越来越重要。因此，信息系统的安全性管理已经摆在重要的议事日程。信息系统安全性是信息化建设的生命线，在系统构建和程序开发过程中不能以牺牲安全换取性能，同时应使用合理的备份技术，对重要信息随时备份。从病患角度出发，信息的安全管理就是要注意病患信息的保密，保护病患的隐私权；从医护人员角度出发，信息的安全管理就是要对庞大的病患诊疗信息数据库细致维护，合理利用，避免资源的流失（CIS）；从医院管理者角度出发，信息的安全管理就是确保医院运营过程中的数据在不同授权层级人员中得到充分的利用，做到决策科学化（HIS）。

4. 医疗过程的安全管理

做好医疗过程的安全管理是提高医院质量管理的重要手段，也是医院安全管理最核心的内容。早在 1999 年，WHO 就鼓励进行异常事件通报（Incident Reporting System，IRS），要求建立全国性对于重大或致死性医疗不良事件的强制通报制度，医院内部可建立自主性医疗不良事件通报制度，并在 2004 年提出了病患安全工作今后发展的六大方向：①院内感染的控制与降低；②病患团体与个人参与病患安全工作；③病患安全相关的名词定义；④推动病患安全的研究，特别是医疗不良事件发生率的调查；⑤推广提升病患安全的方法；⑥鼓励通报与从通报中学习。基于此，在进行医疗过程安全管理时应加强以下几方面的工作。

- 诊疗安全性：各种诊疗措施、特别是新开展的项目必须进行安全性评价，目前可使用的方法学为循证医学。
- 手术安全性：实行手术医师资格认证和分级准入制，手术医师必须经过统一的资格认证并经授权后方能申请开展已获授权的手术；对新开展的手术方式必须经过医院专门小组评估确认。
- 感染控制：主要指传染性疾病的申报和院内感染的管理，通过医院感染管理办公室开展日常工作。传染性疾病的申报是基本职能，手术室和各病房无菌操作区是实施感染监控的重要对象。
- 血液安全性：近年来 HIV 的医源性感染呈上升势头，保障病患和员工在诊疗过程中的血液安全性显得尤为重要，方法之一是实行有效的血液隔离，采取紧急防治措施并实施备案制度。
- 用药安全性：包括药物配送过程中如何保证药品安全性，如何加强毒、麻药品的管理，如何合理使用抗生素以避免耐药菌株出现，如何加强安全性用药指导，如何加强药物不良反应监测等问题，均与医院安全管理紧密相关。

此外，对于非医疗过程中的相关安全管理问题，如增加病房安全性设施以避免病患摔伤，诊疗传输过程中使用腕带、脚带或专用标识以确保病患一致性等，都需要在今后医院安全管理工作中加以实践。

5. 医院安全管理新体系总结

根据以上分析，可以将现阶段的医院安全管理新体系架构及策划范围用图 7-1 表示，通过实施以病患为中心，包含"人的安全管理""物的安全管理""信息的安全管理""医疗过程的安全管理"四方面的医院物理环境安全管理体系架构，可以使医院物理环境安全管理有着更好的发展。

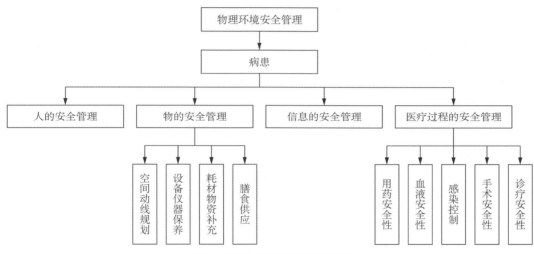

图 7-1　医院物理环境安全管理体系

医院安全管理是目前医院管理过程中的重点。按照以上构建的医院安全管理新体系，实施综合方案，将真正体现医院"以人为本"的管理理念，从源头上预防和减少不良安全事件对医院造成的影响，进而全面提升医院服务品质，提升医院核心竞争力。

7.2　JCI 认证标准

7.2.1　JCI 认证标准概述

医院质量评审作为医院质量管理和改进的有效手段，已赢得了世界各国的重视。美国是国际上最早开展医院质量评审的国家。美国医疗机构评审联合委员会（Joint Commission on Accreditation of Healthcare Organizations，JCA-HO）及其前身，近 80 年来一直致力于改善卫生服务质量，它制订并完善了一整套符合各地医疗机构实际情况的医院服务和管理标准，并通过评价医疗机构是否符合其标准来保证病患得到持续的、安全的和高质量的服务。在美国，JCA-HO 标准事实上就是国家标准。全美约 84% 的医疗机构接受 JCA-HO 评审。为了在全球范围内推广其先进的医疗行业质量管理理念，该委员会于 1998 年成立了 JCI，是目前世界上唯一的在医疗服务领域建立国际统一的标准并依据该标准对世界各地医疗机构进行评审的机构。如图 7-2 所示。到 2003 年年底，共有 13 个国家的 46 家医院通过了该项评审。

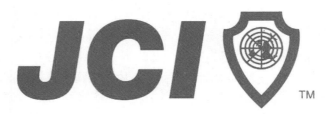

图 7-2　JCI 认证

JCI 认证以医疗质量与病患安全为核心，规范医院管理，强调尊重病患和家属的权利，并为他们提供周到、优质的服务。在目前启用的 JCI《医疗机构认证标准》第三版中共有 14 个方面，323 个标准和 1 161 个测量要素。在 JCI 的认证考核中，每一项考核都十分严格。因此，JCI 认证体系可以为医院物理环境安全管理体系提供指导。

JCI 标准是全世界公认的医疗服务标准，代表了医院服务和医院管理的最高水平，其理念是最大限度地实现可达到的标准，以病患为中心，建立相应的政策、制度和流程，以鼓励持续不断的质量改进并符合当地的文化。JCI 认证也是世界卫生组织认可的认证模式。

1. JCI 标准的理念

最大限度地实现可达到的标准，以病患为中心，建立相应的政策、制度和流程以鼓励持续不断的质量改进并符合当地的文化。JCI 标准涵盖 368 个标准，1 033 个小项，主要针对医疗、护理过程中最重要的环节，例如患者获得医疗护理服务的途径和连续性、患者健康状况的评估、医院感染的控制与预防、患者及其家属的权利以及健康教育等。同时，JCI 标准也重视公共设施及安全管理、员工资格与培训、质量改进、医院领导层的协调合作以及信息管理等。

2. JCI 标准的原则

要求医院的管理制度要建立在标准之上，医生、护士、管理者要有授权，所有员工要有岗位考核与绩效评价，要求医院的管理达到相应的水平，尤其看重医院质量的评价依据。专家评价、考核医院的重点与国内的方式有不同，对于医院的文件、台账硬件建设不作为重点，而重点是对于医院的制度建设、医疗流程、质量的持续改进和医疗安全。

3. JCI 的医院目标

为病患提供满足其健康需求的服务，协调各服务流程，以提高病患的治疗效果，最大限度地利用医疗资源。评审的核心价值是：降低风险，保证安全，医疗质量的持续改正。

7.2.2　JCI 标准对我国医院安全管理的适用性

尽管 JCI 在美国是一个全国性质的质量认证标准，但是其在我国医院管理中应用也具有一定的适用性和可行性。

（1）尽管 JCI 标准为国际统一标准，但还需考虑特定国家的国情。因此，绝大部分标准只是提供了行动的框架和方向，没有规定必须达到的质量指标，而把建立质量目标和指标的工作留给了医院，这样既调动了医院的积极性和创造性，又允许医院从实际出发，做到量力而行。医院要达到什么样的质量水准，主要取决于医院实际情况和为自身设计的目标。这种灵活性使采用该项标准的医院都可根据所在国家和当地的法律法规，结合具体工作实践，探索适合自身的发展道路。

（2）JCI 标准涵盖了可及和连贯的服务，包括病患和家属的权利、病患评估、病患医疗服务、病患及家属的教育、质量改进和病患安全、医院感染的预防和控制、医院管理、领导和指导、设施管理和安全、员工资格和教育、信息管理等 11 项职能。这些职能涉及整个医疗机构，且强调尊重病患和家属的权利并为他们提供周到、优质的服务，规范医院管理，符合市场经济条件下医院"以病患为中心"的服务理念和全面提升医院整体管理水平的要求。

（3）JCI 标准建立在持续质量改进这一根本理念基础上，并提供了质量改进的方法，即设计、测量、评估和改进的循环。医院借助这一理念和方法，设计和制订符合国情、院情和 JCI 标准的计划、制度和工作流程，并贯彻在日常工作中。且通过对医疗质量的实时监控和事前控制，持续改进服务流程，改善系统整体功能，预防错误发生，为新形势下广大医务人员自我保护和规避医疗风险提供了最大可能。

7.2.3　通过 JCI 评审提升医院安全管理水平

1. 构建和谐医患关系

合理、有效利用医疗资源。JCI 要求医院对医疗资源的合理使用进行监控，减少不必要的病患支付。医院从管理层面严格规范药品使用，包括计算机控制抗生素的合理使用申请和使用期限、开具药物医嘱的权限等，使医院药品收入比同类等级医院低 30% 左右。加强内部绩效管理，平均住院床日、患者治疗结果、药品使用等都作为科室和员工绩效评价的依据，以提高医疗质量，推广临床路径的使用和规范化治疗，从而切实降低病患的医疗费用。2006 年，住院病患平均费用比同类等级医院减少 10% 以上，与政府要求降低病患费用、减轻患者负担的目的相一致。

2. 优化就医环境

医疗环境安全是提供安全医疗服务的重要保障，它涉及空间环境、临床服务和医院应对各种突发情况的能力，医院每年一次回顾和前瞻性修订 7 个安全管理计划，包括设施安全、保卫、有害物质、流行病和灾难紧急情况、防火安全、医用仪器、公用设施，这些计划指导院方深入了解医院的各种设施并有效管理相关人员和医院设施及仪器设备，通过主动收集资料以降低风险和改善病患的就医环境。设施巡查小组每月一次对医院的建筑物和有害物质进行全面评估，及时消除任何病患就医环境中的危险因素，员工自觉履行为病患提供安全就医环境的职责和角色，为病患、家属、员工及来访者提供安全的环境，降低医疗过程中的风险，满足病患的基本需求及特殊需求，提高病患满意度。

3. 制度化管理

我国大多数医院在服务质量理念和实践方面仍停留于美国 20 世纪六七十年代的水平，偏重于回顾性的质量检查和对结果的控制。通过 JCI 标准体系，进一步把美国先进的医院管理模式与中国国情相结合，形成一整套以 JCI 标准为基础的有中国特色的医院质量管理新体系，对医院各项工作的开展起到了积极的促进作用。根据 JCI 标准要求，结合国家和地方法律法规及医院的实际情况，制订了 202 个切实可行的病患服务和管理制度，使医院的日常运作有章可循，更具科学性。

4. 建立质量管理数据库以提供决策依据

近年来，在管理领域有一种非常显著的趋势，即数据支持决策。根据质量改进和病患安全的 JCI 标准章节所要求的 18 个临床和管理监控领域，指定了 68 个持续质量监控指标，持续监控医院提供的病患服务和标准化流程在整个医院实施的一致性和稳定性。通过结构、流程和结果方面的资料收集、分析，获得了医院内部绩效基准，并与外部基准即国内和国际的加以比较，作为持续提高医院绩效的动力。并对意外事件的类型、发生的原因和根据监控所得数据的分析结果确定医院和部门质量改进重点，为医院采取实质性措施的决策提供依据。

7.2.4 针对 JCI 标注在医院安全管理中的应用的讨论

1. JCI 思维是一种全新的医院管理思想

在全球化趋势日益凸显的今天，运用 JCI 标准构建医院安全文化，培育患者安全与服务质量持续改进理念，对于当前中国医疗机构走向国际、参与国际竞争有着重大的战略意义。从我国医院管理现状来看，大多数医院院长多为来自临床一线的专家，临床专业知识与管理专业知识不成正比，且由于医院管理受院长个人因素影响较大，随着院长任期调整、新老交替而呈现出碎片化的医院管理。此外，由于过分追逐医疗技术的发展和经济利益，医院在关注医疗安全方面存在许多漏洞和脱节。在中国公立医院改革的浪潮中，要促进医院向精益管理迈进，需要不断借鉴国际医院管理先进经验，追求一流的医院管理品质，必须在现有基础上与国际先进的管理融合，构建与国际先进管理理念一脉相承的医院管理体系和质量评价标准。JCI 认证无疑是一项非常重要的战略途径，是今天中国医院提升医疗服务与管理品质最直接最有效的方式。

推行 JCI 思维并不是要求医院都要申请并通过 JCI 认证，而是在 JCI 思维的影响下，为医院质量管理找到了理论工具和方法，使医院管理者能够娴熟应用科学工具和方法管理及评价医疗质量水平。运用基于标准操作流程（SOP）的制度设计、合理的流程再造及信息化的系统控制，使医护人员的行为更高效、更规范。

2. JCI 思维必须进行中国式再创新

在 JCI 认证的推进过程中，我们发现现行的 JCI 标准只是告知了目标，却很少说明其实现的途径，由于不同医院对目标表述理解的不同，而造成了实现过程的偏差。因此，每家医院在具体实施过程中还必须根据国家政策、文化背景以及自身的实际情况来理解和再创新。其中，制订符合医院特定现状的制度和 SOP 是确保在执行过程中不偏离质量与安全核心跑道的关键。运用 JCI 标准对医院陈旧、笼统、局限的制度予以修订，引导医院综合制订、管理和维护医院的制度与流程是推行 JCI 思维的重要环节和任务。运用 JCI 思维构建医院安全文化，可依从 3 个步骤来推进：一是构建医院安全预警和应急防范系统，建立健全各类医疗管理制度和流程；二是规范医院员工行为，提高安全意识，重视对不良事件的上报和分析处理，及时提出具体可行的整改措施；三是通过主动干预，遏制或杜绝差错及事故的发生，将安全事件的事后处理转变为前馈控制。

3. 实现医院管理从"经验型"向"科学型"过渡

医疗质量持续改进是 JCI 思维最核心的内容，通过领导和计划质量改进与患者安全项目、改善临床和管理流程、收集指标资料、监控制度和流程的执行情况、对资料进行分析，实施并保持促进质量改进的项目，最终促进医院质量得以提升。值得一提的是，医院管理者在上述管理过程中，不应凭借以往经验实施管理，应充分灵活地运用多种管理工具。反映趋势变化时应学会使用图表，如柱状图、线状图、饼图等；警讯事件与临界差错运用根因分析（RCA）找出根本原因，制订对策；运用戴明循环（PDCA）和品管圈（QCC）开展质量持续改进；在制订制度和流程时，各部门应对重点难点部分进行讨论和论证，运用 SWOT 分析法、头脑风暴法、德尔菲法等收集各部门的意见和建议；在医院风险管理中，对不良事件评估应采用严重程度分级法则（SAC），间接诊疗风险采取脆弱性分析法（HVA）确定优先级别；针对高风险服务和流程使用失效模式与影响分析预防潜在风险等。只有在医院管理工作中学会用数据说话、用工具进行管理，才能不断提高医院管理的科学化、精细化水平。

4. JCI 思维旨在构建卓有成效的医院安全文化

质量与安全是 JCI 思维的核心，其最高境界是在医院构建全员认同的质量与安全文化，让质量与安全理念深入全院每一名员工的内心。但事实上，人的思想和理念改变是最难的，人的思想和行为方式的形成及转变是潜移默化的，医院安全文化建设需要在全体员工高度认可并参与的前提下进行。因此，必须努力提高制度的执行力和约束力、不断强化员工教育和培训、不断健全和完善组织制度、不断营造鼓励员工共同参与管理的文化氛围，最终实现三个转变：即使"关注患者安全"成为医院管理者和普通员工的首要职责；实现以问题为导向的医疗质量持续改进；运用科学的工具来测量和评价管理改善的程度。

7.3　医院信息化管理

7.3.1　医院信息管理概述

医院管理是一个复杂的开放式系统，有人、财、物等诸多资源要素，这些资源本身并不直接具有价值，只有经过开发和利用才具有价值，信息资源的开发就是信息化的过程，医院信息管理系统为此提供了平台。医院信息管理系是利用计算机软硬件技术、网络通信技术等现代化手段，对医院及其所属各部门的人流、物流、财流进行综合管理，对在医疗活动各阶段中产生的数据进行采集、存储、处理、提取、传输、汇总、加工生成各种信息，从而为医院的整体运行提供全面的、自动化的管理及各种服务的信息系统。

我国自行研制开发医院信息管理系统已经有 20 年历史了，早在 20 世纪 80 年代初期，北京协和医院使用 COBOL 语言，在小型机 PDP—11/24 上成功地开发出我国第一个 CID—CCD 联合的病案管理系统。随着 BIM 微机及其兼容机的出现，微软的 Ms—DOS 及 Windows 操作系统的巨大成功，计算机的软、硬件成本大大降低，带动了医院信息系统的飞速发展，出现了病案首页管理、药品库存管理、工资人事财务账目管理等单机、单任务系统。进入 20 世纪 90 年代中期，计算机网络技术迅速崛起，信息孤岛已被打破，以门诊收费管理、住院病患费用管理、财务管理等为代表的部门级信息系统诞生了，信息管理系统进入了多机、多任务时代。90 年代末至 21 世纪初，通信技术及网络技术日趋成熟，特别是高速级交换机、路由器及光纤通信的出现，影像、图片等大数据量文件传输成为可能，放射学信息系统（RIs）、医学图像存储和传输系统（PACs）、实验室信息系统（LIS）等相继问世。同时，部门窗口业务级的信息管理系统已不能满足医院的需求，一个自顶向下，涉及全院各个部门的完整一体化的信息系统成为医院信息管理系统发展的主流。

随着信息时代的发展，信息管理在医院建设过程中的作用越来越重要。因此，以信息管理为载体的医院智能化管理也成了医院物理环境安全管理中必不可少的一个组成部分。

7.3.2　医院信息安全的重要性

"信息就是财富，安全才有价值"。医院信息系统一旦投入运行，要求能每天 24 小时不间断运行，其安全问题就成为系统能否持续正常运行的关键。安全是医院信息系统的生命线，只有安全的信息才是有用的信息。我国大多数医院的信息中心已经建立防火墙、杀毒软件、人员培训、权限管理、应急管理等来维护信息安全，但依然存在诸多安全方面的隐患，所以，加强医院信息系统安全建设的工作已刻不容缓。

1. 保障正常医疗秩序的需要

医院信息系统作为医院正常运行的基本保障系统，其与医院的经营管理和各项医疗活动密切相关，涉及医疗活动的每一个环节，任何的事故或安全问题，都将会给医院的正常医疗活动造成无法估计的损失。如果信息系统突然故障或者发生意外时，且医院在应对突发事件的反应方面没有充分的准备，那么病患将通常会被滞留在就诊大厅内；如果在就诊高峰时间，且病患只进入不离开，其后果不堪设想。

2. 保障患者权益的需要

尊重和保护患者隐私，保证患者的医疗数据和信息安全是医院应尽的责任和义务。由于信息系统安全因素而导致的患者隐私泄漏或医疗资料信息丢失，不仅是对患者权益的侵害，同时也将会为医院带来难以处置的法律风险和后果。从保障患者权益的高度，认识和加强医院信息系统安全建设，是医院运行和发展的客观要求。

3. 保证医疗数据安全的需要

随着医院信息化规模的不断扩大，广大医护人员对信息系统的依赖程度日益提高，由此产生的医疗信息正以几何级递增，确保这些海量医疗数据信息的安全，已成为医院能否正常运行和保证患者安全的关键所在。存贮于医院信息系统中的海量医疗数据，不仅是患者治疗的科学依据，也是医院发展的宝贵资源，如不加以妥善保护、确保安全，必将给医院带来难以估量的损失和后果。

4. 保障财务管理安全的需要

安全、可靠的医院财务管理系统是医院运营的基础。在医院信息系统中，存储着与经营相关的所有的财务收入数据，一旦发生财务数据丢失，必然会对医院经济收入造成损失。特别是与经营活动密切相关的收费和物价系统，不允许发生任何的事故和偏差，如若发生系统瘫痪或数据丢失等安全问题，不仅会严重影响正常的医疗工作秩序，而且会造成财务管理的混乱。

7.3.3　建立医院信息安全管理体系的策略与方法

医院信息安全体系包括安全管理、安全服务和安全技术三个方面，三者互为关联，只有从整体上发挥其共同作用，才能保证医院信息系统长期处于一个较高的安全水平和稳定的安全状态，进而确保医院各项工作的顺利开展。

1. 建立健全信息安全风险评估机制

建立信息系统的安全风险评估机制，是确保医院信息系统安全、稳定运行的基础。考虑到医院在信息安全技术及人才方面相对缺乏的现状，在安全风险评估机制的建立上，可采取与专业安全服务机构建立长期合作的策略加以实现，充分利用其在安全风险评估方面的优势，结合医院管理系统信息安全的实际情况，建立起符合信息安全要求的风险评估与管理机制，不断地研究和发现信息系统存在的漏洞、缺陷以及面临的风险与威胁，并积极寻找相应的补救方法，力求做到防患于未然。

2. 加强信息安全管理机制

相关统计显示，在网络安全问题中，有 6% 是由于内部安全管理不善造成的，因此，加强内部信息安全管理首当其冲。信息安全管理贯穿安全技术和安全服务的整个过程，并对维持信息系统安全生命周期起到关键的作用。安全管理的内容非常广泛，它包括安全技术各个层次的管理，也包括对安全服务的管理，同时也包括安全策略、安全机构、人员安全管理、应用系统安全管理、操作安全管理、技术文档安全管理、灾难恢复计划等各个方面。

（1）制订医院信息安全建设规划。加强医院信息系统安全建设是一项艰巨的系统工程，不可能一蹴而就，涉及资金投入和产出的效益关系问题。因此，应该制订出医院信息安全的中长期建设规划，分清重要和次要矛盾，制订不同阶段的目标和任务，逐步加以建设和完善。

（2）建立和完善医院信息安全管理组织与制度。一是建立医院信息安全管理组织，设立专职的安全管理人员，对那些给医院信息安全带来严重隐患的行为和人员进行重点管理和监督；二是健全有关规章制度，要根据具体的实际情况，对不同类型、不同敏感度的信息，规定合适的管理制度和使用方法，禁止不良信息的传播。

（3）加强职工系统安全知识宣传、教育和培训。目前，由于职工的安全意识还相对淡薄，因而在实际工作中，还存在着进入业务系统的登录口令设置过于简单，私自访问不安全网站，下载和安装与工作无关的软件，私自接入不安全设备等问题，这些都给医院的信息系统造成了极大的安全隐患和威胁。因此，医院要下大力气做好医院职工信息系统安全知识的宣传教育和培训工作，使职工自觉遵守医院信息管理的各项规定，保证信息系统安全。

（4）严格身份认证与授权。针对信息系统用户需求，严格区分各个用户以及不同级别的用户组，采用不易破解的动态密码和选用安全的口令，对用户实行身份和操作的合法性检查。

（5）加强对计算机技术人员的政治思想和职业道德教育，不断提高其工作和生活待遇。医院信息管理部门的工作性质决定了计算机技术人员工作的无规律性和枯燥性，医院要重视和了解相关技术人员的思想动态，最大程度地满足其工作和生活方面的合理需求，不断激发和提高他们的工作热情。

3. 强化信息安全技术保障

信息安全技术是指为了保障信息的完整性、保密性、可用性和可控性而采用的技术手段、安全措施和安全产品。安全技术包括硬件技术、软件技术和集成技术三个方面。目前，大多数医院信息中心的技术力量还相对薄弱，为确保信息系统的正常运行，对于安全技术的策划、部署和实施，建议由专业安全服务厂商组织和实施，以确保安全技术发挥应有的效果。

硬件方面的信息安全技术应用主要包括：

（1）物理隔离。为防范来自互联网的病毒和黑客侵入造成的危害，在对内部信息系统和外部互联网实行物理隔离的同时，对内部局域网中的医疗网络系统和办公网络系统进行物理分割，封闭医疗网络系统中所有对外的接口，防止黑客、外部攻击，避免病毒的侵入；

（2）采用服务器磁盘镜像和双机热备技术，预防硬盘损坏等造成的损害，保证服务器的长期可靠运行；

（3）运用基于存储系统的远程数据镜像技术，建立异地镜像服务器（容灾中心），确保主数据中心因为火灾等各种原因造成瘫痪后，可由容灾中心有效地接管所有业务，继续提供网络服务；

（4）预留一定数量的备份硬件设备，保证硬件设备发生故障时，做到及时更换；

（5）使用不间断电源、建立双路供电保障、设置应急发电机，保证服务器 24 小时不间断工作，防止停电造成的数据库损坏；

（6）安装和使用安全的防静电及避雷设施，保证空调系统正常运行等。

软件方面的安全技术应用主要包括：

（1）选择符合信息安全要求的操作系统并及时更新。操作系统是信息系统运行的基础平台，也是信息安全的基础。目前，UNIX系统相对较稳定，受到的黑客攻击和病毒侵害也较少，关键服务器建议使用UNIX系统。Windows操作系统虽然存在不少安全漏洞，但服务商会不断在网上发布系统的补丁，为了保证系统的安全性，应及时下载并安装这些补丁，不断完善自己的系统。

（2）安装监控软件系统，时时监控和记录系统包括各个终端的运行情况，防止非法用户侵入系统。与此同时，强化行为管理，对网络行为、各种操作进行实时的监控，对各种行为进行分类管理，规定行为的范围和期限。

（3）安装和使用有效的防病毒软件，周期性地对系统中的程序进行检查，利用病毒防火墙对系统进行实时监控。

（4）选择和使用更为安全的数据库系统，并严格使用制度及方式。

（5）采用适宜技术与设备保证链路安全。链路层是网络协议的下层协议，针对它的攻击一般是破坏链路通信，窃取传输的数据。为了防御这些破坏和攻击，可采用链路加密机及通过加密算法对数据处理过程进行加密，并采用数字签名及认证来确保数据的安全。

（6）强化桌面系统安全管理。桌面系统包含着用户能够直接接触到的信息、资源，也是访问信息系统的一个入口。因此，对各个用户使用桌面系统要提出具体的安全要求，进行必要的安全保护。

4. 强化信息安全服务管理

安全服务是由专业的安全服务机构对信息系统用户进行安全咨询、安全评估、安全方案设计、安全审计、事件响应、定期维护、安全培训等综合服务过程。目前，在医院信息安全建设方面还存在着许多误区，一些医院片面地认为购买了防火墙、防病毒产品即可以做到系统安全。应当看到，这些安全产品所提供的服务是有限的，如果不能做到全面的检测、合理的配置和适当的优化，是不能起到应有的作用的。因此，定期请专业安全服务机构对医院信息系统的安全状况进行评估和策划，提出具体的改进措施是非常必要的。医院应当与专业的安全服务机构建立长期的合作关系，定期由安全服务机构派出专业人员，对医院的网络系统进行全面安全检测。检测的内容包括：网络设备、操作系统及应用系统是否存在安全漏洞，系统是否安装了最新的补丁，是否被黑客安装了隐蔽的后门程序等。不仅如此，安全服务机构还可根据安全需要对系统进行安全修复和加固工作，比如对系统进行升级、补漏、优化，而且当医院遇到突发的安全事件时，安全服务机构还能够提供应急响应服务。

5. 完备应急管理措施及事故处置预案

最后要根据信息安全体制和管理制度，依据本医院的条件制订和建立切实有效的应急管理措施和事故处理预案：

（1）制订可靠实用的应急方案，并对相关工作人员进行专门培训，使每个人都熟悉应急流程和应急措施，确保一旦灾难发生，将损失减至最低。应急措施中还应该包括恢复手工操作的各项物资准备，如在门诊和病房准备手工处方、申请单、领药单，在药方设置查询药价的便携电脑等。

（2）建立单机版应急系统，保证住院医嘱、门诊收费等关键联机性事务处理系统在服务器或网络发生故障时，能够及时切换到单机版软件，保障医疗工作顺利进行。此外，还应提供数据备份和恢复的方法，保障灾难发生后系统的恢复。

（3）定期进行应急演练。为检验应急方案的针对性和实用性，尽可能地减少由于安全事故造成的损失，医院定期进行应急方案的演练，查找问题，加以整改。

总之，随着医院信息化建设的不断推进，信息系统的安全问题显得日益重要。只有从安全技术、安全服务和安全管理三个方面高度重视、不断提高，才能保障医院信息系统能够全面的、长期的处于较高的安全水平，从而保障医疗和管理工作的顺利开展。

7.4 基于安全管理的医院建筑规划设计策划

医院建筑的规划、设计是所有民用建筑中最复杂的一种，它是集医学、建筑学、医疗设备工程学、预防医学、环境保护学、建筑规划学、信息科学、医院管理学为一体的多学科、多领域应用成果的统合。医院安全管理不仅包括消防、人身安全、财产安全以及突发事件的处理，还涉及医院空间动线规划等。提高医院建筑规划设计的科学性、合理性、有效性、安全性与控制医院的交叉感染已被医学专家作为衡量医院管理水平、医疗技术水平、医疗质量和医德医风的重要标志圈。保障医院安全、控制院内交叉感染，是提高医疗质量、保障医疗安全的重要手段。

7.4.1 医院总体发展规划设计是医院安全管理的基础

在规划、设计与分期改扩新建过程中，应始终坚持把感染控制工作贯穿于规划、设计和改扩新建之中，并作为医院建设的基本原则，把满足医疗、教学、科研、后勤保障工作的流程作为规划、设计与改扩新建的基本依据。在总体规划、设计与分期改扩新建中，按使用性质、使用功能，重新统合、划分医疗工作区、行政管理区、后勤服务区，分区之间留有一定间隔，用花坛、草坪、广场作隔离带。医疗工作区主要有急诊部、门诊部、住院部、医技部、生物医学实验中心、感染门诊及病房、医用垃圾、废物分类处理站、污水净化中心等。在医疗工作区，重点将感染门诊及病房与医用垃圾废物分类处理站规划在医疗区一端角，此区为重点感染监控区，并单独设置出入口，保证洁污流线分别设置，避免交叉感染（图7-3）。在总体规划、设

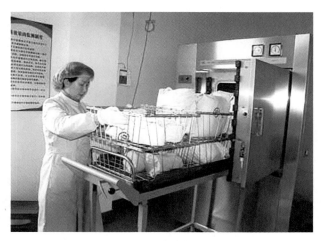

图7-3 医院消毒过程

计与分期改扩新建中，结合分区功能特点和医院安全管理与感染控制需要，增设了感染与医用垃圾废物出入口、物资供应与工作人员出入口，两个出入口选择在不同的三级道路上。医院的另两个主出入口，分别选择在一级道路和二级道路上，其作用是满足急诊患者快速进入急诊绿色通道，方便来院患者就诊及探视人员、来访人员、工作人员出入。

城市医院的规划、设计与分期改扩新建，特别是综合性医院改扩新建，必须重视功能分区的统合与划分，通过建筑总体规划、设计与分期改扩建工作相结合，完成医院功能分区。功能分区的科学性、合理性、有效性、效率性、安全性是医院减少交叉感染，并实施感染总体监控的关键，也是提高医疗质量，保障医疗安全，构建医院安全管理新体系的重要组成部分。现代化医院的功能划分，一定要在总体规划上体现，并在总体规划基础上留有一定的发展弹性空间。

7.4.2　医院单体建筑应注重以"病患为中心"的人性化设计

注重人流、物流、空气流、空间的布局及流线的组合，控制交叉感染作为设计与改扩新建的基本原则，满足医疗活动顺序及过程作为医院设计与改扩新建的依据，为病患营造安全诊治环境是医院管理中的一项重要工作。

医院应始终坚持"以病患为中心"、为员工服务为本的指导思想，实施"人性化"规划与设计，认真分析非诊疗空间的适宜性，充分考虑医院建筑环境对病患的安全性、效率性、秩序性和行为与心理，设计并营造等候空间温馨化、室内设计园林化、休闲功能复合化，并把这些设计思想落实在门诊及病房不同区域改扩新建中。充分理解并认识到，现代医院建筑已突破传统医学建筑模式，已由生物学模式向生物—心理—社会医学模式的转变。医院建筑由治疗疾病的功能建筑转化为患者与伤痛者恢复健康状态的场所，医院建筑及环境的规划与设计，不仅仅是建筑本身的意义，它已扩展到医院给公众提供的环境，以及公众对环境的认知度是医院竞争力的一个重要组成部分。

7.4.3　加强医院手术部的规划、设计

重点解决病患、医护人员、器械术前及术后的动线是关键。动线是手术部平面布局的基础，是手术部运转的动脉，也是防止交叉感染和提高手术部效率的核心。

手术部规划、设计科学性、安全性和效率性，对降低术后感染、提高医疗质量、保障医疗具有十分重要的意义。手术部的规划、设计中，动线设计是关键，即人和物的活动轨迹和方向。手术部设计必须防止交叉感染，满足医疗流程，重点解决3种动线，即病患、医护人员、手术器械的术前及术后的动线是设计关键。洁净手术部内部的走廊，是手术部重要功能区，是手术部人流、物流、气流的通道，是感染的主控对象，手术部通过对它的控制来实现洁污分流。动线决定布局，也决定手术部的管理形式。

7.4.4　控制是规划设计的关键

在改扩建中，遵循总体规划的要求，将感染区域规划在医疗工作区一端角。在感染区内限定明确的功能分区，设立互不交叉的清污流线；划分清洁区、半污染区和污染区，谨慎严格的污废处理，坚持洁污分区、医、患分流的设计原则；设立独立的感染出入口，以避免交叉感染。感染门诊应根据感染疾病的种类划分感染诊室，在设计中，消化感染诊室设立独立卫生间，污水进行独立的消毒灭菌后排入院内污水系统。呼吸疾病诊室在设计中，严格划分清洁

区、半污染区和污染区,病区气流设计为有组织的流动,清洁区气压要高于半污染区气压,半污染区气压要高于污染区气压,各区形成梯级气压分布口。虫媒感染诊室和病房门窗应设纱窗和诱虫灯。所有诊室和卫生间均设计成感应式洗手设施。为减少交叉感染,感染门诊空间构成和平面布局应简洁明了,避免病患往返迁回,减少病患在公共空间的等待。如图7-4、图7-5所示。

在医院总体规划中,一定要在医疗工作区单独规划一端角为感染门诊与病房。其基本原则是:规划、限制、隔离、切断、保护、控制,其中控制最为关键。

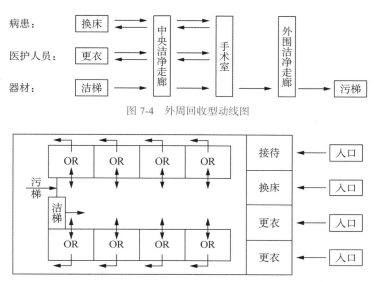

图 7-4　外周回收型动线图

图 7-5　外周回收型平面示意

第 8 章　医院物理环境安全的规划与设计

在医院物理环境安全的总体策划基础上，需要对其进行由宏观的规划到详细设计的具体工作。医院建筑的规划与设计是民用建筑中最为复杂的一种，除建筑学之外，还集成了医学、医疗设备、预防医学和医院管理等各学科的内容。

本章从物理环境安全规划设计的目标规划出发，阐述其设计的原则和对应的设计标准，并从公用系统、专用系统和消防安保系统的设计进行详细的介绍。

8.1　医院物理环境安全的目标与规划

1. 医院物理环境安全的目标

医院物理环境安全作为医院提供诊疗服务中最为基本的一环，其根本的目标是为病患提供安全和稳定的就医环境和高质量的就医体验。医院物理环境安全的目标可以进一步细化为公用系统、专用系统和消防安保系统的目标。

医院公用系统为医院的医疗服务提供基础的支撑，包含医院用水、用电、用气和信息系统四个层面。医院的专用系统为医院公用系统的补充，包含锅炉、洁净空调和应急电源几个层面。医院的消防安保系统为医院的安全运行和发生紧急状况下的应急处理提供保障。

针对不同的系统目标，其建设的目标有相对应的差异。

医院公用系统强调稳定性，需要保证各相关系统供应量以及供应安全性，该系统的瘫痪会导致整个医院的医疗服务瘫痪；

医院专用系统强调补充性，其目标更强调对医院公用系统的进一步的安全保证；

医院消防安保系统强调系统的应急性，强调医院的风险管理，即一方面需要保证医院安全的常态化，另一方面需要保证医院在发生紧急情况（如火灾）时的系统性处理方案。

2. 医院物理环境安全规划难点

医院专业规划的考虑弱于医院建设规划。一般来讲，医院的建设规划应该以提升医疗服务能力为基本目标，结合多种医疗相关学科进行设计。而由于医疗规划的时间周期少于医院物理安全建设周期，会导致医院的专业规划具有一定的滞后性。同时，由于承发包模式的影响，医院本身的功能需求话语权弱于设计方的话语权，导致医院建设与功能的不适应性。

医院建筑的复杂性太高，整体性规划可行性低。由于大部分医院已经有完整的体系，较多医院的建设是改建与扩建。那么，新建与改扩建就会产生一定的冲突。同时，新建区域与原本医院建筑的专业技术和复杂功能会产生更大的复杂性，不利于整体功能的优化，从而影响医疗环境和医疗质量。

医院建筑本身的复杂性对其整体规划也有一定的限制。医院拥有急诊、住院、医技等多种部门和科室，院内交通复杂，如人流、车流和物流等转移速度较快。这些不同的区域和功能需要相互联系和沟通，但不能够混杂，以保证医疗服务的正常提供。

3. 医院物理环境安全规划原则

医院物理环境安全的规划，需要在整体层面上对未来的设计、建设和运营提供一定的宏观指导。

　　医院按照功能进行分区。按照一定的组团方式，将门诊、急诊、外科、内科、医技等功能的建筑分为几个大区域。区域内部的各建筑有一定的联系，可以满足方便用气、用水等公用系统的中心化建设需求，减少安全管理的难度。区域与区域之间具有一定的独立性，保证不同等级的区域在紧急情况下的合理正常运行。

　　在规划初期需要对医院的车流、人流以及各类管道的流向和布置进行整体规划，方便各种流线在紧密联系的同时不互相干涉。如，上海市胸科医院按照医院外围红线为基础，逆时针布置普通车流，中心绿地逆时针布置人流，完成了人车分流的基本设计。

　　布置合理的绿化，在创造良好的物理环境的同时，也为用气、用电和用水等功能的实现提供一定的空间和缓冲。中心绿地、医院外围以及裙楼楼顶，均为较为合理和经济的绿化空间布置场所。

8.2　医院物理环境安全设计原则和依据

8.2.1　设计原则

　　（1）医院总体发展规划与设计突出科学性、合理性、有效性、效率性、安全性，规划和设计必须重视功能分区的划分。按照使用性质与功能进行合并，按照医疗功能、行政管理、后勤服务等要求划分大功能区。大分区之间可以留有一定的缓冲区，安排绿化或者管道流向。医疗功能区包含急诊、门诊、住院、医技以及感染门诊和病房等，需要将污染性较大的感染门诊、医用垃圾等规划在某一部位，设置重点管理方案，避免交叉感染等问题。

　　（2）单体建筑注重人性化设计，将以病患为中心作为规划设计的原则。注意人流、物流、气流、空间流线的组合。在满足医疗功能联系的过程中，需要防止不同流线交叉带来的问题。

　　（3）综合运用限制、隔离、保护、切断、控制等手段，保证医院电气、给排水和信息系统等公用系统、清洁空调和应急电源等专用系统以及消防安保系统的正常服务提供、应急手段以及安全保证。

8.2.2　设计依据

　　医院物理环境安全设计的规范和依据主要分三类。

　　（1）第一类是对于所有建筑都适用的综合建筑设计规范，如：

● 《民用建筑设计通则》（GB 50352）；
● 《环境空气质量标准》（GB 3095）；
● 《民用建筑隔声设计规范》（GB 50118）；
● 《智能建筑设计标准》（GB/T 50314）；
● 《建筑照明设计标准》（GB 50034）；
● 《建筑物防雷设计规范》（GB 50057）；
● 《火灾自动报警系统设计规范》（GB 50116）；
● 《公共建筑节能设计标准》（GB 50189）；
● 《工业设备及管道绝热工程设计规范》（GB 50264）；
● 《综合布线系统工程设计规范》（GB 50311）；

- 《设备及管道绝热技术通则》（GB/T 4272）；
- 《生活饮用水卫生标准》（GB 5749）；
- 《设备及管道绝热设计导则》（GB/T 8175）；等等。

（2）第二类是针对医院建筑一类的综合建筑设计规范，如：
- 《综合医院建筑设计规范》（GB 51039—2014）。

（3）第三类是针对医院的特殊功能而需要遵守的建筑、结构、水暖电等专项建筑设计规范，如：
- 《无障碍设计规范》（GB 50763）；
- 《医院洁净手术部建筑技术规范》（GB 50333）；
- 《医用放射性废弃物管理卫生防护标准》（GBZ 133）；
- 《临床核医学卫生防护标准》（GBZ 120）；
- 《医院消毒卫生标准》（GB 15982）；
- 《医疗机构水污染物排放标准》（GB 18466）；
- 《电离辐射防护与辐射源安全基本标准》（GB 18871）；
- 《疗养院建筑设计规范》（JGJ 40）；
- 《饮用净水水质标准》（CJ 94），等等。

8.2.3　医院物理环境安全设计工作管理

设计工作是医院物理环境安全体系建设的重要阶段，由于医院功能复杂、设备众多，故合理的设计需要提前对整体的安全体系进行规划与安排，并使其具有一定的可适应性，以备医院运营的可持续性发展。设计工作的优良状况直接影响着设计质量的好坏，进而对施工以及后期运营产生巨大的影响，需要重点控制。本小节重点关注业主方的设计管理。

1. 设计管理难点

我国目前的医院建设，一般是从各科室抽调骨干成立甲方办公室，采用招投标方式聘请建筑设计单位，完成规划、立项、方案设计、施工图设计等各项工作，多采用DBB方式进行组织与建设。在这样的组织模式下，设计单位主要责任包括：①前期规划与报批工作；②施工图设计以及图纸审查和消防审查；③变更设计与深化设计的审查。

一般来说，业主的筹建办公室对于医院建设没有相对应的经验，只懂医疗，不懂建筑；而设计单位相反，设计人员对医疗重点功能和学科相应的建筑需求理解不够，对医疗发展的变化了解不足，只懂建筑，不了解医疗。相较于一般的民用建筑，医疗建筑的专业性要求更高，设计界面更多，协调的工作量更大，导致管理的有效性不足，削弱了前期设计规划的合理性，导致变更较多，造成时间和金钱的浪费。

2. 规划设计管理工作要点

项目规划阶段的工作由立项阶段、可行性研究阶段和建设策划阶段的相应任务构成。

立项阶段主要完成规划选址、土地预审、环评许可、项目建议书的编制等；可行性研究阶段完成可行性研究报告的编制；建设策划阶段完成用地空间分析、建设容量分析以及环境影响评价与造价测算等工作。

本阶段的任务专业性较强，最好由不同的机构分阶段完成。业主方在此阶段主要完成整体性、主导性和广泛性的工作，以决策为主。首先按照人口密度与当地经济情况确定医院的床位数，其次根据床位数确定用地指标，最后确定医院附加功能用地指标以及未来发展用地预留指标。

3. 建筑设计管理工作要点

建筑设计阶段，设计单位主要完成审核总平面图、医疗工业设计、方案设计任务书、设计规划方案，进行各专业初步设计、施工图设计并完成相应的主管部门审批和报建工作。

相对应的，业主的工作包括：①组织论证好二级流程设计，主要科学安排科室之间的空间关系；②组织建筑师与各科室主任交流、沟通，使得各个区域面积满足要求，重点学科预留好发展空间；③确定公共区域的采光、通风、交通规划设计；④设备房的位置以及无自然采光的黑房间的功能定位等；⑤与规划、图审、消防等部门的沟通协调等。

4. 循证设计管理工作要点

循证设计指的是设备安装、家具布置以及室内路线规划、色彩搭配等专业细致的设计，是设计与运营之间的桥梁。

循证设计单位主要完成二次深化设计、三维建模等更加细节的工作。业主在此阶段需要关注细节，体现以人为本等设计原则，故需要重点关注协调沟通，收集并表达医疗服务提供过程中医务人员以及病患的生理和心理需求。

8.3　医院公用系统设计

医院的公用系统包含用水、用电、用气和基础信息系统，是医疗服务提供最基本的单元，其安全性与稳定性决定了基础医疗服务能否正常提供。

8.3.1　用水系统设计标准和要求

根据《综合医院建筑设计规范》（GB 51039—2014）及相关设计规范，医院用水安全包括给水系统、排水系统、热水、饮用水、制剂和医疗用水、污水处理和管材等多个方面。

医院给水系统同时需要符合《生活饮用水卫生标准》（GB 5749）的相关规定。

医院生活用水的给水定额见表 8-1。

表 8-1　医院给水定额

	设施	最高用水量	变化系数	单位
单个病房	公共卫生间、盥洗	100～200	2.5～2.0	升 / 床·天
	公共浴室、卫生间、盥洗	150～250	2.5～2.0	升 / 床·天
	公共浴室、病房卫生间、盥洗	200～250	2.5～2.0	升 / 床·天
	病房设浴室、卫生间、盥洗	250～400	2.0	升 / 床·天
	贵宾病房	400～600	2.0	升 / 床·天
门诊和急诊患者		10～15	2.5	升 / 人·次
医务人员		150～250	2.5～2.0	升 / 人·班
医院后勤		80～100	2.5～2.0	升 / 人·班
食堂		20～25	2.5～1.5	升 / 人·次
洗衣		60～80	1.5～1.0	升 / 千克

（注：医务人员的用水量包括手术室、中心供应等医院常规医疗用水。）

对于特殊医疗部门的供水有一定的专门要求：烧伤病房、中心（消毒）供应室等场所的供水，应根据医院工艺要求设置供水点。公共卫生间的洗手盆、小便斗、大便器等处用水点应采用非手动开关，并应采取防止污水外溅的措施。采用非手动开关的用水点应符合下列要求：

- 公共卫生间的洗手盆宜采用感应自动水龙头，小便斗宜采用自动冲洗阀，蹲式大便器宜采用脚踏式自闭冲洗阀或感应冲洗阀；
- 护士站、治疗室、洁净室和消毒供应中心、监护病房和烧伤病房等房间的洗手盆，应采用感应自动、膝动或肘动开关水龙头；
- 产房、手术刷手池、洁净无菌室、血液病房和烧伤病房等房间的洗手盆，应采用感应自动水龙头；
- 有无菌要求或防止院内感染场所的卫生器具，应按以上三条要求选择水龙头或冲洗阀。

医院排水系统指的是普通生活污水，排水系统一般应直接排入市政污水管道。但是对于特殊的具有放射性和污染性的医疗部门污水，如传染病门诊、放射性废水与牙科废水等应采用独立的排水系统或间接排放，并采取一定的特殊措施。室内卫生间排水在建筑高度超过2层且暗卫生间设置或其他情况下，排水系统可采用专用通气的立管系统；卫生间器具的排水支管长度应小于1.5米；需要注意浴缸的防止虹吸措施等。

医院热水系统的定额相较于普通生活用水有所不同，详细标准见《综合医院建筑设计规范》（GB 51039—2014）。医院热水水温按照60℃进行设计。对于热水的制备、出水温度、压力差、回水温度、热水的稳定性以及洗婴池等，均有其特殊规定。

医院饮用水可以采用直饮水、蒸汽间接加热、电开水器、桶装饮用水等方式，分别按照不同用水方式的要求系统设置。直饮水的水源需要符合国家《生活饮用水卫生标准》（GB 5749）和《饮用净水水质标准》（CJ 94）等的有关要求。

污水处理需要符合国家标准《医疗机构水污染物排放标准》（GB 18466）的相关规定。除此之外，放射性污水需要符合《电离辐射防护与辐射源安全基本标准》（GB 18871）的相关规定。

8.3.2 用电系统设计标准和要求

根据《综合医院建筑设计规范》（GB 51039—2014）及相关设计规范，电气安全包含电源、安全保护、电气设备选择、电气设备安装、安全电源、照明设计与防雷接地等几个方面。

医疗场所的电气安全防护需要进行分类且分别进行管理。

- 0类场所：不适用医疗电气设备的场所；
- 1类场所：医疗电气设备需要与患者体表体内接触的场所；
- 2类场所：医疗电气设备需要与患者重要部位（如心脏等）接触以及电源连续性要求较高的场所。

安全电源系统分类见表8-2。

医院所用电源应该根据分类以及对供电连续性要求的不同而进行设计，且主电网自动切换到安全电源系统需要重点关注。放射科、核功能科等具有大型医疗设备的科室，应该单独供电并设置隔离等手段保证用电的连续和安全。

表 8-2　安全电源系统分类

不间断（0 级）	不间断自动供电
极短时间间隔（0.15 级）	0.15 秒之内自动恢复有效供电
短时间间隔（0.5 级）	0.5 秒之内自动恢复有效供电
中等间隔（15 级）	15 秒之内自动恢复有效供电
长时间间隔（>15 级）	大于 0.15 秒之内自动恢复有效供电

8.3.3　用气系统设计标准和要求

根据《综合医院建筑设计规范》（GB 51039—2014）及相关设计规范，用气安全主要包含从集中供气站到用气点的全过程，如从气源设备，经由气体配管到医用气体终端的安全等方面。

对于气源设备的安全设计，首先需要考虑的就是医用气体的定额设计，即需要满足医院所需的气体供应量。同时，医用气体需要在定额气体量的基础上保留约 1/10 的备用气量，防止供气不足。

其次，需要考虑医用气体的安全保护系统。医用气体由于具有高压、助燃和易爆炸等性质，很容易造成安全事故，故需要从医用气体本身的性质和外部对医用气体的恶意破坏两个角度出发，对气体安全保护系统进行设计、建设和维护。

最后，考虑到不同科室的用气终端对于气体的要求，需要有一定的特殊设计，从气源设备的角度保证用气安全。

气体配管部分主要考虑选用能够经受医用气体特殊物理和化学性质以及较为耐用的管材，其次是管材铺设的位置要求（包括共设与隔离距离）以及特殊部位的防冻防静电等进行详细规划与设计。

医用气体终端是医学用气的最后一环，由于其分散的性质，导致其安全程度略逊于中心气站，即气源设备，所以更需要重点防范。终端的安全需要从不同医用气体的物理和化学性质，如压力要求、温度要求等出发，保证气体的储存和使用安全性。

8.3.4　信息系统设计标准和要求

根据《综合医院建筑设计规范》（GB 51039—2014）及相关设计规范，信息安全系统主要包含信息设施、信息化应用系统、公共安全系统、机房工程以及智能化集成系统等方面。

信息基础设施是信息安全最基本的方面，应该集中设置，并在考虑流量的基础上设置一定的预留量。同时，需要按照信息的不同安全级别，配备不同的基础信息设施的建设方案。

医院的信息系统包含信息管理系统、临床信息系统和信息维护支持系统等，与之相关的子系统包括排队系统、监护病房、视频教学系统、手术室监控系统以及医护对讲系统等。

对于信息系统的公共安全，需要同时符合《火灾自动报警系统设计规范》（GB 50116）等相关专项规定。为了保证信息系统的物理硬件安全，考虑视频监控系统、入侵报警系统、出入管理系统、电子巡查管理系统等各种手段的设置灵活性、稳定性及其详细需求。同时，医院的机房需要配备相应的安全保护措施，如配电照明、应急电源、消防系统、防雷系统以及监控等。

8.4 医院专项系统设计

8.4.1 锅炉系统设计标准和要求

医院锅炉房设计应根据批准总体规划和供热规划进行,做到远近结合,以近期为主,并宜留有扩建余地。针对医院锅炉房的改建与扩建,应取得原有工艺设备和管道的原始资料,并应合理利用原有建筑物、构筑物、设备和管道,同时应与原有生产系统、设备和管道的布置、建筑物和构筑物形式相协调。

1. 锅炉房燃料

医院锅炉房燃料的选用,应做到合理利用能源和节约能源,并与安全生产、经济效益和环境保护相协调,选用的燃料应有其产地、元素成分分析等资料和相应的燃料供应协议,并应符合下列规定:

- 选用燃油作燃料时,不宜选用重油或渣油;
- 地下、半地下、地下室和半地下室锅炉房,严禁选用液化石油气或相对密度大于或等于0.75的气体燃料;
- 燃气锅炉房的备用燃料,应根据供热系统的安全性、重要性、供气部门的保证程度和备用燃料的可能性等因素确定;
- 锅炉房设计必须采取减轻废气、废水、固体废渣和噪声对环境影响的有效措施,排出的有害物和噪声应符合国家现行有关标准规范的规定。

2. 锅炉供热介质

锅炉供热介质的选择,应符合下列要求:

- 供采暖、通风、空气调节和生活用热的锅炉房,宜采用热水作为供热介质;
- 以生产用气为主的锅炉房,应采用蒸汽作为供热介质;
- 同时供生产用汽及采暖、通风、空调和生活用热的锅炉房,经技术经济比较后,可选用蒸汽或热水作为供热介质。

3. 锅炉数量

锅炉台数和容量的确定,应符合下列要求:

- 锅炉台数和容量应按所有运行锅炉在额定蒸发量或热功率时,能满足锅炉房最大计算热负荷;
- 应保证锅炉房在较高或较低热负荷运行工况下能安全运行,并应使锅炉台数、额定蒸发量或热功率和其他运行性能均能有效地适应热负荷变化,且应考虑全年热负荷低峰期锅炉机组的运行工况;
- 锅炉房的锅炉台数不宜少于2台,但当只选用1台锅炉能满足热负荷和检修需要时,可只设置1台;
- 锅炉房的锅炉总台数,对新建锅炉房不宜超过5台;扩建和改建时,总台数不宜超过7台;非独立锅炉房,不宜超过4台;
- 锅炉房有多台锅炉时,当其中1台额定蒸发量或热功率最大的锅炉检修时,其余锅炉应能满足下列要求:①连续生产用热所需的最低热负荷;②采暖通风、空调和生活用热所需的最低热负荷。

8.4.2　空调系统设计标准和要求

医院洁净空调在设计时，需要考虑医院用房的空气洁净度要求，如表 8-3 所示。

表 8-3　医院不同区域内用房洁净度级别

级别	适用范围	空气洁净度级别
I	重症易感染病房	ISO Class5（100 级）
II	内走廊、护士站、病房、治疗室、手术处置室	ISO Class7（1 000 级）
III	体表处置室、更换洁净工作服室、敷料贮存室、药品贮存室	ISO Class8（100 000 级）
IV	一次换鞋、一次更衣、医生办公室、示教室、实验室、培育室	无级别

依据不同用房洁净程度要求的不同，洁净空调的设计需遵循如下标准和要求：

1. 病室气流组织

洁净病室要求的洁净度为 ISO Class5（100 级），其送风方式为垂直单向流或水平单向流，以水平单向流为多。采用后者送风时，送风口应在病患头部方向，回风口在病患脚后方，这样，病患的活动区可在气流的上方，空气洁净度较高。病患睡觉时要求风速较低，一般控制在 0.2 ～ 0.25 米 / 秒；病患活动时又可稍高，一般为 0.35 ～ 0.4 米 / 秒，因此要求病室的气流送风速度可调。

同时，由于单元内各用房空气洁净度要求不同，所以空调系统的安排应为多个独立的系统，一般 1 ～ 2 个病室为一个系统，辅助房间内 ISO Clas7（1 000 级）及 ISO Class8（100 000 级）各为独立的系统。也有些系统可安排洁净走廊与病室为串联系统，这样安排比较节约，即 ISO Clan5（100 级）送风至病室，再由病室侧向风口集中回风排至洁净走廊，上部送风口下送入走廊，再从洁净走廊回风口集中回风送入空调机组再处理。

2. 洁净护理单元的压力控制

整个洁净护理单元的室内静压应是一个有序的压力梯度分布。由于病室的洁净度最高，其室内空气静压也最大；而病室之外等级较低的区域，如护士站等则压力可相对低 5 ～ 8 帕，依次对再低等级的房间再降 5 帕左右，直至对室外应相差 15 帕左右。如果是串联式系统，则气流流经病室至病室外低洁净区，再回到系统，并依次建立压力梯度。

3. 洁净护理单元的排风

医院洁净区域内的浴室、卫生间均应设置排风装置，排风装置中应设置中效过滤器；排风机上应有密闭风阀，并与排风机相联锁，在排风机停运时，密闭风阀保持严密关闭状态。

4. 洁净护理单元的设施配置

每个病室内应有氧气及真空吸引供气系统、输液导轨等医疗设施，同时还应有一定的生活设施，除病床外还应有床头柜式写字台及床头灯，电视机是病室中应当配备的电器，这对缓解病患的焦虑情绪、丰富精神生活是必要的。

8.4.3 电梯系统设计标准和要求

1. 电梯设计的基本原则

在设计医院电梯的过程中,应当遵循如下原则:

流线快捷,缩短候梯。通过设置清晰合理的交通流线,减少外来人员盲目的寻找,缩短等候时间,降低交叉感染风险。

导向明确、标识清晰。医院并不是人们乐意停留的地方,拥挤的人群不但会妨碍正常的工作秩序,还会导致疾病的传播。明确的导向和短捷的路线是保障住院楼正常运行的基本要素,在电梯交通系统设计中应引起足够的重视。

空间舒适、细部周详。传统医院设计多从治病角度提出功能要求,并以此为依据进行设计。随着整体医学模式的完善,医院设计应当从以治愈疾病为中心,转移到以人的需要为中心。现代医院的电梯厅设计不但要关注于人的生理需求,还要关注于人的心理需求,并以此为设计的依据和内容,创造出与现代医学模式相适应的人性化的等候空间。

2. 电梯设计标准

在设计医院电梯的过程中,应当遵循如下设计标准与基本要求:

额定速度合理。除去医护人员专用梯以外,电梯为低速梯,一般选用 1.75 米 / 秒～ 1.00 米 / 秒,确保病患人员的舒适性;对于规模大、层数高的建筑,可按隔层停靠或按低区、高区分区运行,以求 30 秒内到停靠层。

电梯数量符合规定。二层医疗用房宜设电梯,三层及以上应设电梯,且不得少于 2 台。四层及四层以上病房楼设病床梯,且不得少于 2 台;当病房楼高度超过 24 米时,应设污物梯,并采用病床梯;少于四层的病房楼未设坡道,应设电梯;日门急诊人数近两千人以上的门诊病房楼或病房楼,宜设自动扶梯。

满足消防要求。对于高层医院建筑,每层面积小于 1 500 平方米的设置 1 台,面积大于 4 500 平方米的设置 3 台消防电梯。消防电梯前室,其面积应大于 6 平方米;当与防烟楼梯间合用前室时,其面积应大于 10 平方米;前室的进深应大于 1.5 倍轿厢深度另加走道宽度。

8.4.4 应急电源系统设计标准和要求

由于医疗场所,特别是 1、2 类医疗场所通常采用二路 10 千伏电源供电或采用一路 10 千伏电源作常用电源,另设置自备柴油发电机作备用电源。而规模较大的医疗场所除采用二路 10 千伏电源外,还会设置柴油发电机组作为第三电源(自备电源)以提高医疗场所的应急能力。因此在医院电气系统设计时,通常要考虑应急电源的设计。

1. 应急电源的分类

一般而言,通常医疗场所应急电源有三类:①切换时间不小于 0.5 秒的电源,主要应用在维持抢救室、重症监护室、手术室照明和重要的医疗设备工作。其维持时间应满足抢救、手术等所有治疗过程结束的时间(一般不少于 3 小时)。②切换时间不小于 15 秒的电源,主要应用在维持重要医疗场所照明及主要医疗设备工作、消防及中央控制系统的正常运行。其维持时间应不小于 24 小时。③切换时间大于 15 秒的电源,主要是为维持医院运行的后勤保障系统。其维持时间不小于 24 小时。

2. 应急电源的设计标准

一般而言,切换时间不小于 0.5 秒的电源可考虑采用 EPS(如:ICU、CCU、血透室)或

UPS（如：手术室、手术苏醒室、手术准备室、产房等），通常不必为医疗设备提供不间断电源UPS，但对某些采用微处理器控制的医用电气设备须用UPS。此时应根据设备供应商的技术要求配置UPS。

切换时间不小于15秒的电源优先采用城市电网的第二电源，有条件的医院应采用发电机组供电。切换时间大于15秒的电源采用城市电网第二电源即可。在现有的规范中，对医院建筑是否要配备柴油发电机组没有明确的规定，虽然二路独立10千伏电网电源可满足一级负荷的供电需要，但不能满足医院的手术部、ICU、产室及高层病房的电梯这些特别重要负荷设备的要求，设计人员应根据电源情况来确定是否设置柴油发电机。电源不满足一级负荷要求或有一级负荷中特别重要负荷时，应设置发电机组。发电机组的容量应满足医院内特别重要负荷及部分重要医疗场所设备用电。在初步设计时，取变压器装机容量的15%～20%较为合适。

8.5　医院安防与消防系统设计

8.5.1　消防系统设计标准及要求

消防系统是医院重要的防灾救灾系统，其主要系统有消火栓系统、自动喷水系统、水喷雾系统、气体灭火系统和灭火器等系统。

1. 总平面布局和平面布置

在进行总平面设计和总图防火设计时，应根据城市整体规划确定医院的位置，不应布置在火灾危险性为甲、乙类厂库房，甲、乙、丙类液体和可燃气体储罐以及可燃材料堆场附近。要根据院区内场地情况设置足够宽的消防车道，当医院建筑的沿街长度超过150米或总长度超过220米时，应在适中位置设置穿过建筑的消防车道。还应设计消防登高面和足够大的登高场地，建筑物之间还应留足够大的防火间距。每栋建筑宜设消防控制中心，医院主出入口和其他入口前应留有集散的空地及通道，满足紧急疏散时的要求。

2. 建筑防火构造

在设计医院建筑防火构造的过程中，应当遵循如下基本原则：

（1）防火墙采用耐火极限不低于3小时的墙体材料，防火墙上的门为甲级防火门。变电所设甲级防火门。紧靠防火墙两侧的门窗洞口水平距离，按规范要求设计：水平窗距不小于2米，防火墙内转角两侧的窗洞口水平距离控制在4米以上，凡不满足距离要求的窗洞则设置固定乙级防火门窗。

（2）分隔内墙均砌至结构梁底或板底，不留缝隙。

（3）通风、空调等设备用房按规范采用耐火极限不低于2小时的隔墙、1.5小时的楼板和甲级防火门与其他部位隔开。

（4）设备竖井均分类独立设置，井壁材料耐火极限大于1.00小时。井道检修门采用丙级防火门。除风道外，其余管井、电缆井等均每层用C20钢筋混凝土或防火材料封堵。

（5）钢结构玻璃幕墙在每层楼板处均有大于0.8米的实体墙裙，玻璃幕墙与每层楼板处、隔墙处的缝隙采用不燃烧材料严密填实。

（6）钢结构玻璃顶篷采用薄涂型钢结构防火涂料。钢结构耐火时间大于1.5小时。

3. 手术室消防设计

作为比较重要特殊的部位，医院手术室的防火要求比较高，《建筑设计防火规范》要求医院洁净手术室和手术部要与其他部分形成防火分隔，且墙上必须开门时应设置乙级防火门。参照《洁净手术部建筑技术规范》，洁净手术部宜划分为单独的防火分区，当与其他部位处于同一防火分区时，应采取有效的防火防烟分隔措施，并应采用耐火极限不低于2小时的隔墙与其他部位隔开。

洁净手术部的技术夹层与手术室、辅助用房等相连通的部位应采取防火防烟措施，其分隔体的耐火极限不应低于1小时。当需要设置室内消火栓时，可不在手术室内设置消火栓，但设置在手术室外的消火栓应能保证2只水枪的充实水柱同时到达手术室内任何部位；当洁净手术部不需设室内消火栓时，应设置消防软管卷盘等灭火设施。

4. 消防设施设计

医院，特别是高层医院内人员密集，一旦发生火灾带来的危险性大，宜设置漏电火灾报警系统。电气火灾隐患形成和存留时间长且不易发现，一旦引发火灾往往会造成很大损失。而漏电火灾报警系统集电气监测、分析、预警、报警及控制于一体，具有监控范围大、反应速度快、报警准确、操作灵活及安装维修方便等特点，对预防高层医院电气火灾能起到相当重要的作用。因此，高层医院应设计漏电火灾自动报警系统。

此外，医院建筑内诊室、手术室、病房、办公室、会议室和公共走道等处应设置感烟探测器，发电机房、地下车库等处应设置感温探测器。手动报警按钮主要设置在近楼梯出口处，各水流指示器及湿式报警阀动作信号均应送至火灾报警系统。火灾自动报警系统线路在每个探测器上均应设短路隔离器。

8.5.2 安防系统设计标准及要求

1. 安防系统设计原则

在设计医院安防系统的过程中，应当遵循如下基本原则：

- 系统的防护级别与被防护对象的风险等级相适应；
- 技防、物防、人防相结合，探测、迟滞、反应相协调；
- 满足防护的纵深性、均衡性、抗易损性要求；
- 满足系统的安全性、电磁兼容性要求；
- 技术先进成熟，设备可靠适用。

2. 医疗建筑电子安防系统的集成设计

安全防范系统的集成设计包括子系统的集成设计、总系统的集成设计，必要时还应考虑总系统与上一级管理系统的集成设计。

安全管理系统的集成设计有三种模式，即：集成式、组合式、分散式，不论采用何种模式，其安全管理系统的集成设计至少应满足下列要求：

- 相应的信息处理能力和控制/管理能力；相应容量的数据库；
- 通信协议和接口应符合国家现行有关标准规定；
- 系统应具有可靠性、容错性和维修性；
- 系统应能与上一级管理系统进行更高一级的集成。

视频安防监控系统、入侵报警系统、出入口控制系统等独立子系统的集成设计是指它们各自主系统对其分系统的集成。如：大型多级报警网络系统的设计，应考虑一级网络对二级网络的集成与管理，二级网络应考虑对三级网络的集成与管理等；大型视频安防监控系统的设计应考虑监控中心（主控）对各分中心（分控）的集成与管理等。

3. 机械门控系统设计要求

在进行医疗场所门控五金设计之时，应根据医疗场所的建筑平面图并结合门控五金的技术要求规范，完成门表及五金配置组的工作，此项工作对于医疗场所前期建设尤为重要。只有建立在统一的五金技术规范前提条件下，才能够满足设计标准的高品质门控五金件。各个施工单位及医疗管理方可根据门表、五金配置组等信息，对于整个项目的房间功能类型、五金使用量、安防控制管理等有统一而直观的了解。

因此，就要求具有专业资格认证的人员（如 AHC 建筑五金顾问）配合院方、施工方进行编制门表（图 8-1）和五金配置表（图 8-2）的工作。门表的编制则需要根据建筑的整体平面图（图 8-3），对所有门进行一对一的设计编号。根据门体所处位置、房间功能、是否为防火门等信息，并需要将门的具体信息（如：门宽、门高、单双扇、厚度、材质等）在门表中具体信息体现出来。通过具有唯一性的门表，可以为设计师、施工方、用户提供整个建筑物的具体门数、工程量以及根据不同区域、不同功能来进行机械五金安防方案和总钥匙系统的设计。

IR 门编号 （自定义）	设计 编号	位置 描述	门宽	门高	门厚	门材质	防火 等级	手向	单双扇	五金组	备注
B1-001	M5	办公室	1 000	2 100	50	木质		LH	双开	HW-14	
B1-004	FM11	风机房	1 800	2 100	50	钢质	乙	RHR	双开	HW-05	
B1-016	FM11	风机房	1 800	2 100	50	钢质	乙	RHR	双开	HW-05	
B1-018	FM10	楼梯间	1 500	2 100	50	钢质	甲	LHR	双开	HW-02	
B1-020	M1	通道门	800	2 100	80	木质		RH	双开	HW-03	
B1-021	M1	冷冻间	900	2 100	80	木质		RH	双开	HW-00	
B1-022	M2	总厨 办公室	900	2 100	50	木质		RH	单开	HW-14	
B1-023	FM11	通道门	1 800	2 100	50	钢质	乙	RH	双开	HW-03	
B1-024	FM11	风机房	1 800	2 100	50	钢质	乙	LH	双开	HW-05	
B1-025	FM11	通道门	1 800	2 100	12	玻璃		LHR	双开	HW-03A	
B1-026	M2	管理间	900	2 100	40	木质		LH	单开	HW-14	
B1-027	M2	管理间	900	2 100	40	木质		RH	单开	HW-14	
B1-028	M2	管理间	900	2 100	40	木质		LH	单开	HW-14	
B1-029	FM11	管理间	1 800	2 100	50	钢质	乙	RH	双开	HW-04A	
B1-030	M2	管理间	900	2 100	50	木质		RH	单开	HW-14	
B1-031	FM11	管理间	1 800	2 100	50	钢质	乙	RH	双开	HW-04A	
B1-032	M2	工程部	900	2 100	45	木质		RH	单开	HW-14	
B1-033	M1	储藏间	900	2 100	45	木质		LHR	双开	HW-04	门宽存疑
B1-034	M2	储藏间	900	2 100	45	木质		LH	单开	HW-14	
B1-035	M2	员工 餐厅	900	2 100	12	玻璃		RHR	双开	HW-04A	

图 8-1　门表编制示意图

数量	代码	说明	品牌	产品型号	饰面	单位	组数
Qty	Code	Description	Brand	Catalog Number	Finish	Unit	Total Doors for
HW-01		楼梯间（双扇、木质、防火）					39
6	H1	铰链	Ives	5BB1 4.5×4	630	片	
1	ED1	明装逃生装置（主门用）	Falcon	F-25R-L	630	套	
1	ED2	明装逃生装置（从门用）	Falcon	F-25V-EO	630	套	
2	DC3	明装闭门器	Falcon	SC81	689	套	
1	COR2	明装顺位器	Legge	COR7G	SS	个	
2	FB1	木门手动暗插销	Legge	FB358	SS	个	
1	DP1	防尘筒	Dalco	DP1	SS	个	
1	S1	门框密封条	—	他供	—	套	
HW-02		前室、通道、电梯厅（双扇、木质、防火）					51
6	H1	铰链	Ives	5BB1 4.5×4	630	片	
1	LA-1	美式通道功能锁	Schlage	M10 03B	630	套	
2	DC3	明装闭门器	Falcon	SC81	689	套	
1	COR2	明装顺位器	Legge	COR7G	SS	个	
2	FB1	木门手动暗插销	Legge	FB358	SS	个	
1	DP1	防尘筒	Dalco	DP1	SS	个	
2	DS1	门止	Dalco	DS02	SS	个	
1	S1	门框密封条	—	他供	—	套	
HW-03		过道（子母扇、木质、防火）					2
6	H1	铰链	Ives	5BB1 4.5×4	630	片	
1	LA-1	美式通道功能锁	Schlage	M10 03B	630	套	
1	DC1	明装闭门器	LCN	3133	689	套	
1	COR1	明装顺位器	Ives	COR52	630	套	
2	FB1	木门手动暗插销	Legge	FB358	SS	个	
1	DP1	防尘筒	Dalco	DP1	SS	个	
2	DS1	门止	Dalco	DS02	SS	个	
1	S1	门框密封条	—	他供	—	套	

图 8-2　五金配置表示意图

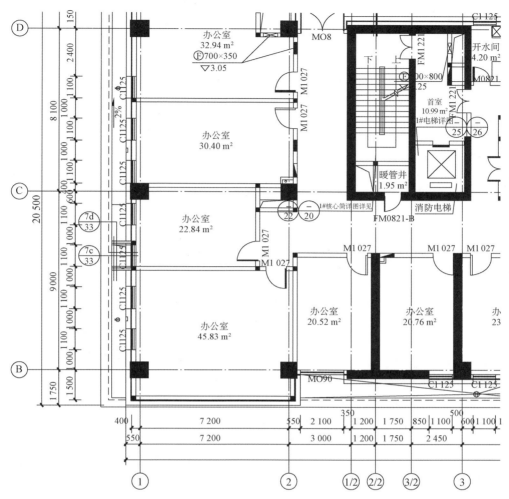

图 8-3　建筑平面图示意图

　　在完成门表整理工作后，就可以进行五金组的配置工作，根据房间功能、门体尺寸、防火等级、手向、门禁、门型及节点要求等信息，结合技术规范要求来选择相应的产品。完成五金组配置和门扇的示意图。如有门禁要求，需要提供门禁接线示意图及线缆规格要求。

　　通过示意图和五金配置表，可以直观地看到安防系统中各个门上的产品配置、规格、饰面、数量、品牌等信息，便于在安装过程中做到准确无误。在五金件现场安装之际，五金件供应商应安排专业技术人员赴现场进行安装指导、调试工作，确保门控五金件能够顺利交验。

　　项目投入使用后，在日常使用过程中，院方应安排专职后期或工程管理人员定期维护检查门控五金件的使用情况，如发现五金件无法正常工作、紧固螺丝松动、损坏等情况发生时，应在第一时间内进行维护或更换门控五金件，确保门控五金件的正常动作，从而为患者、医护人员提供安全而可靠的就诊和工作环境。

　　4. 门禁安防系统设计要求

　　作为一个大型综合体安防项目，医院安防系统前期设计十分重要，而后期的使用、维护管理是保证安防系统发挥其应有作用的根本保证。一个再先进的技防系统，也离不开人防的参与。

门禁安防系统的前期设计包括系统功能、系统容量、紧急逃生、财产安全等几个方面。

（1）系统功能

安防系统功能，除基本的门禁控制外，电梯控制、电子巡更都是在医院安防中较常见的功能。而作为一个大型综合体，需要考虑集成考勤、消费、停车场管理的一卡通应用要求。

（2）安防门禁系统容量

系统容量包含门禁服务器数据存储容量、门禁控制器数据存储容量、系统支持门禁控制器几个参数。

门禁服务器存储容量：主要由门禁服务器物理存储介物如硬盘、磁盘阵列容量、数据库系统决定，根据门禁点数量、持卡人数量大致计算出数据存储要求，建议采用 SQL SERVER 标准版或同等级的数据库系统，以确保数据存储容量、运行响应速度。

门禁控制器存储容量：门禁控制器存储容量主要包括持卡人存储数量和事件记录存储数量两个参数。根据目前主流厂家的产品技术参数，建议选用持卡人数量不少于 5 万、事件记录数量不少于 10 万的门禁控制器设备。

门禁控制器数量：门禁系统可连接门禁控制器数量，主要取决于门禁控制器与门禁服务器的连接方式，及门禁控制器之间的级联方式。采用 IP 方式的门禁控制器应用越来越广泛，理论上只要有足够的 IP 地址，门禁系统可管理门禁控制器数量没有限制。

（3）紧急逃生

通过电控锁选型、现场紧急逃生手段、系统供电设计和与消防系统联动等方面加以考虑。

电控锁选型：常用的磁力锁、电插锁，采用断电开锁工作方式，通过接收门禁控制器的开锁指令实现断电开锁。门禁控制器开锁指令由室内侧出门按钮、管理软件远程控制等方式触发，而电锁扣、机电一体化锁、逃生装置，室内侧出门为机械操作，按下锁把手或逃生装置推杆即可实现，无需要门禁控制参与。

现场紧急逃生手段：紧急情况下，要求门禁点提供现场手动切断电锁电源的功能，最常用手段为使用紧急破玻开关，击碎开关面板即可切断电锁直流供电回路，实现断电开锁。此操作无需要门禁系统支持，简单、可靠。

（4）财产安全

财产安全从某种意义上说，就是要保证门的锁闭，防止非法入侵。如使用磁力锁、电插锁、电锁扣等断电开锁的门禁点，在正常使用状态下，财产安全与人身安全并不冲突，室外侧刷卡进门，室内侧出门按钮开门。但在紧急情况下，出于人身安全考虑，电锁断电开锁，则室外侧和室内侧都可以通行，财产安全无法保障。而机电一体化锁、逃生装置，因有室内侧机械操作出门作保证，通过选用断电上锁型设备，即使在紧急情况下，室外侧可以继续处于上锁状态，保障了财产安全。

5. 视频安防监控系统设计要求

医院安防监控系统与其他行业相比，对影像采集和输出的要求较高，同时，往往还需要结合语音系统，远程实现协同工作。基于 TCP/IP 协议数字化监控系统设计，可全面解决语音、视频、数据在网络上传输的问题，将安防系统提升到了一个更高的层次。

视频监控点位设计一般应在建筑楼一层大厅各出入口、各层通道交叉口处、挂号收费处、药房、重要库房、候诊区、电梯厅、扶梯入口、护士站、各病区医患沟通室、ICU、CCU、纠纷接待室、各类会议室、电梯轿厢、医院周界及地下停车场等重要的区域布设摄像头，进行全方位、多角度的监视控制。其中各病区医患沟通室、纠纷接待室建议增加音频同步采集，用于证据保全以及院领导远程监控。

6. 电子巡更系统设计要求

电子巡更系统一般设计采用离线式巡更方式，采用非布线即由非接触射频读卡式巡更采集器、巡更点布置非接触射频读钮或卡。

根据医院建筑结构及安全防范的需要，在院内四周主通道、走廊、楼梯间、主要出入口、开放性柜台以及消防柜、生活水池等水电重要设备、设施、气井等重点部位设置巡更点。按预先编制的保安人员巡查路线进行巡查，对巡查人员的巡查行动、巡查状态进行监督、记录，提高安全防范的管理。

第 9 章　医院物理环境安全的建设实施

9.1　医院物理环境安全系统招标采购

　　招标采购工作是工程建设的重要环节，对获取优秀参建单位以及控制建设投资、工程质量、施工进度、运行费用等方面起着决定性作用。医院是一个复杂且综合性很强的机构，维持医院的正常运行需要各个部门的功能协调平衡，各个环节相互牵制，相互协作、形成一个相对稳定的内部循环系统，才能保证其为社会服务的职能。招标采购工作是医院正常运行的重要的基础环节，不同于一般的民用建筑，各类物资及其他工程建设若不通过正常有效的招标采购程序，则无法合法化；同时招标采购的效率高低也直接影响着医院的各项工作开展的进度。由于医院采购的物品多属于医疗行业特有的小众产品，无法全部放置于各级政府公共资源交易平台招标采购的范畴，依照医院所设的各个医疗专业具体要求进行小范围的、复杂的专业招标采购方式才能确保临床应用。所以，医院的物理环境建设过程中招标次数多，招标任务工作繁重，招标采购子项目众多。

　　由于业主缺乏招标采购方面的专业知识和相关经验，可能没有能力编制招标文件和组织评标，所以选择一个好的代理单位十分重要。招标代理单位需要以医院实际需求为出发点制订招标合同条款，规范招标行为和提高采购效率，为医院选择最合适的项目参与方。

9.1.1　采购招标流程

　　目前医院中主要存在设备货物类、工程类、专业服务类项目的采购，不同类型的采购，其采购招标流程存在差异。工程类的采购可参考工程项目建设的采购招标，根据医院项目的需求与特征制订，如图 9-1 所示。设备货物类与专业服务类的项目采购，公立医院有专门的流程，业务归口管理部门根据使用部门提出的采购需求制订采购计划，招标采购管理中心通过信息平台发布招标采购公告，接收供应商提交的投标文件，并在规定时间内组织专家进行评标，确定中标供应商后再按照规定与其签订合同。相关部门组织货物验收入库工作，财务处根据采购项目的预算资金安排计划和采购合同、中标通知书等审批材料，办理资金支付手续后，货物发放到使用部门。

9.1.2　采购招标内容

　　医院基建工作中的采购招标主要包括以下内容：
- 召开标前准备会，进行招标咨询及策划；
- 编制招标文件（含评标办法）及送审、备案；
- 负责发布招标信息；
- 接受投标人报名，并对其资格进行初审通过后，售予标书；
- 协助建设单位对投标人进行资格预审（如有）；
- 负责组织现场踏勘、答疑会和补充文件的发放及备案；

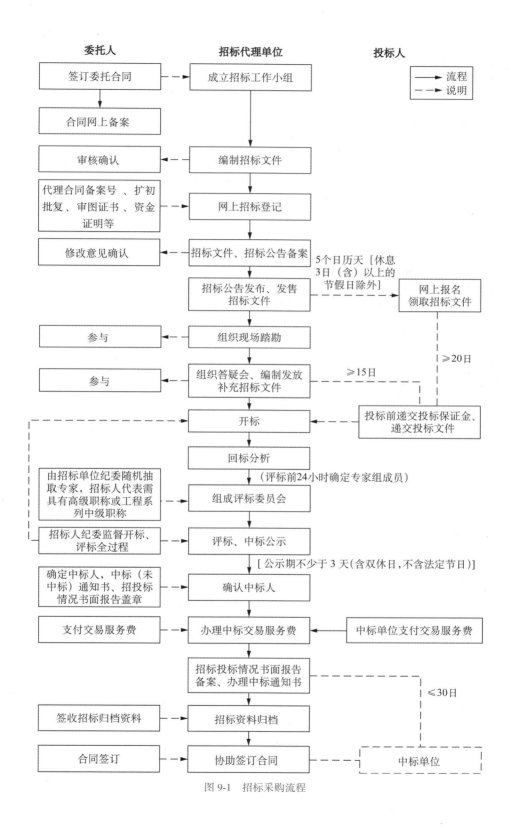

图 9-1　招标采购流程

- 组织开标会和评标会，并负责回标分析；
- 负责与招标办联络协调；
- 办理中标通知书；
- 负责招标过程文件资料归档；
- 其他相关事宜。

在医院基建过程中的不同阶段的工作内容有细微调整，总体来说都包括以上主要工作内容。如设计招标还需协助委托方办理项目报建手续；施工招标还需编制工程量清单。

医院建设项目暂估价部分中涉及的设备一般有：电梯、锅炉、空调、柴油发电机、配电箱、热泵机组、雨水收集、太阳能及机械停车等。此外，部分暂列金额中的材料由于金额较大、技术性较强，往往也组织公开招标，如电缆、PVC 地板、门窗和灯具等。另一方面，医疗设备的采购也是医院建设的重要组成部分。

医院设备采购招标之前有一套自身的审批流程，包括医院相关技术科室根据临床需要和现有设备使用情况，做出大型医疗设备购置计划申请报告；设备科在收到申购科室购置申请报告后，对申购科室及临床科室需求情况进行调研，根据财务信息对现有设备的效益情况综合分析，了解申购设备近期是否有重大改进及厂商的市场竞争能力等情况，写出可行性论证报告；设备管理委员会进行讨论，将批准后的方案交由医院上级部门审批，相关部门批复同意后则可进入医院设备的招标采购程序。严谨的设备采购还需对医疗设备进行考察，包括邀请相关生产或代理公司来医院对产品进行宣讲；分管设备的医院领导组织设备科及使用科室相关技术人员对正在使用该类型设备的其他医疗机构进行实地考察。

暂估价中的设备以及大型医疗设备如果属于政府采购目录以内的或者在限额标准以上时，需提交至上级主管部门进行集中招标采购。如果不是，则可采用委托招标代理公司招标或院内自主招标。

招标过程中，医院由招标办制订评标办法汇报院党委同意后，向主管单位及纪检部门汇报并由其从该市卫生计生委评标专家库中抽取评标专家，市卫生计生委派人对招标全过程进行监督。①评标专家组成的评标委员会对各公司投标文件密封等情况进行审查，并开标对各公司报价公开唱标；②各投标公司依照抽签次序现场对投标产品进行宣讲和现场答疑；③在各投标公司在现场的情况下，由评标专家对各公司设备从投标报价、技术标、商务标 3 个方面进行综合评价；④现场工作人员汇总各投标公司得分情况后，评标委员会主任当场公布各公司得分及名次并宣布中标候选人；⑤医院召开专门会议，对中标候选人进行讨论后当场宣布中标单位、中标设备品牌型号及中标价格。在设备合同签订过程中，医院采用相关职能科室共同审核的制度，逐级进行合同审核，以保证设备的质量和到货时间，以及售后服务与保修等。

9.1.3　采购招标的重点与特点

招标采购是贯穿于医院整个建设周期的，不同的阶段有不同的重点与特点。

在设计招标阶段的重点与特点是，每个医院建筑方案设计招标之前，都要通过与医院基建办公室沟通，根据项目立项批复文件和委托方的需求，明确拟建医院的建筑形式，确定设计任务书的内容，与招标监管沟通协商，尽可能把委托方的需求体现在招标文件中。重点要做好以下工作：

（1）明确拟建医院建筑形式。在医院建筑方案设计招标前，通过与医院基建主管部门的沟通，率先明确拟建医院建筑形式，能高效地做好招标的前期策划工作，为编制设计招标文件打下基础。

（2）确定设计任务书。医院有针对性地编写一份规范的设计任务书，明确医疗流程，科学合理地安排各部门科室，对人流、物流、信息流做出合理安排，有利于医院建筑方案设计招标。

（3）考虑国内建筑设计院的医院建筑设计能力和国内医疗建筑的技术规范和设计要求。

勘察招标阶段，勘察报告的质量关系到整个建筑地基甚至是建筑结构的安全，勘察单位的专业度和经验是勘察报告质量的保证。因此，在勘察招标时，应要求设计单位提供准确的建筑总平面及"拟建建（构）筑物性质一览表"，明确建筑技术参数，包括建筑高度、建筑结构形式、基础形式、基础埋深等，以便投标单位制订科学合理的勘察方案。重点要做好以下工作：

（1）标前策划做好文件搜集、现场踏勘、勘察布点，以及确定招标方式和对投标单位的资质要求。

（2）文件编制阶段要完成招标文件的起草，明确勘察设计服务的主要内容，联系设计单位完成勘察设计要求的编制，将招标文件报送建筑市场管理部门审查备案等工作。

（3）确定评标的要点内容。

施工监理阶段，与工程建设项目其他各类招标相比，施工监理招标的最大特点是它的标的特殊性。施工监理代表业主进行施工项目的管理，对建设工程项目提供监督、管理、协调等服务。施工监理招标最重要的内容是评标时对监理单位及其拟派的监理团队能力的选择，其次才是监理费报价，这一点明显不同于施工承包、材料设备采购等的招标。重点要做好以下工作：

（1）组织召开标前会，确定招标方式、设定监理投标资质、确定医院项目施工监理范围以及收费标准。

（2）招标文件编制时，一般在合同条款中规定施工监理的资质、相关业绩和专业能力等。

（3）评标一般采用综合评审法评价施工监理方案，对本工程特点、难点和重点的分析和相应的技术措施，测量仪器及检测设施配备与检测方法，服务承诺等，以及合同条款中规定的总监理工程师、监理人员资格（数量）及机构设置，投标人业绩与社会信誉等内容

施工阶段，在招标文件中事先预见工程管理中可能出现的各种问题，并有针对性地设定合理的招标条款、保证招标的质量是施工招标的重点，同时也为施工活动项目管理的成功打好基础。该阶段采购招标的重点工作包括：

（1）编制文件时设定合理的招标条款，划分专业分包范围，设定合同方式，以及确定评标办法。

（2）建立招标阶段投资控制管理体系，完成工程量清单和招标控制价编制。

（3）做好回标分析，招标代理事先做好充分的准备工作，对投标文件进行符合性检查和报价分析，并以书面报告形式提交评标小组供评审专家参考。

设备采购招标阶段，要重点考虑：

（1）设备的标准化水平因素。货物标准化水平的程度是确定投标人资格条件时需要重点考虑的因素，也是选择评标办法需要考虑的重要因素。标准化水平高、技术通用性和可比性强的设备，采用经评审的最低投标价法比较简便合理，反之考虑采用综合评估法。

（2）设备的技术性能。性能指标是设备的重要参数，也是招标人规定的技术要求，在相

同功能下，技术性能的区别也会带来产品的重大差异。医院建设项目中的设备招标在确定技术参数要求时，应结合医院项目的自身特点考虑，选择合理的性能指标，将有限的资金运用到实处。

（3）设备的使用成本。设备的使用成本包括运行成本、维护保养成本、维修改造成本、故障成本和废弃成本等。对于技术较为复杂的设备不仅要考虑一次性的采购成本，还要综合考虑后期的使用和运营维护成本。设备招标必须要对上述可能的使用成本做出要求，并在评标办法中得以体现。

（4）设备的节能环保指标。设备招标过程要从设计阶段即着眼于节能和环保，设备招标文件中应提出明确的节能环保指标要求，鼓励使用先进的节能、环保技术；在评标因素中应引入节能环保指标的基本条件，并适当加大节能环保指标的分值权重，引导投标人采取技术可行、经济合理和招标人可以承受的措施。

9.2 医院物理环境安全系统施工

医院应致力于为患者、家属、员工及探视者提供安全、功能齐备、支持性的设施。为实现这一目标，必须保质保量地进行医院物理设施、医疗和其他设备的施工，尤其应该降低、控制危害和风险，防范事故和伤害，保持安全的环境。本节将从公用系统施工、专项系统施工、安保和消防系统施工几方面展开。

9.2.1 公用系统施工

医院物理环境公用系统施工主要从给排水系统施工、电气系统施工、气体供应系统施工几方面展开。

1. 给排水系统施工

水泵作为医院给排水工程中输送液体以及使液体增压的机械，在选择过程中要综合考虑泵机组、泵站投资和运行费用等综合技术经济指标，使之符合经济、安全、高效的原则。水泵在施工安装的过程中应该符合以下几点：

（1）水泵就位前做好基础及地脚螺栓留孔的尺寸、位置符合确定标高、符合设计要求；设备不应有缺件、损坏和锈蚀等情况，管口保护物和堵盖应完好；盘车应灵活，无阻滞、卡住现象，应无异常声音。

（2）出厂时已装配、调试完善的部件不应随意拆卸。

（3）优先使用车辆、机械设备进行运输、装卸和就位，运输中注意对设备成品的保护。

（4）水泵安装需找平找正。水泵基础高出地面的高度应便于水泵安装，且不应小于0.1米。水泵运输到指定位置后进行设备吊运安装，准确就位于设备基础上，底座下放置垫铁，以水平尺初步找平，在地脚螺栓孔内灌注细石混凝土。待混凝土初凝后进行精平并拧紧地脚螺栓的螺母，每组垫铁以点焊固定，基础表面打毛，用水冲洗后以水泥砂浆抹平。

（5）管路安装以及水泵的隔振和降噪必须保证水流的通畅，减小噪声带来的影响。

（6）水泵在安装完成后要进行调试才能投入使用，调试运转前检查泵上油杯内盛油情况和向润滑油加注孔内注油，盘动联轴器，使水泵电动机转动灵活。水泵循环系统贯通并充满水后，在电气控制确保安全灵敏可靠的前提下，进行水泵的单机试运转。

医疗建筑给水处理设备是保证给水安全的一个重要设备，在施工过程中要注意以下几点：

（1）管道应加装受力支撑，防止控制阀受力。

（2）软水器的进水管接至生活用水管道时，进水管上需设倒流防止器。

（3）入口水压如低于 0.15 兆帕时，需采用升压措施。

（4）排污管长度应小于 6 米；管上不装阀门；出口不要高于阀体，终端开口，以免产生虹吸。

（5）除采用水力驱动多路阀的软水器外，现场需有 220 伏电源。

（6）不可使用加碘盐或加钙盐作再生剂。

建筑水加热设备在施工过程中应该注意：

（1）按设计图纸进行水加热器及热媒和冷、热水系统施工安装和连接。

（2）根据水加热器所处不同位置，按设计要求将水加热器放置在不同的基础上，并与其上面的埋件固定牢固。

（3）水加热器在热水系统安装调试完成后，在外表面做保温层。

（4）可抽换热管的水加热器安装前应抽芯检查、清扫。抽换热管的移动和起吊时，应将换热管放置在专用的支承结构上，以避免损伤换热管。

（5）安装水加热器前一般应进行压力试验。当设计有要求时，应进行气密性试验。

（6）水加热器应在不受力的状态下连接管线，避免强力装配。

（7）拧紧水加热器螺栓时，一般应按规定的顺序进行，并应涂抹适当的螺纹润滑剂。

（8）水加热器不得在超过铭牌规定的条件下运行。

（9）应经常对管、壳程介质的温度及压降进行监督，分析水加热器的泄漏和结垢情况。

（10）安全阀的泄水和超温排水，应用管道引到安全处排放。

（11）水加热器使用中应定期检验，每年进行一次外观检查，每三年至少进行一次内外部检验。

2. 电气系统施工

电缆桥架安装。桥架安装与电缆敷设是电气系统安装中的重点，他们都有一个共同点就是品种多、工作量大。

（1）钢结构的电缆支架，所有钢材应平直，无明显变形，下料后长短误差应在 5 毫米范围内。切口处应无卷边毛刺，不得用电焊切割，切口应光滑。

（2）钢支架应焊接牢固，无明显变形、扭曲。支架各横撑间的垂直径距应符合设计要求，其偏差不应大于 2 毫米；多层敷设时，其层间净距不应小于两倍的电缆直径加 50 毫米。

（3）支架应焊接牢固，横平竖直。各支架的同层横档应在同一水平面上，其高低偏差不应大于 ±5 毫米；在有坡度的建筑物上安装时，应与建筑物有相同坡度。

（4）电缆支架最上层及最下层至沟顶、挡板或沟底、地面的距离，不得小于设计时所规定的数据。

（5）桥架线槽的拐弯处以及与柜连接处必须加装支架，直线段的支架间距不应大于 2 米。

（6）埋注支架用水泥砂浆灰砂比为 1:3，运用 425 号及其以上水泥，应注灰饱满严实、不高出墙面，埋深不小于 80 毫米。

（7）支架须涂防腐底漆，油漆应均匀完整。

（8）电缆桥架水平敷设时，桥架之间的连接点应尽量设置在跨距的 1/4 左右，宜每隔 2 米左右以支架固定

（9）电缆桥架装置必须有可靠的接地，长距离的电缆桥架每隔 25 米应与大楼接地连接一

次；给桥架全长另敷设接地干线时，每段托盘、梯架应至少有一点与接地干线可靠连接。

电缆敷设安装应该遵循以下方法：

（1）在三相四线制系统中使用的电力电缆，不应采用三芯电缆另加一根单芯电缆或导线、电缆金属护套等作中性线的方式。在三相系统中，不得将三芯电缆中的一芯接地运行。

（2）三相系统中使用的单芯电缆应组成紧贴的正三角形排列（充油电缆及水底电缆可除外），并且每隔 1 米应用绑带扎牢。

（3）并联运行的电力电缆，其长度应相等。

（4）电缆铺设时，在电缆终端头附近可留有备用长度。直埋电缆尚应在全长上留少量裕度，并作波浪形敷设。

（5）电缆终端头与接头从开始剥切到制作完毕，必须连续进行、一次完成，以免受潮。剥切电缆时不得伤及芯线和绝缘。包缠绝缘时应注意清洁，防止污秽与潮气侵入绝缘层。电缆始端头、电缆接头的外壳与该处的金属护套及铠装层均应良好接地，接地线采用钢绞线，其截面不宜小于 10 平方毫米。

配电箱安装应符合以下规定：

（1）位置正确，定位牢靠，部件齐全，箱体开孔合适，切口整齐，暗式配电箱箱盖紧贴墙面，零线经汇流排连接，无绞接现象，油漆完整，箱内外清洁，箱内开关灵活，回路编号齐全，接线整齐，PE 线安装明显牢固，零线、PE 线安装汇流铜排。

（2）配电箱全部电器及其相关回路安装完毕后，用 500 伏兆欧表对线路进行绝缘测量。项目包括相线与相线之间、相线与零线之间、相线与地线之间及零线与地线之间，并做好记录作为技术资料，以备查用。

3. 气体供应系统施工

空气净化系统在安装施工过程中应注意以下几点：

（1）过滤器安装时应确保其密封性能，过滤器级别越高，密封要求也越高。

（2）高效过滤器安装前，应先检漏，合格后才能安装就位。

实验室、病理科等科室的空调、通风系统在安装施工过程中应注意以下几点：

（1）所有送、排风管及室内送、排风口均采不锈钢 SUS316 材质。

（2）所有管道穿墙处均需以硅力康填缝剂密实填塞，维持气密。

（3）天花板上方送、排风管均采用高速螺旋风管；墙壁内排风管为方型风管。

（4）与生物安全柜相连接的排风套管采用硬连接，并设置止回阀。

（5）排风机上方需设不锈钢排气罩（HOOD）加强抽风。

（6）所有送、排风管均需设置止回阀。

9.2.2 专项系统施工

医院物理环境专项系统施工主要从锅炉系统施工、洁净空调系统施工、电梯系统施工几方面展开。

1. 锅炉系统施工

锅炉在安装施工过程中应注意以下几点：

（1）锅炉及其辅机、水处理设备等的安装应符合设备制造厂的技术要求。设备基础必须待设备到货并与设计图纸核对无误后，方可施工。

（2）管道最高点放气、最低点放水。管道安装后的试压验收，按《工业金属管道工程施工及验收规范》(GB 50235—200)进行。

（3）设备安装时，应避免设备、安装材料集中堆放在楼板上。利用建筑柱、梁起吊设备时，必须事先核实梁、柱的承载能力。

（4）燃油系统必须设二级过滤器。中燃油过滤器（60目/英寸）设于日用油箱出口管段上，细燃油过滤器（140目/英寸）设于燃烧器入口管段上。

（5）对于燃气锅炉，燃气总管上应装设总关闭阀。总关闭阀设在安全和便于操作的地点，高度宜1.0米～1.2米。

（6）对于燃气锅炉，燃气管上应装设放散管、取样口和吹扫口，其位置应能满足将管道内的燃气或空气吹净的要求。

（7）电锅炉的电源应由配电室直接供给，可用电缆或金属排输送。

（8）电锅炉控制柜及系统控制柜应宜单独设置在控制室内，电锅炉房内所有用电设备都需可靠接地。

2. 洁净空调系统施工

组合式空调机组在安装施工过程中应注意以下几点：

（1）机组可安装在混凝土平台上或型钢制作的底座上。距地面的高度应能保证冷凝水通畅排出，并应设排水沟（管）、地漏，以排除冷凝水，放空空调底部存水。

（2）现场组装空调机组应注意：机组四角及底板、检修门的密封；密封材料的质量要达到要求；安装前应检查冷却段、喷淋段下部滴水盘排水坡度是否足够，排水点的水封是否可靠；应检查机组保温层厚度是否符合要求，保温材料的铺垫是否均匀，各功能段连接处是否出现冷桥，以防止外壳出现结露现象；核查机组保温材料是否符合防火要求，保温材料应是难燃或不燃材料，并应有消防主管部门的审批证明；机组安装后应检查断面的风速分布是否均匀。在冷却盘管或喷水段后面局部是否有带水现象。

洁净手术部用空调机组在安装施工过程中应注意以下几点：

（1）洁净医用空调所属净化区域内净化设备及其工程的施工和安装应当遵循《洁净室施工及验收规范》(GB 50591—2010)。

（2）净化设备抵达现场时应进行设备质量核实，对以下内容进行开箱验证：设备的净化专项制造资质；产品的合格证；设备的出厂检验合格证；订货设备型号（技术参数）与到货产品的一致性验证，技术参数及功能是否与设计参数（招标文件、投标承诺函）一致；出现偏差时应及时通知相关部门，由设计方确认并提出相应修改后方可施工；参数不满足功能、安全、节能要求时，需经技术经济论证提出全部更换、部分更换或提出其他技术经济合理、节能可行的方案。开箱验证应保持上述内容的记录。

（3）设备应由具有相应资质的设备安装公司安装。

（4）设备安装和施工的材料应当满足功能使用要求。

（5）净化空调设备应存放于较清洁、干燥的环境，并应用密闭材料包装密封。

（6）净化过滤器在使用前应做好密封保护，应在使用前且场地及净化受控区域清洁后开封。

（7）净化空调设备应在建筑内部装饰工程和净化系统工程安装完成后，并经过全面清洗擦拭干净后进行。与围护结构连接应采用曲率半径不小于30毫米、易进行清洁的圆弧过渡，并采取密封措施净化空调设备安装及与管道连接前后直至投入运行前均应封闭。

（8）机组箱板之间的连接须采用密封橡胶条压紧，以防漏风。

（9）机组安装时应及时清除机组内杂物，用压缩空气或毛刷仔细吹刷盘管翅片上的灰尘。

3. 电梯系统施工

依据《特种设备安全法》规定电梯的安装、日常维护保养必须在电梯选择供货时一同考虑，并明确了各自应承担的法律责任。客用电梯、医用电梯、货用梯的安装都要遵守以下安装程序。

（1）设备吊运及搬运。电梯设备运抵现场后，先将需要运至机房楼顶的电梯曳引机、控制屏、轿厢设备等箱子集中放置，在吊运过程中做好保护，避免损坏产品。轿厢设备需从地面移至顶层，可以利用现有的电梯直接运至顶层。设备吊装到位后，现场安装人员将对设备外观是否有损坏、锈蚀等问题进行检查。设备安放稳妥后采取有效保护措施，防止倾覆。机房门窗要锁闭，防止无关人员进入机房引起设备损坏或者被盗的严重问题。

（2）导轨堆放。电梯的导轨是保证电梯运行平稳的重要部件，导轨应存放在一楼井道门口附近，为防止导轨放置不当造成变形，首先在地面上放置三根木档，将导轨放置在木档上，二层导轨之间均用木档隔开，且各层木档在同一垂线上，使各层导轨重力全部通过木档传至地面，避免导轨受力变形。

（3）零部件堆放。电梯零部件开箱后应该全部放在现场临时仓库内，仓库设货架，按照不同的电梯编号和安装部位分别存放于货架上，防止零部件放置在地面被水浸湿锈蚀，也便于安装中查找拿取，缩短寻找时间，提高电梯安装的整体工作效率。

（4）井道放线定芯。放线定芯是电梯安装过程中的第一个步骤，也是最重要的步骤。放线定芯必须符合电梯设计、使用要求，且符合相关规定标准要求。当综合考虑施工的各个影响因素后，将定芯的各测量数据记录在放线记录表内。如放线测量结果发现井道土建尺寸偏差太大，预留孔洞位置不对等问题无法通过调整板架定位尺寸来对策时，应将结果书面通知业主，并将需要敲打修凿的地方标示清楚以便业主安排土建单位进行及时的调整。

（5）安装导轨支架。根据定芯结果，导轨支架的安装位置即可确定，按照安装图纸尺寸，把每档导轨支架的固定位置标示在井道壁上。安装图纸上已经将导轨边接板与导轨支架避开，但实际安装时仍要注意防止出现干涉，用冲击电钻在井道壁上标示的地方钻孔，其深度应符合标准的规定；如正好碰到钢筋，则可以上下少量移动些。还应尽量利用原有预埋的铁板，支架焊接在铁板上，焊接作业遵守相应标准。拿专用套筒将固定导轨支架的膨胀螺栓敲进孔内，再将导轨支架固定在井道壁上。支架安装、调整完毕后，用电焊固定，最后清除焊渣，补漆。

（6）安装导轨。先将导轨两端清洗干净，检查接头部分是否有毛刺，如有则用锉刀修光。在导轨的凹槽一端先装上连接板，在导轨支架上方安置好滑轮组，并将绞盘固定好，确定好操作人员及指挥人员和口令，保证吊装过程的安全、高效。

（7）层面安装。层面安装包括安装层面地坎和安装层门装置。安装层门首先要安装地坎，用膨胀螺栓将地坎支架固定在层门下，然后再将地坎安装在支架上，调整尺寸距门垂线25毫米，地坎水平度误差要小于千分之一。层门装置安装要先固定门框和上门头，测量门框垂直度，要求小于千分之一。反复检查无误后，用电焊将固定螺栓的平垫焊牢靠，用水泥沙浆将门框与门洞之间的缝隙填实。

（8）对重装置安装。在安装之前，需要先计算好对重框架支撑杆的长度，然后按照要求将对重框架放入井道，地下用钢管支撑住，并不断调整门锁相关尺寸保证达到相关要求。

（9）机房机械设备安装。机房机械设备包括曳引主机、控制屏、限速器、配电装置，最重要的是曳引机的安装,这些设备的安装都要符合设计、规范要求。

(10)缓冲器安装与轿厢安装。轿厢侧缓冲器的安装要保证有150毫米~400毫米的缓冲距离,轿厢安装包括轿厢框安装和主钢丝绳安装。

(11)电气设备安装。电气设备的安装可以与机械安装穿插进行,但是在安装的过程中必须注意安全。

(12)调试与试运营。电梯安装完成后,经过电梯公司检验合格后可以进行调试。先进行慢车调试,确认合格后再进行快车调试,保证所有的电气控制功能都是正常的。电梯调试完毕后,轿厢分别以空载、50%额定载荷和额定载荷三种工况,在通电持续率40%到达全行程范围,按120次/小时,每天不少于8小时,各启动、制动运行1 000次。电梯应运行平稳、制动可靠且连续运行无故障。

(13)电梯验收检验。电梯安装调试完毕后,公司专职质量检验员进行自检,对发现的问题及时下达整改通知书并督促整改,整改后再复检,确认合格后向特检中心申请监督检验。

9.2.3 消防系统施工

消防系统施工主要包括消防水泵施工、消防气压水罐施工。对于消防水泵,在安装施工过程中要注意以下几点:

(1)当水泵进水管为水平管时,选用的异径管为偏心异径管且应为管顶平接。

(2)当消防水池和消防水泵位于两个独立的基础上且相互为刚性连接时,吸水管上应加设柔性连接管。

(3)水泵与电动机的联轴器中心对准,水泵底座应找平,紧固件应紧固牢固。

消防气压水罐施工在施工过程中要注意以下几点:

(1)支架牢固。

(2)罐体垂直度和水平度符合要求。

(3)稳压泵吸水管应设置明杆闸阀,稳压泵出水管应设置消声止回阀和明杆阀。

气体灭火系统在施工过程中应注意以下几点:

(1)灭火剂输送管道应采用《输送流体用无缝钢管》(GB/T 8163)、《高压锅炉用无缝钢管》(GB 5310)规定的无缝钢管,管道内外表面应作镀锌防腐处理或符合环保要求的其他防腐方式。

(2)在易腐蚀镀锌层的环境,管道应采用不锈钢管或其他抗腐蚀材料。不锈钢管道应符合国家标准《流体输送用不锈钢无缝钢管》(CB/T 14976)的规定。

(3)输送启动气体的管道,宜采用铜管,其质量应符合现行《铜及铜合金拉制管》规定(GB/T 1527)。

(4)灭火剂输送管道的连接可采用螺纹连接、法兰连接或焊接方式。

(5)灭火剂输送管道不应设置在露天场合,不应穿越沉降缝、变形缝,当必须穿越时应采取可靠的抗沉降和变形措施。

(6)灭火剂输送管道应设固定支架固定,管道末端喷嘴处应采用支架固定,支架与喷嘴间的管道长度不应大于500毫米。

(7)管道穿过墙、楼板处应安装套管,穿墙套管的长度应和墙厚度相同,穿过楼板的套管应高出楼面50毫米。

(8)钢瓶组应牢固固定在结构楼板上,并考虑其对楼板的影响。

9.2.4 施工界面管理

医院物理环境建设工程的施工一般包括测量、结构、给排水、通风空调、电气、弱电和装饰装修等各专业，施工界面通常位于各专业的接口处。大量的协调、管理工作都集中在界面上，项目管理者必须在界面处采用系统的观点从组织、技术、经济和合同等几个方面主动地进行施工界面管理，在界面处必须设置检查验收点和控制点。

在工程项目管理的过程中，通过考虑界面的安全、环境、社会效益等因素，一方面，将项目内部各个相对独立的管理体系进行有机整合，使项目模块化后能简化管理程序，优化配置人力资源，为员工提供一个良好的工作环境，进而提高项目本身的形象；另一方面，对与项目联系的外部相关的独立的企业也进行系统的界面管理，提高以工程项目为核心的系统的社会效益。界面的全面安全管理模式，是指对项目界面安全进行全过程管理，对全部安全的管理，全方位的管理，全面的组织措施和全面的安全信息反馈与沟通。界面的全面安全管理模式的全过程管理划分为安全目标确定、安全分析、安全评价、安全控制和信息反馈五个阶段，通过信息反馈和沟通将其他四个阶段有机地结合，进行持续动态的安全管理工作。

在实际施工中，要注意对界面的管理，如穿梁的给排水、消防、风管套管的预埋应与土建结构施工单位沟通协调好现场的施工配合方式。安装过梁套管时绝对不可以割断主筋，应尽量不割断梁的腰筋，如管径较大必须割断时，必须采取可靠的加固措施。现浇楼板、柱内的电线保护管接线盒以及穿梁套管在配合土建安装完成之后，浇捣混凝土之前应采用报纸、草包等软性物填充严密，防止砂浆进入套管和接线盒引起堵塞。防止室外地下水或雨水通过防水套管进入地下室，以确保后续设备安装有良好的施工环境。因此，地下室出外墙处防水套管除采用软性物封堵外，在防水套管预制加工时，应在套管一端端口采用钢板焊接封堵，待防水套管管道安装时再开启。

在施工过程中会存在着各种界面交互的问题，需要业主、承包商、项目管理咨询单位提前考虑相关问题并制订相关的策略，保证施工过程能够顺利进行。

9.3 医院物理环境安全系统竣工验收和移交

医疗经过多个施工单位大量繁杂有序的交叉作业后，基本具备使用条件，各系统调试完毕进入试运行阶段；在进行投入使用前，需要展开一系列的验收工作。

9.3.1 竣工验收标准与流程

医院的竣工验收环节有着严格验收标准和程序。竣工验收阶段涉及的验收项目繁多，主要有水土保持设施、工程质量、环境保护、安全设施、防雷装置、消防、室内空质量、规划及电气检测等，并且有些专项验收还是其他专项验收的前置条件，验收不合格或者未经验收就投入使用，将造成无法预料的后果。因此，必须逐项验收，严格执行验收标准和程序。

国家安全验收由医院项目所在地国家安全局组织，其验收内容包括对项目的通信、监控、音响、报警等弱电系统、办公自动化系统、信息网络系统或技术防范设备、设施等进行检查。

环境保护验收由当地环保局组织，环保验收前要委托有资质的第三方（需有省级质量技术监督部门认定的计量认证证书）对建设项目现场指标进行验收监测并编制验收监测报告。针对医院建设项目，监测数据主要包括水、气、声等方面的内容。

项目所在地规划局组织规划验收，其重点核查的是建设工程规划许可证、建筑专业报审图纸数据与竣工验收报告书上的现场测量指标是否一致。

消防验收由项目所在地消防部门组织，一般分为两个阶段：第一阶段为委托有资质的第三方对建筑消防自动设施进行的检测，主要检测医院建筑的火灾自动报警系统、消防供水系统、消火栓、消防炮系统、自动喷水灭火系统、机械排烟系统、火灾应急照明和疏散指示标志系统、消防应急广播系统、防火分隔设施及漏电火灾报警系统等方面。第二阶段为当地消防部门工作人员到现场进行核查验收，现场验收主要分为两部分：首先是对相关消防设备的验收，如检测防火门、消防栓、水带、灭火器和应急灯等消防器材是否完备；另一部分则是检查现场疏散标志、疏散半径是否满足规范要求、各种管道井及开洞防火泥封堵是否密实、排烟口风力是否达标、建筑物周围是否具有满足消防车通行和转弯的消防车道、是否具有消防登高扑救场地等内容。

人防验收由当地人防质监站组织，该部门主要检查医院的人防工程是否按审查后的设计图纸施工，是否符合质监站要求。

竣工验收是对项目从质量到投资的建设工作全方位的检查，建设工程须在建设单位已取得相关部门或第三方委托机构给出医院施工质量、消防、规划、环保、城建等单项验收工作的验收合格，准许使用后才能进行。竣工验收分为预验收和正式验收，质量监督站的参与验收过程。预验收是由上级主管部门组织各有关方共同进行。正式验收是由发改委、建设主管部门，供电、供水、消防、卫生、监理、环保、质检等部门组成验收委员会，负责审查工程建设的各个环节，听取项目执行法律、法规和工程建设强制性标准的情况，审阅工程档案并实地查验建筑工程和设备安装，对工程设计、施工和设备质量等方面做出全面评价。不合格的工程不予验收；对遗留问题提出具体解决意见，限期落实完成。最后经验收委员会签署"建设工程竣工验收报告表"。

9.3.2　竣工验收移交

医院建设竣工验收后要进行移交工作，医院移交工作必须根据医院运行的特点，对重点部位进行全面核查是否符合使用功能。因为移交是为后期的运营做准备，不仅要确认细节质量的可靠性，也要确保后期使用的方便。因此，移交过程要留意各系统各设备设施的标识、操作提示等。最后是进行档案管理，注重项目资料的收集与核对，包括竣工图纸、设备设施技术资料、验收记录等，它是建设工程性能、品质和安全的综合性表述，还是结算审计的依据，更是今后维护保修的依据。移交后的使用过程中，也要要注意收集各种文字、图表、影像等资料，及时归档，确保档案的完整与真实，切忌遗失。

第四篇
运行管理篇

第 10 章　医院物理环境运行管理的组织

10.1　医院物理环境安全人员管理

目前，在医院人员管理中存在安全管理职权分散，各个科室及负责人各自为战的问题，缺乏相互协调、统一管理。为消除这些弊病，需要统一人员管理，合理划分责任，加强人员教育，以保障医院物理环境的平稳运行。

10.1.1　人员审查管理

医院要想有一个高效的运作机制，必须要相应地建立一套适合本院特点的组织体系和岗位设置，根据需求设置岗位、精简高效，做到岗位职责明确、任职条件清楚、权限使用清晰，形成一套完整的管理运作团队。这就要求员工能力要与岗位要求相匹配，从知识、专业、能力、经验、特长与兴趣等角度对员工加以审查，杜绝任人唯亲的现象。

1. 审查流程

强化人员审查管理，需设置完整的审查流程，该流程包括以下内容：

（1）进行初次审查，确保员工能够真正承担职位描述中的责任，该项审查在履行职责之前或开始履行职责时开展。医院可以设立"试用期"或其他期限，有关人员在这期间需接受密切监管和评价。无论流程如何，医院应在试用期或岗前培训期结束之前，确保对提供高风险服务或在高危环境下工作的员工在正式入职前展开详细的审查。这项对所需技能、知识和必要工作行为的审查，应由相关人员所任职的部门开展。

（2）医院需对评估的流程和频率进行规定，以持续审查员工能力。

2. 人员资质审查

资质证明指的是公认实体（如政府、行业协会）颁发的文件，说明人员专业素质已达到要求或符合资质要求，例如电气工程师证书、专业培训（实习）完成信或证书、执业许可证，或者医疗协会的注册认可等。部分资质系法律法规所要求的文件，另一部分则是医院政策所要求的文件；所有资质文件均需经过对文件颁发原始来源的查证方能有效。

为了审核资质，需要经过查证这一步骤。查证指的是从颁发证书的来源检查证书的有效性和完整性的过程，此过程可以通过查询安全的在线数据库完成，例如，在医院所在城市或国家获得执照的个人。此过程也可以通过记录与颁发来源的电话内容，或者通过发送电子邮件或传统信件询问颁发来源去完成。国外资质证书的查证可能更加复杂，在某些情况下无法完成。然而，医院应当对查证资质证书做出充分努力。充分努力的特征是通过各种方法（例如，电话、电子邮件和信件）进行了多次尝试（60 天内至少有 2 次），并且有尝试和结果的记录。下列三种情况可以替代医院执行资质证书原始来源的查证（适用于政府直接监管的医院）。

（1）政府查证流程（受关于原始来源查证的已公布政府法规支持）；政府颁发的执照或注册证等同等证件；以及特定资质的证件。如同所有第三方查证流程，重要的是确认第三方（例如，政府机构）根据政策或法规中说明的要求实施查证流程，并且查证流程符合这些标准中描述的预期。

（2）可接受已经对医务人员申请者执行原始来源查证的附属医院的证明，并从其他医院的官方调查结果报告显示：人员职业素质已完全具备，并完全遵从相关岗位的需求。

（3）资质证明已由独立第三方查证，例如指定的官方政府或非政府机构，但前提是符合以下条件（适用于所有医院）：医院决策所依据的信息部分来自指定的官方政府或非政府机构时，医院应信任这些信息的完整性、准确性和时效性。为了达到对这些信息的信任度，医院一开始就应对信息提供机构进行评估，并在之后定期做出评估。

为了保证审查结果，需要了解某些资质证书的颁发流程。例如，颁发机电工程师的机构是否根据以下任何或所有条件制订决策：教育查证、能力测试、专业协会的培训或者会员资质和会费支付。医院应记录机构使用的查证流程。如果医院对机构查证教育的流程没有直接的认识，或者医院并未有机会查证执行该流程的机构是否按要求进行查证，那么医院需要亲自查证。

医院工作人员的资质证明文件应当是动态的信息来源，需要不断审查，确保符合岗位需求。

10.1.2　人员责任划分

为了保障物理环境安全，需要落实安全生产责任制度。依据岗位特点合理分工，落实有关人员职责。

1. 医院总体安全生产职责

（1）认真执行健康、安全与环保的法规、标准，把健康、安全与环境管理纳入医院管理中。

（2）在编制生产经营计划及发展战略规划时，应有安全生产方面的内容和目标。

（3）在各项工程建设项目中，为确保安全设施及设备的安全性、完整性和可靠性，需要留足备用资金。

（4）参与对基建工程、生产维修项目、扩建、改造施工过程的安全检查。

2. 医院主要负责人的物理环境安全职责

（1）院长是医院安全生产第一负责人，对本院的安全生产工作全面负责。

（2）加强安全生产管理，负责建立并落实全员生产责任制。

（3）严格执行国家有关安全生产的法律、政策和制度，加强职工安全教育培训，接受安全培训考核。

（4）负责健全安全生产管理机构，充实安全生产专职管理人员，听取安全工作汇报，决定安全工作的开展。

（5）主持召开安全生产会议，研究解决安全生产中的重大问题。

（6）组织对重大事故的调查处理，落实事故的"四不放过"原则，执行发生重大事故上报制度。

（7）执行安全生产保证基金管理办法，落实安全保证基金的缴纳。

3. 医院安全主管职责

（1）组织制订、修订和审批安全规章制度、安全技术规程及安全技术措施计划。

（2）监督检查职能科室安全职责履行和各项安全生产规章制度的执行情况。

（3）组织职能科室对事故的调查处理，并及时向上级安全生产监管部门报告。

（4）组织安全生产大检查，落实重大生产事故隐患的整改。

（5）负责安全培训、教育和考核工作。

（6）定期召开安全生产工作会议，分析单位安全生产动态，及时解决安全工作存在的问题。

（7）按规定负责返回安保基金的使用管理。

（8）按照上述安全职责，每年制订年度安全工作计划，逐条落实在当年的具体工作中。

4. 医院各设施负责人安全职责

（1）机电工程师工作前必须检查各种防护用具、工具、仪器是否良好可靠。

（2）维修设备登高上梯时，应首先检查梯子是否安全可靠，放置角度要适当，注意防滑。

（3）如遇有雷雨、大风天气，严禁在高空线路上工作。

（4）确保医院公用设施安全可用。

（5）确保医院专项设施安全可用

（6）确保医院消防及安防安全。

10.1.3 人员绩效管理

在许多绩效管理实践中，绩效考核结果一般单纯划分为优秀、良好、称职、不称职等若干等级，缺乏科学的绩效评估体系。现在，医院仍然被国家列为事业单位，大部分医院的绩效考核仍然在沿用行政机关、事业单位工作人员年度考核制度，医院里不论什么专业、什么层次的人员，都在使用统一的考核标准，难以反映不同岗位不同人员的业绩贡献。

此外，由各部门根据管理要求制订和发行本部门的考核制度，缺乏对医院运行管理整体全面的理解，如，对病患的隐私保护、意外事件管理、有害物质的管理、医疗环境等指标可能未纳入绩效考核体系中，亟待制订一个完善的综合绩效考核体系，满足现代医院发展的需求。

1. 综合绩效考核目的

（1）加强基础质量管理，落实医院物理环境安全管理的核心制度，规范诊疗行为，优化医院环境。

（2）认真履行工作职责，全面落实医院质量与安全管理目标，使工作人员的服务意识与业务水平进一步提高，不断提高患者及医务人员满意度。

（3）切实履行各职能部门主体责任，增强为一线服务的意识，不断提高管理技能和服务水平。

2. 绩效指标设定原则

（1）坚持共性指标和个性指标相结合的原则，如，有患者满意度等共性指标，也有设备故障率、装备科的设备更新维护水平等个性指标。

（2）坚持可量化的原则。能量化的指标全部量化，对考核条款中难以量化的指标，通过具体考核细则的制订，给出相应的标准。

（3）坚持指令性指标和管理指标相结合的原则。现代医院既要完成卫生行政主管部门的指令性任务，又要完成结合医院自身发展的管理性指标。比如既包含失窃率、医疗事故率等指令性指标，亦包含信息安全平台建设等与医院发展休戚相关的管理性指标。

3. 绩效考核方法

医院绩效考核需采用月度考核的方法，行政职能科室每月严格按照考核内容对各科室进行考核，并将质量考核结果进行评价、分析、排序，对存在的质量难点问题提出合理化建议。质量控制科根据各职能科室提报的质控考核情况进行统计、汇总，并对科室考核中存在的质量难点问题组织质量与安全管理委员会进行讨论，将讨论结果上报院长办公室予以确定。质量控制科每月对各行政职能科室提报质量考核的准确性、及时性进行考核，并根据其提报质量进行排序。各科室的质控考核结果与当月绩效挂钩。

10.2 医院物理环境安全组织管理

10.2.1 组织的定义

组织是对实体（人员和/或部门）的系统化安排，以便通过开展项目等方式实现某种目的。政府部门、慈善机构、职业足球队、迪士尼公司，等等，这些都是组织，它们有三个共同的特征：明确的目的、拥有资源、精细的结构。

1. 明确的目标

每个组织都有明确的一个目标或者一组目标，它反映了组织所希望达到的状态。

2. 拥有资源

组织拥有的资源主要包括五大类：人、财、物、信息和时间。

（1）每一个组织都是由人员构成的，组织的目标需要借助人员的工作来实现。人的资源是组织最大的资源，是组织创造力的源泉。

（2）财主要是指资金。组织在其存在和发展中需要大量的资金，这些钱有一部分是归组织或股东所有的，还有相当一部分是通过各种渠道聚集起来的。有了资金，组织的各项工作才能运转起来。

（3）物的资源。组织的发展仅有资金是不够的，还需要物资的支持。组织物资的获得，通常是通过将抽象的资金资源转化为实体的物质资源实现的。

（4）信息资源。西蒙（H.A.Simon）曾提出，组织向每个成员提供了决策所需的大量信息。信息实际上是一种可以认知其意义的符号，现代社会信息传输、交换、存储的手段已经非常发达，信息量激增，它给管理带来了许多好处，同时也提出了挑战。在海量的信息中如何找到最有价值的，如何能在信息不完全的情况下进行管理决策，这是对每一个管理者的考验。

（5）时间。科学管理起源于工业革命后期企业家对效率的追求，而效率就是对时间的节约。同样的时间做更多的事、出更多的成果就是效率，从这点上看，管理学这门学科的发展源于人类对时间的珍爱和对于充分利用自己时间资源的追求。

3. 精细的结构

组织通常有精细的权责结构，这种权责结构层次清晰，每一岗位有明确的职权范围，任务有明确的承担者，组织成员间有明确的工作关系。同时，组织中的权利和责任是对等的，有多大的权利就有多大的责任，如果哪个管理者要坐享其成，却努力逃避责任风险，那么被管理者就一定会站出来反对他。

10.2.2　医院物理环境安全组织结构

1. 医院总体组织结构

医院组织结构模式的选择主要受医院任务目标、医院内外环境、技术和医院本身的特性影响，大的综合性医院与小医院的组织结构有差异，综合医院和专科医院的结构也有差异。我国医院组织的部门划分方法基本上是按照工作性质和任务划分的，就目前而言，一般分为诊疗部门、辅助诊疗部门、护理部门和行政后勤部门。诊疗部门是医院的主要业务部门，它包括病房和门诊的各临床科室，如内科、外科、妇产科、儿科等，急诊科，预防保健科通常也属于诊疗部门。辅助诊疗部门包括为临床提供技术支持的专业科室，包括药剂科、放射科、临床检验科、病理科、物理诊断科、手术室、理疗体疗科、消毒器材供应室、营养科（我国多数医院划归后勤部门管理）、功能检查及内镜室等。辅助诊疗部门以专门的技术和设备辅助临床诊疗工作的进行，是现代医院的重要组成部门。护理部门是独立完成专业工作内容的系统，虽然护理专业人员分布在诊疗和辅助诊疗部门的各岗位，但它通过各专科护士长和护理部两级管理体系，完成其专业工作任务。行政后勤部门是对医院的人、财、物进行管理的职能部门，它既包括对医疗、护理工作进行管理的业务管理机构，如医务科、护理部、门诊部等，还包括对医院整体进行管理的其他职能部门，如院长办公室、人事科、财务科、科教科、总务科、保卫科、设备科、供应科和膳食科等。归属各行政管理职能部门管辖的辅助性科室，如病案室、统计室、图书室、住院处、计算机中心等亦应归入行政后勤管理部门。一个常见的医院组织结构如图 10-1 所示。

2. 物理环境管理组织结构

一般而言，负责医院物理环境安全的部门或个人被并入医院总体组织结构中的行政后勤部门，如保卫科、设备科等。为了适应现代医院的发展需求，为患者及医护人员提供良好的物理环境，可以依照公用系统、专项系统、安防与消防系统设计医院物理环境管理组织结构，如图 10-2 所示。

10.3　医院物理环境安全管理制度

为了维护医院良好的物理环境，在实际运营过程中，还需要建立并实施规范化的管理制度，确保患者及医护人员的身心健康。

10.3.1　医院物理环境安全管理制度的制订

医院物理环境安全管理制度的主要功能是保持医院正常工作秩序，保护院内人员身心健康，杜绝或尽量减少安全事故的发生。在制订有关管理制度时，需要遵循"注意防范、自救互救、确保平安、减少损失"的原则，满足医院运行管理的实际需要。

1. 医院物理环境安全管理基本制度

（1）定期教育制度。医院每月要对职工进行有关安全方面的知识教育，教育形式应多样化；每月各部门负责人要有对下属人员进行针对性的安全教育。要对职工进行紧急突发问题处理方法、自救互救常识、设备设施使用方法的教育。

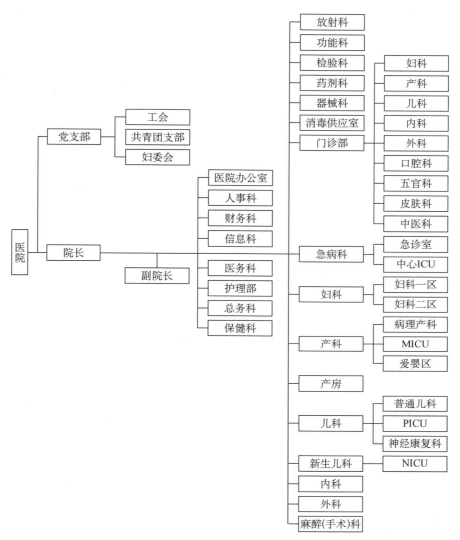

图 10-1　常规医院组织结构

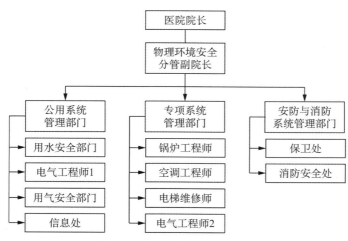

图 10-2　物理环境安全组织结构图

（2）建立重大事故报告制度。院内外职工、患者出现重大伤亡事故，一小时以内以书面形式向院方领导及相关部门报告；及时上报患者出走、失踪、恶性事件等安防事故；不得隐瞒责任事故。

（3）建立健全领导值班、职工值日制度。加强医院管理，保证医院的工作秩序正常；负责医院安全保卫的值班人员要经常和派出所保持密切联系，信息系统与公安部门联网，争取公安部门对医院安全工作的支持和帮助。

（4）医院要定期对病房进行安全检查，发现隐患及时消除；情况严重、一时难以消除的要立即封闭，并上报上级主管部门。

（5）医院要经常检查院内围墙、厕所、栏杆、扶手、门窗、楼梯以及电气、洁净空调、医用气体、锅炉、消防、基建等设施的安全情况，对有不安全因素的设施要立即予以维修和拆除，确保职工和患者治疗、生活场所和相应设施既安全又可靠。

2. 医院物理环境安全事故报告制度

为积极预防、妥善处理在院患者事故，保护患者的合法权益和生命、财产安全，根据《安全法》《医院伤害事故处理办法》和其他相关法律、行政法规及有关规定，制订安全事故报告制度。

（1）医院发生安全事故后，事故现场有关人员应当立即报告医院负责人。

（2）医院负责人接到安全事故报告以后，除按《医院安全事故处理（应急）预案》迅速采取有效措施外，应当立即如实报告行政主管部门和与事故种类相关的有关安全职能部门，不得隐瞒不报、谎报或者拖延不报。

（3）医院发生物理环境安全事故后，应当按事故的类别、性质向相关部门报告。发生火灾事故后，事故现场有关人员应当在第一时间内向消防部门报告和求援施救。事故现场有关人员在求援施救同时，应当立即报告医院负责人。发生治安事故、刑事案件等安防事故后，现场有关人员应当在第一时间内向派出所报告和求援施救。事故现场有关人员在求援施救的同时，应当立即报告医院负责人，医院负责人再向上级有关部门报告。医院发生其他事故后，事故现场有关人员应当立即报告医院负责人，由医院负责人再按层级向上级有关部门报告。

（4）安全事故报告的必要内容包括：事故发生的时间、地点、伤亡情况、事故简要经过、采取的施救措施、事故发生的初步原因、报告单位、报告人及其他应当报告的事项。

3. 医院物理环境安全事故责任追究制度

为了有效地防范重大安全事故的发生，严肃追究重大安全事故的责任，保障广大医务人员和患者生命、财产安全，应制订责任追究制度。

（1）医院负责人对火灾、盗窃等重大安全事故的防范、发生，有失职、渎职情形或者负有领导责任的，给予行政处分；构成玩忽职守罪或者其他罪的，依法追究刑事责任。

（2）医院应当每个季度至少召开一次防范重大安全事故工作会议，由医院主要负责人召集有关负责人参加，分析、布置、督促、检查本医院防范重大安全事故的工作，总结当期安全事故发生原因及处置情况。会议应当作出决定并形成纪要，会议确定的各项防范措施必须严格实施。

（3）医院按照职责分工，对本医院容易发生重大安全事故的科室、设施和场所安全事故的防范明确责任、采取措施，并组织严格检查。

（4）医院必须制订本医院安全事故应急处理预案，并将安全事故应急处理预案报有关部门备案。

4. 医院消防管理制度

为加强消防安全工作、保护公共财产、医护人员的生命及财产安全,把消防安全工作纳入医院的日常管理工作之中,制订以下消防安全制度。

(1)加强全院医护人员的防火安全教育。按《消防法》的要求,做到人人都有维护消防安全、保护消防设施、预防火灾和报告火警的义务。要做到人人都知道火警报警电话119,人人熟知消防自防自救常识和安全逃生技能。

(2)按要求配齐消防器材,保障院内的各种灭火设施的状态良好。做到定期检查、维护,保证设备完好率达到100%,并做好检查记录。

(3)住院楼、办公楼安全出口、疏散通道保持畅通,安全疏散指示标志明显、应急照明完好。

(4)病房等人员聚集场所不得用耐火等级低的材料装修。

(5)易燃、易爆的危险实验用品,做到专门存放,在室内必须有沙池、灭火器等。

(6)消防栓、防火器材等消防设施,要人人爱护,任何人不得随意移动和损坏,违者要严肃处理。

(7)加强用电安全检查,电工必须经常对院内的用电线路、器材等进行检查,如发现安全隐患,要及时进行整改、维护、确保安全。

(8)医院病房内严禁使用明火,禁止烧电炉、热得快和点燃蜡烛、蚊香,严禁吸烟,严禁私拉乱接电线。不准私自接用任何家用电器。

(9)对因无视防火安全规定而造成不良后果者,要从重处罚,直至追究法律责任。

5. 医院安防管理制度

(1)做好医院的安防工作事关医护人员和患者的切身利益,必须提高警惕,做到安全防范、人人有责。

(2)科室内的现金和贵重物品应妥善保管,数量较多的现金应存入银行,贵重物品应加锁保管。

(3)最后离开办公室的医护人员要注意关窗锁门,加强防范意识,不给不法分子留下任何可乘之机。

(4)对外来人员要提高警惕,严格执行登记制度,堵塞漏洞,消除隐患,如有疑点应及时报告管理处等有关部门。

(5)收发管理员及值勤、值班人员应认真履行职责,值班时精力集中,不擅自离岗。

除上述常规管理制度外,各科室、设备设施负责部门也应制订相应的管理制度,并在日常工作中严格履行。

10.3.2 医院物理环境安全管理制度的执行

根据制订的物理环境安全管理制度,需要在后续管理运维中加以执行,以保证制度的真正落地。管理制度执行的方式主要有运维服务、定期巡检等。

1. 建立完善的后勤维护模式

医院后勤组织人员、保卫处人员,联合安防系统供应商、设备供应商组成维护团队,集中受理、跟踪、监督各业务部门关于物理环境安全的服务申告,调查维护后结果,并定期回馈给相关业务部门。运维团队根据不同的维护级别采取不同的措施,安排不同技术层次的维护人员解决。

2. 合理分配事故处理任务

有关领导人负责分解任务、确定具体任务执行人员、分配任务（采用"从上至下"方式，确保服务任务得以及时、顺利交接，责任落实到个人）：

（1）根据具体客户服务需求，先联系与服务要求相对应的工程部主管或者外部系统供应商经理，由他们安排具体的服务工程师（服务人员）接受和完成分配的服务任务。

（2）如果联系不上相关管理者或者因故不能安排具体服务人员，则联系其上级主管经理协调、安排具体服务人员接受和完成分配的服务任务。

（3）值班人员负责协助一切资源完成服务任务。

（4）对于恶性事件，及时通知公安部门介入。

3. 进行事故处理和评价

（1）保卫处值班人员应及时电话或现场调查反馈意见，检查事故处理结果和效果；

（2）如果报告人对事故结果和效果不满意，则有权、有责任通过相应部门负责人要求服务人员立即纠正、改进，或直接提请其上级部门负责人直至主管领导协调解决、处理；

（3）应尽量做到一次性纠正，若出现整改仍不符合要求的情况，首先予以记录，同时向其上级部门经理要求协调解决、处理；纠正不符合的记录可纳入人员绩效考评。

4. 建立定期安防巡检

由保卫处联合各系统负责人，对系统及设备进行定期巡检，并且将巡检内容记录在案。巡检测试内容可根据系统具体情况进行定制。以安防系统为例，表 10-1 列出典型安防系统的测试项。

表 10-1　安防系统功能测试项

功能测试项	实现情况
一、安防集成平台	
1. 地图基础是否具备	
2. 界面是否友好直观	
3. 实时视频监控调阅功能是否正常	
4. 录像监控资源调阅功能是否正常	
5. 对已有监控视频的实时流和录像流的调阅是否正常	
6. 地图上是否标有摄像机图标（包括新老图像）	
7. 地图上是否标有门禁图标	
8. 地图上是否标有探测器图标	
9. 门禁控制功能是否正常	
10. 视频监控与报警系统联动功能	
11. 门禁与视频监控功能联动	
12. 电子围栏与视频监控功能联动	

功能测试项	实现情况
二、视频监控系统	
1. 所有点位图像是否可完整呈现	
2. 电视墙上可否正常工作	
3. 24 小时全天候录像是否可完成	
4. 实时图像显示清晰度是否达到摄像机本身参数值	
5. 录像同放质量是否达到 25 帧／秒，摄像机最大分辨率	
6. 字符叠加功能是否符合标准要求	
7. 键盘对图像的切换是否正常	
三、车辆管理系统	
1. IC 卡是否能在读卡器上正常刷卡	
2. 车辆道闸是否能正常启闭	
3. 车辆管理系统是否能对经过的车辆进行车牌号码识别	
四、门禁管理系统	
1. 应用平台是否能正常控制前端门的开启与关闭	
2. 系统是否能正常识别人脸	
3. 前端是否能正常读卡	
4. 前端是否能通过读卡器正常开门	
5. 前端是否能通过出门按钮正常开门	
五、报警系统	
前端探测器是否能正常触发报警信号	

第 11 章 医院物理环境安全运行管理实施

11.1 公用系统运行管理的实施

11.1.1 用水系统运行管理

医院是一个综合型医用工程，由于其功能和流程的复杂性，其用水量远远大于其他一般综合性公共建筑的用水量。医院的给排水系统直接影响医院各项工作的顺利进行。目前，多数医院的给排水系统中都有自动喷水灭火系统的设置，一旦医院发生火灾就会自动喷水灭火，有些医院的给排水系统还与通风管道、排水管道等相结合。医院的用水形式多样，渠道繁多，尤其对安全与卫生的要求很高；且其废水等排放量也很大，所以需要建立完善的给排水系统保障医院各项工作的运行。在用水方面主要是自来水、饮用水及医药用水等，对于水温、水质的要求较高，有些科室需要冷热混合水，有些需要蒸馏水，有些需要与化学物质相结合，且有较多的供水渠道和系统；在排水方面主要是各种饮用水的排放、医药用水的排放以及其他废弃液体的排放，医院建筑的排放水中不可避免地会含有一些化学物质，这就对后期的排水系统以及废弃水源的处理提出了更高的要求。因此，必须加强医院用水系统的管理，规范医院用水卫生质量。

1. 医院用水水质管理

因为医院用水对于水质的要求较高，所以在用水方面要做好充分的净化工作，在排水设备中设置专门的杀菌设备，保证其安全和卫生。除此之外，还要定期对管道、容器等进行维护和杀毒。医院的各个科室之间的水质要求不同，所以需要采用不同的供水管道，分开管理。比如制剂室的蒸馏水，可以设置专门的蒸馏水供应系统。还要设置专门的水质监测系统，随时关注水质状况；尽量发挥节能设备的作用，达到环保节能的效果。

2. 医院给排水的硬件设备管理

医院有些部门存在病毒传染的风险，所以为了避免病毒细菌的传染，可以采用脚动式或者肘动式的开关设计；另外，在防滑、防潮、防腐蚀等方面的设计也需要注意，应保证病患的安全；有些科室需要冷热混合水，可以通过红外线感应电磁阀的形式来进行控制。

3. 医院供水管道和排水管道管理

供水管道是给排水系统中最基本的设备，无论是在数量还是在质量方面的要求都很高。在排水系统中尽量减少开水炉的使用，这样可以避免泄露以及腐蚀、灼伤等问题的出现。医院的供水管道的美观性也很重要，要尽量避免管道暴露，保障安全性对供水和排水管道进行合理设计，在实现功能的基础上进一步完善，避免出现管线错乱等情况；还要对高层排水管道进行优化处理，减少给排水管道运行的风险。排水管道要着重注意防腐蚀性，因为医院的废弃水中包含一些化学物质，例如，口腔科和化验室工作中产生的一些重金属废水要先进行化学沉淀或者离子交换处理才能排放。

4. 医院给排水系统环保管理

任何建筑用水都需要满足的条件就是环保可持续，医院用水量很大，存在一些浪费的现象，需要本着节约用水、绿色环保的原则设计相关设备及用水形式。针对医院建筑的给水系统、排水系统以及热水循环系统等进行适当的节水规划，从而提高医院水源的利用效率，以最大化地实现节约水资源的目标，不仅达到满足病患需求的目标，还能实现高效利用和环保卫生的效益。

11.1.2 电气系统运行管理

现代化综合性医院的医疗建筑布局、用电可靠、电源质量及舒适环境等越来越受到医院决策层、普通医护工作人员和就诊病患的关注。电气工程是建筑工程中的重要组成部分，除了要保证将来医院用电的可靠性，特别要控制好大量医疗设备的电源质量。电气安全是指变、配电系统、动力照明系统的供电、用电安全，包括设备和人身安全。要保证医院电气运行的安全性和可靠性，应该要着关注以下几个方面：

（1）双电源供电。在向医院手术室、ICU（危重症病房）、放射线、电诊等一级负荷供电时，应从2台不同的变压器引接2条电源电缆至双电源切换箱，再配电至这些重要负荷。而这2台变压器还应采用双电源供电，这样才能避免供电系统及医院内电气系统的非计划停电导致对正在手术或治疗中的患者造成伤害乃至危及生命。

（2）做好局部等电位联结。应在医院各房间内设置等电位联结箱，保证把各种金属部件都做好连接，以保证把接触电压限制在安全范围内。另外，特别值得注意的是，诸如手术室等IT系统的局部等电位，要做到不与任何TN系统内的PE线（设备保护线）连接。

（3）合理化使用漏电保护器。医院的各配电箱和开关箱应至少设置两级漏电保护器，漏电保护器选型应合理，而且两级漏电保护器的额定漏电动作电流和额定漏电动作时间应作合理配合，使之形成有效的分级保护的模式，以使漏电保护器减少误动、拒动或者越级跳闸，尽可能缩小停电范围。

（4）重要场所设置绝缘监控装置。为防止电流突然中断，造成重大医疗危险，手术室等配电回路不能设置漏电保护器，但应设置绝缘监控装置，以保证发生单相漏电故障时发出故障警报，以保障医、患人身安全。

（5）设置专用变压器。根据用电负荷的等级，设置不同的专用变压器。这种做法既可以大大减少备用电源贴费的投入，又可以防止锅炉、空调机组等大容量生活用电负荷的运行对一级负荷及精密医疗仪器（如：核磁、CT扫描、放疗加速器等）产生不良影响，确保重要负荷的供电质量。

（6）完善标识。完善各种标识，在各强电间、配电箱、变电所等重要部位、部件设置醒目、清楚的标识，以防止医、患及维修人员误开、误入、误操作造成人身危害或故障断电。

11.1.3 气体系统运行管理

随着医院的迅速发展，更多的医院采用了集中供应的医用气体系统。医用气体系统作为医院支持系统的核心之一，医用气体的纯氧提取、操作流程、气体气压输送环节监控、终端安全管理等环节对医疗安全以及医院物理环境安全有着直接的影响。医用气体系统的管理运行需要多部门、不同岗位联合参与和共同遵守，可以从以下几方面进行。

1. 加强医用气体从业人员和操作流程的管理

根据医用气体生产输送、终端使用等不同工作岗位的性质和业务特点，明确各类操作人员职责和权限。医用气体从业人员应经过安全技术、操作和维修等岗位的学习，熟练掌握医用气体设备和系统的工作原理和特点，通过相应的培训和考核，取得相应的证书。同时，医用气体从业人员应经过消防安全的培训，熟练掌握防火和灭火的基本技能，具有极高的安全意识和危机处理能力。

（1）医用气体运行操作人员应履行以下职责：

- 严格遵守有关的各项规章制度，对本岗位的安全负责；
- 熟练掌握医用气体设备及系统的工作原理和维护保养流程；
- 严格执行操作规程，正确维护和操作设备，正确使用维修工具、防护用具和消防器材；
- 按照巡视流程定期进行巡视检查，发现异常时应按照事故处理流程进行处理，并做好记录；
- 按计划完成设备维护、保养工作，做好设备维护记录；
- 按照交接班制度进行交接班，详细填写交接班记录；
- 发现故障和隐患及时排除，并做好记录；
- 接受设备维护、保养、使用等安全知识的培训；
- 着工作装上岗，保持工作环境整洁。

（2）气瓶运送人员应履行以下职责：

- 熟练医用气体安全知识和气体配送工作流程；
- 按气瓶配送流程运送气体，并做好安全检查；
- 按照规范要求分类、分区存放各类气瓶，标识明确清晰，并按要求定时巡查；
- 熟练掌握瓶装气瓶的使用方法，并能指导临床使用人员正确使用及应急处理；
- 气瓶发生突发故障应立即到达现场进行处理；
- 着工作装上岗，保持工作环境整洁。

（3）临床医用气体使用人应履行以下职责：

- 正确使用医用气体插头；
- 熟练掌气瓶安全使用知识和本部门的气体使用情况；
- 接受安全和消防知识培训，能正确使用消防器具；
- 对本部门医用气体进行检查，发现故障和隐患及时通知医用气体管理部门；
- 发生紧急情况时，应立即采取应急措施，并即通知医用气体管理部门。

2. 定期检查及维护保养

管路系统经严格检验合格后才能投入使用，做好定期检测维护，确保较长时间正常使用。定期检查应重点注意：①各种气体管道接口连接处的锁紧螺母是否松动，焊接口是否泄漏；气体管道的支撑架和吊架的坚固程度及完好状况；气体管道接地情况是否完好；死角及隐患处的管道是否完好，管道附件情况及管网环境温度是否正常，有无沾染油脂。②最易出现的故障为快速插座漏气，这是由于氧气吸入器和负压吸入器需经常插拔，插座内弹簧张力疲劳、橡胶垫片老化而造成，应关闭插座开关，拆开插座更换弹簧或橡胶片。对于设备带，如氧气插座、电源插座后设备带面板还原时，要特别注意避免导电线与供氧管接触。③操作人员和维修人员应按照各自的责任和要求定期巡回病区，检查压力表、安全阀、流量表爆破片等安全保护装置的运行情况，根据监测医用气体的运转情况和故障情况，及时妥善地解决出现的问题，并做好记录。

3. 气体终端使用管理

医用气体通过小型汇流排方式供气于手术室、重症监护病房、抢救室等重要终端使用部门。因此，需加强临床医护人员的操作培训和使用管理，避免因人为因素造成终端气体插座卡口弹簧失灵、垫片老化而漏气。瓶装气体应做到：定点放置、定点清洁、定期检查维修，并建立登记制度，做好档案管理，提升效率。

4. 气体系统安全管理具体措施

为做好安全防范，医院可采用以下具体措施确保医用气体系统的正常运行。

（1）制订应急预案。为避免因突发供气系统出现故障导致所需气体的供应中断而影响临床医疗救治工作，应依据国家相关法规以及结合医院医用气体设备和系统的特点，制订医用气体应急预案，并定期进行演练，以确保突发事件出现时医院医用气体系统的正常运行。

（2）实施技术培训。氧气站实行专人管理，操作人员必须遵守相关规定，熟练掌握医院气源集中供应的安全知识。因此，系统移交医院使用时，应对气站工程师进行操作、维修和维护等方面的技术培训。

（3）设置报警装置。设置三级气体监控报警系统，利用现代信息技术、网络传输技术设计计算机管理平台，处理对比采集的各类信息，与系统设定的各类极限参数和监测主要物性参数，提高医用气体实时监控及报警系统的灵敏度、精确度，实现系统实时、远程监控及记录。当参数超出设定的报警限值时，报警装置会发出声光报警，方便操作人员及时发现和处理问题，保障医用气体系统的安全。

11.1.4 信息系统运行管理

医院信息系统在医院的医疗和管理等方面发挥着越来越重要的作用。医院信息系统的运行数据对医院及患者起着举足轻重的作用，一旦出现问题将造成重大损失和负面影响。因此，如今医院信息系统的正常运行和数据安全就显得尤为重要。

首先，医院信息系统运行管理需要一定的组织与制度。目前，各医院为了确保信息系统的正常运行，相继成立了信息化建设领导小组（委员会），并设立了信息科（中心）或网络中心。医院信息系统的运行管理和维护工作主要由信息科完成。但是，医疗信息系统涉及医院医、药、护、技、管及人、财、物诸多方面，有些工作任务是信息科或网络中心无法完成的，仍然需要调动相关职能部门参与。同时，在信息系统运行管理过程中，需要配备相应的专职技术人员，如，计算机操作员，基础数据录入员，软件、硬件、数据库维护人员，他们应掌握设备的基本性能、操作运行过程、硬件的检修和系统软件的维护技术等。其次是制订严谨有序的操作制度：①数据的录入应由专门的数据录入部门或人员整理、录入和校验。②计算机操作系统只允许程序员和操作员使用，一般人员不准使用。③数据库管理系统的运行处理过程需要做好日志记录，以备相关人员的检查。④对输出的数据进行准确性检查，由专人对明显错误进行扫视检查、校对检查、抽样检查和系统分析，并及时采取措施，纠正输出数据错误。

医院信息系统安全管理需要从多方面进行保障，包括机房安全、主机系统安全、数据库安全、网络系统安全等方面内容。

（1）机房安全。中心机房安全环境建设是医院信息系统安全的关键，医院主要核心硬件设备全部放在机房里，需要符合建设部《电子计算机机房建设标准》。

（2）主机系统安全。主机系统主要包括主机操作系统、主服务器、磁盘阵列柜、光纤交换机等，它是医院信息系统安全的核心，可通过一定的措施来保障安全：①在主服务器采购之前做充足的调研，选用在稳定性、安全性方面具有明显优势的主服务器。②选用安全稳定、成熟、经典的操作系统，可有效防止各种病毒侵入。③构建高效安全的数据处理平台，使用成熟的存储局域网 SA 架构集成技术作为主服务器和磁盘柜技术方案，如果一台服务器发生故障，要使另一台服务器自动将所有服务接管过来，并在故障修复后及时切换回原来状态。④磁盘阵列柜采用双阵列镜像、双通道、双电源冗余技术，这样，任何一个磁盘损坏或电源损坏或通道损坏都不会影响医院正常的业务处理，保证了医院数据的完整性、安全性。⑤光纤交换机采用了双冗余对称方式，与主机和磁盘阵列柜连接，不管是光纤交换机故障或是光纤连接线故障，都不会影响信息系统的数据处理。

（3）数据库安全。数据库是医院信息系统数据存储的核心，数据不仅是各个应用系统的基础，也是医院的重要资源。数据安全是医院信息系统安全的核心部分，所以必须建立完善数据的备份容灾体系。采用稳定可靠的数据存储策略，选用稳定性和可靠性更高的磁盘阵列作为存储设备。日常工作中定期检查磁盘阵列的运行情况，发现磁盘出现故障要及时更换。建立完善的数据库备份体系，包括实时备份、异地备份和数据恢复等。防止对数据库的非法登录和攻击，在数据库管理上，要清理和规范各类数据库特权用户，建立完善的权限分配管理。

（4）网络系统安全。威胁医院的业务局域网的网络安全的主要因素，有网络设计缺陷、网络设备损坏、非法访问等。可以采取以下措施来保障网络安全：采用双链路冗余结构网络系统，由核心层、汇聚层和接入层三层结构组成千兆级网络主干；利用光纤资源，在核心节点间、核心和汇聚层、汇聚层与接入层之间采用千兆光路互连；每个汇聚节点与核心节点之间通过两对光纤连接，实现系统在物理层面的稳定和可靠性，保证主干网络安全；采用堆叠技术，把多台接入交换机用堆叠电缆堆叠起来，在堆叠的某些交换机上加装光纤模块，由这些光纤端口捆绑成一条逻辑链路上联到网络主干，这样就算堆叠的某些交换机损坏了，整个堆叠还可以正常工作，保证接入层的安全；采取划分 VLAN 部署硬件防火墙入侵监测和网络安全审计等措施，保证网络边界的安全。

11.2　专项系统运行管理的实施

11.2.1　锅炉系统运行管理

蒸汽作为大型综合性医院必不可少的能源，用于消毒、制剂生产、洗衣、供暖、净化空调及沐浴等方面。保障蒸汽锅炉的安全运行，是医院后勤管理者关注的重点。锅炉系统的安全运行包括锅炉安装、锅炉运行保障、锅炉安全检查。

蒸汽锅炉作为特种设备，安装前必须取得当地环境保护局的环境评估报告，经公示标准后方可进行建设。锅炉的布置应符合《锅炉房设计规范》（GB 50041—92）中的规定，且布局应合理美观。设备管道安装完毕后，按照《蒸汽锅炉安全技术监察规程》经当地质量技术监督局验收，并发放锅炉使用登记证后方可运行、使用。安装时需注意，防止 2 台或 2 台以上锅炉合用一根烟囱，烟囱弯曲也不宜大于 45°，以防止烟气倒灌和增加拔风阻力。

燃气锅炉运行使用前应制订详尽的安全操作规程和相应的管理制度。司炉工应持证上岗，并按照锅炉使用说明书的要求进行培训。燃气锅炉房内根据面积的大小，加装一氧化碳探测器和天然气探测器设备，并对其每班进行巡检，做好记录。每年经质量部门进行一次检验，确保报警设备具有良好的灵敏度，确保与天然气管道控制阀的可靠联锁，锅炉房内禁止明火。锅炉运行期间要保证锅炉水位联锁、超压联锁、熄火保护、自动点火等安全保护装置灵敏可靠，一旦有安全保护装置失灵，要立即停止锅炉运行。水位检测探测棒每半年拆下保养清洗一次。

锅炉的三大安全附件——安全阀、水位表、压力表均要做到严密、可靠、灵敏。安全阀要每周进行一次手动试验，每年进行一次检验；水位表每班进行一次冲洗；压力表每周进行一次冲洗，每半年检定一次。锅炉给水和锅水应符合《工业锅炉水质》（ GB 1576—2008 ）要求，锅炉房应配备软化水处理设备，水质化验人员应持证上岗，并对锅炉水质每班进行化验。锅炉应每班排污一次。锅炉应由特种设备检验院每年进行一次外检，2 年进行一次内检，6 年进行一次水压试验，根据停炉时间的长短做好干保养或湿保养工作。要加强运行人员安全管理工作，加强运行人员责任心。上班时间不脱岗、不酗酒，每小时对设备进行一次巡查，并认真填写运行记录。

11.2.2　净化空调系统运行管理

随着净化技术的进步，净化空调系统逐渐应用到医院手术室净化中。为了给患者创造一个良好的治疗环境，医院空调系统的管理十分重要。医院净化空调系统管理运行及维护过程中，可采取改进热回收设计、提升硬件参数选择的合理性、对建筑物布局进行优化、提高变频器利用的合理性、应用二次回风处理、优化系统设计、定期检查与维护等措施，保证整个系统正常运行。

1. 改进热回收设计

手术室净化空调系统在实际运行过程中将释放大量热量，不仅浪费了能源，还会给手术室带来污染。改进热回收设计，引进新型的设计方案，实现热量回收，借助排风系统重复利用空调排出的热量，将热能转化为机械能或其他形式的能量，在达到绿色环保目的、符合现代"节能减排"要求的同时，为手术室良好的空气流通、降低患者感染可能性提供有力保障。

2. 提升硬件参数选择的合理性

在安装手术室净化空调系统时，要综合考虑外界环境、安装要求等方面因素，严格设定系统参数，参数选择是否合理与整个系统是否能够实现节能目标、达到手术室净化要求、保证空调系统稳定运行具有紧密联系。选择参数时，需要注意温度与湿度要求，参数偏高或偏低都会增加能量消耗，并且缩短空调系统使用期限。在外界温度较低时，系统参数设置不能太高；在外界温度较高时，可以适当提高参数，防止温差过大对系统造成损害。

3. 对建筑物布局进行优化

手术室布置通常使用环形设计，辅助性建筑物设置在建筑平面的中间位置，通道使用双通道形式，中间与外廊分别为洁净走廊与清洁走廊。该种布局方式能够实现洁污分离，并且在突发事件时便于疏散。在合理布局的前提下，与净化空调、舒适性空调不同的设计标准进行结合，适当降低功能用房送风强度，减少送风能源消耗。另外，优化电梯调配，设置手术室专用电梯，并为其配置专用送风量，保证净化效果与手术室需要。

4. 提高变频器利用的合理性

多种因素都会影响到手术室净化空调系统的正常运转，其中最大的影响因素为风机运转过程中的电流，不仅会对电机轴造成损坏，还会给空调风量带来影响。提高变频器利用的合理性，减小电流保证其在额定范围之内，为电机运转中防止出现较大电流打下基础，形成对电机的保护作用。另外，将变频器应用到排、送风机中，为直接数字控制系统提供具有较高价值的信号，并与有关程序进行配合，达到风机运行中对频率的要求，然后使用变频器继续调整，保持整个空调系统的压力平衡状态。

5. 应用二次回风处理

手术室净化空调系统主要有送风量较大、送风温差等特点，在常规仅进行一次回风处理的情况下，空调系统需要更大的体积，在进行加热盘冷却时出现冷与热相抵的问题，在再热时应用二次回风处理可有效减少该问题的出现，可将电加热器设置成微调温度。另外，二次回风消耗的电能更少，将其使用到净化级别较高的手术室中，可有效降低设备成本以及能量消耗。在外界气温较低时，将室内外空气进行混合然后加热，二次混合增加湿度送达送风点。

6. 优化系统设计

在设计手术室净化空调系统时，需要注意到许多细节问题。通常包括：分析冷负荷，从多种途径进行多种参数的设置从而提升分析的全面性，使用科学的处理方式增强空调系统的净化能力；分析湿负荷，大部分手术室中存在的湿负荷来源为工作人员，其大小具有稳定性，所以可引进除湿仪器，减少湿负荷；为精细控制净化空调系统的风量，需要对系统设计各方面进行综合性考虑，不仅不能影响工作质量与效率，还要保证系统容易操作，降低操作差错率；考虑设计成本与后期维修问题，避免增加额外成本，实现多方面融合。

7. 定期检查、维护

医院相关部门要定期组织人员进行检查，排查整个系统，出现异常及时上报，并迅速采取有效措施，严格检查螺栓、机组，保证系统正常运行，延长系统使用寿命，为医院节约在设备上消耗的成本。

11.2.3 电梯运行管理

电梯运行管理主要包括电梯日常使用和保养维修等内容，管理好坏直接影响司乘人员的安危。医院电梯是赢得患者生命宝贵抢救时间的重要安全通道，保障其安全有效的运行尤为重要。

首先，医院应成立电梯安全管理部门和制订相应的规章制度。医院应根据在用电梯的数量，配备专职的电梯安全管理人员或设置电梯安全管理部门。所有管理和作业人员应依法取得电梯安全管理员证和电梯作业员证，必须做到持证上岗。其次，建立和完善电梯安全管理各类规章制度，包括安全管理规章制度应至少包含：电梯安全管理部门职责、电梯安全管理人员岗位职责、电梯司梯人员岗位职责、电梯安全操作规程、电梯安全运行规程、电梯维修保养制度、电梯日常检修制度等。

第二，建立和健全电梯安全技术档案。电梯安全技术档案应包含以下内容：

（1）电梯出厂合格证、电梯重要安全部件形式实验报告、电梯安装维护保养说明书、电梯技术图纸等相关技术资料和文件、电梯质量合格证。

（2）电梯安装、竣工及交接资料。

（3）电梯验收检验报告和电梯定期检验报告。

（4）电梯使用登记证。

（5）电梯定期维护保养记录。

（6）电梯定期日常检查记录和电梯日常运行记录。

（7）电梯维修、改造记录。

（8）电梯运行故障和事故记录。

第三，电梯的日常使用与维护保养。电梯检验合格标志和乘坐电梯安全注意事项必须置于电梯轿厢内显著位置，一般置于轿厢内操纵盘上方位置，电梯安全管理人员每日对电梯进行安全检查。电梯的维护保养应由电梯生产制造单位或者依法取得电梯安装、改造、修理许可资质的单位进行，医院应与电梯维修保养单位签订维护保养服务合同，维护保养单位按照电梯安全技术规范要求每月两次对电梯进行清洁、润滑、调整、保养。在签订维修保养服务合同时，医院应优先选择电梯生产制造单位。

第四，电梯的维修和改造。电梯的维修和改造应由取得电梯安装、改造、修理许可资质的单位进行。电梯日常维护保养中发现的常用件磨损、小故障排除等，由维护保养单位负责更换或维修处理。根据电梯有关技术资料论证，电梯每运行 3 年要进行 1 次中修，更换老化电器部件、轿厢导靴、电梯门吊挂轮等。每运行 5 年要进行 1 次大修，更换曳引轮、钢丝绳、限速器钢丝绳等重要安全部件。

11.2.4　应急电源运行管理

大中型医院整体电力负荷级别属一级负荷，应由不致同时损坏的两个电源供电，其中特别重要的负荷还必须增设应急电源。《高层民用建筑设计防火规范》（GB 50016—2014）、《民用建筑电气设计规范》（JGJ 16—2016）、《综合医院建筑设计规范》（GB 51039—2014）严格规定："一级负荷应由两个电源供电，当一个电源发生故障时，另一个电源应不致同时受到损坏。一级负荷中特别重要负荷，除上述两个电源外，还必须增设应急电源。"常用的应急电源有供电网络中有效地独立于正常电源的专门馈电线路；独立于正常电源的发电机组；蓄电池电源 EPS 或 UPS。市电正常时，电池充电；断电时，蓄电池逆变放电。目前常用的后备电源有 UPS、EPS 和柴油发电机 3 种选择。

1. UPS 的配备注意事项

（1）接电动机、激光打印机等感性负载时，由于启动功率较大，选择 UPS 容量时应以设备的启动功率来计算，启动功率一般取额定功率的 2 倍。

（2）接发电机，以 UPS 的 2 倍容量来选择发电机容量。

（3）UPS 的输出负载控制在 60% ～ 80% 为最佳，可靠性最高。

（4）UPS 带载过轻（如 1 000 伏安的 UPS 带 100 伏安负载），有可能造成电池的深度放电，会降低电池的使用寿命，应尽量避免。

2. EPS 应急电源

相对于 UPS 而言，其相同点在于都具备在市电故障（中断）情况下继续向负载提供交流电源的功能，均采用了 IGBT 逆变技术和脉宽调制（PWM）技术。不同之处是 UPS 除了提供不间断供电外，还兼备改善市电品质的功能，而 EPS 应急电源则主要解决市电故障时的应急供电问题；UPS 供电模式要求切换时间很短（0 ～ 10 毫秒），EPS 应急电源则相对较宽（0 ～ 4 秒）；UPS 主要带阻容性、阻性、微感性负载，而 EPS 应急电源所带负载混杂；UPS 对于运行环境要求较高，EPS 应急电源则要求能适应各种环境；UPS 以一般用户监控为主，EPS 应急电源主要用于应急供电，要求与消防联动；UPS 以维护信息传输畅通为主要目的，EPS 应急电源以防范重大灾难事故为主要目的。

3. 应急柴油发电机的工作需要注意的问题

应急用时，连续工作的时间不长，一般只需要持续运行几小时（≤ 12 小时）；备用时，应急发电机平时处于停机等待状态，只有当主用电源全部故障断电后，应急柴油发电机才启动运行供给紧急用电负荷，当主用电源恢复正常后，随即切换停机。

应急柴油发电机的标定容量为经大气修正后的标定容量，其容量应能满足紧急电总计算负荷，并按发电机容量能满足一级负荷中单台最大容量电动机起动的要求进行校验。应急发电机一般选用三相交流同步发电机，其标定输出电压为 400 伏。

应急机组宜选用高速、增压、油耗低、同容量的柴油发电机组。高速增压柴油机单机容量较大，占据空间小；柴油机选用配电子或液压调速装置，调速性能较好；发电机宜选用配无刷励磁或相复励磁装置的同步电机较可靠，故障率低，维护检修较方便；当一级负荷中单台空调器容量或电动机容量较大时，宜选用 3 次谐波励磁的发电机组；机组装在附有减震器的共用底盘上；排烟管出口宜装设消声器，以减小噪声对周围环境的影响。

11.3   消防与安防系统运行管理的实施

11.3.1   消防系统运行管理

医院的门诊楼、病房楼，作为人员密集场所历来为消防安全管理中的重点部位，在各个阶段都要充分做好消防安全管理工作，把管理落在实处，切实杜绝和减少火灾的发生。

1. 先期介入把好源头关

根据有关规定，医院的门诊楼、病房楼的建筑工程在施工前，建设单位应当向属地的公安机关消防机构申请办理建筑工程的消防设计审核，并在工程竣工后向属地的公安机关消防机构申请消防验收。这就要求不论医院的门诊楼、病房楼的建筑规模、体量有多大，必须办理消防设计审核和消防验收手续。在建筑工程施工过程中，建设、施工单位应当负责施工现场的消防安全工作。建筑工程竣工后，医院应向公安机关消防机构申请消防验收。经公安机关消防机构消防验收合格后方可投入使用，以确保医院的建筑工程不出现先天性的火灾隐患，在源头上能保证消防安全的要求。

2. 投用前的准备工作

在投入使用前，医院应履行如下的工作职责：

- 制订消防安全制度和各岗位安全操作规程，对全体员工进行岗前的安全培训并经考试合格后方可上岗；
- 健全消防工作的各级组织机构，落实各级各类人员的岗位职责；
- 制订灭火和应急疏散预案并组织演练；
- 确定单位内部的消防重点部位；
- 设有消防控制室的医院还应配备经过专业培训合格的控制室值班人员；
- 建立专、兼职的消防工作队伍。

3. 投入使用后医院自身消防工作的重点

（1）认真安排部署，强化组织领导

医院应成立消防工作领导的组织机构。定期召开消防工作会议，安排部署消防工作、传达上级领导指示及会议精神。单位应召开有主管领导、分管领导及各职能部门和各科室主要负责人参加的消防工作会议，会议应由主管领导主持，由分管领导传达上级领导机关的会议精神，组织学习近期上级下发的有关文件精神。对医院下一步的消防安全工作进行安排部署，提出具体要求。对近期检查发现的火灾隐患和不安全因素进行分析，提出解决方案并落实到具体的整改部门。涉及重大隐患整改和需要大量整改资金的问题要形成会议纪要，要向上级主管部门和消防监督部门进行汇报和报告。

（2）细化各项制度，落实各级各项消防安全责任

从医院整体到各部门各科室，都应结合实际制订安全制度和安全责任。各部门各科室应对本部门科室的重点部位、用火用电较多的部位设备进行全面细致的检查。除每日医院整体防火巡查外，还应定期开展各部门科室的自检、自查。各部门科室主要领导作为本部门科室的消防安全责任人做到各负其责，将消防安全工作纳入整体的工作中进行安排部署考核。

（3）增强消防安全意识，提高消防安全素质

医院是人员聚集场所，各部门针对人员聚集场所及用火、用电、用油、用气等重点部位定期开展全方位的消防安全检查。对医院内部的消防设施、消防通道，消防通信、消防水源重点检查，并保证数量充足、完整好用。定期对全体员工进行消防培训，内容包括两个方面，一是日常的安全培训，二是对新上岗的和换岗的员工进行上岗前的有针对性的安全培训。必须掌握本岗位的火灾危险性，消防器材设施必须熟练使用，会组织人员疏散，经考试合格后方可上岗。定期开展安全疏散演练和灭火演练，尤其是在病房楼这样的人员密集场所，部分人员行动不便无法自理，多次医院火灾中造成人员重大伤亡的主要原因都是人员疏散困难，职工不会合理疏散。要切实研究出符合实际情况的疏散预案，在不影响正常医疗工作的前提下定期组织演练，让每名职工都熟知自己的疏散义务和职责。

11.3.2　安防系统运行管理

医院安防系统的运行管理需要从多方面入手，包括以下内容：

1. 服务意识

医疗机构安防的主要功能是为客户服务，此处的顾客我们理解为可进入医疗机构内部的所有人员，包括员工、临时人员、合作伙伴等。具体而言，服务的内容包括：

- 维护医疗环境秩序；
- 预防性巡逻；
- 事件的报告和调查；
- 响应安防服务；
- 安全沟通；
- 停车场和交通管控；
- 事故的报告和调查；
- 提供安防教育和培训；
- 申请人员的背景调查；
- 应对内外部的紧急事件；
- 执行规章制度；
- 进出入的控制；
- 配合法律部门和其他政府机构；
- 内外部的评估；
- 锁和钥匙的管理；
- 提供各种辅助性的服务。

2. 秩序维护

只要人群聚集的地方，就存在着妨害治安的隐患。在将一个小型的事件做内部处理还是寻求警方支援之间，只有一线之隔。维护有秩序的医疗环境带来的效果，同其他进行巡逻和辅助服务的人员有着直接的关系。主要的目的在于彻底预防事件的发生，或是在问题发生时高效地解决，尽可能避免对人员形成威胁和伤害或其他不利影响。

3. 预防巡逻

扮演安防系统基础角色的是对某一区域进行巡逻或监控，在确保情况稳定的同时，对非法的行为产生威慑。这种保护并不仅仅是现场安保人员的职责，可以通过医疗机构内外许多不同人员和系统来实现。越来越多的医疗机构采用监控系统采集画面辅助实地巡逻，建立指挥中心对于定期或应急时进行视频巡逻是一种有效确保稳定的方式，最适用于下班后、放假等人流量较少时的情况。

4. 汇报与调查

适当地汇报安防事件和后续开展相关调研，对于发挥安防方案的有效性至关重要。汇报安防事件的一个最重要的因素就是保持简单易行的流程。雇员、访客或是患者，一个电话便可以对突发事件进行报告。

安防领域中另一个主要因素是调查，不管医疗机构的规模大小都应具备这一能力。调查不仅局限于犯罪事件的第一时间反应或是后续追踪，还包括收集、保护、分析数据材料，为犯罪行为的调查、法律诉讼的开展提供帮助，为进一步完善防护机制打下基础。

5. 安防响应与通信

及时响应是医疗机构安防系统的一个主要方面。在大多数的安防体系下，一旦被召唤，安防人员几乎会对所有的情况做出反应，尽管有时有必要转交其他部门或外部机构来响应。成功的安保部门已经意识到无论这些需求是否适合由安防部门来处理，都应该鼓励安防人员对其进行有效的响应，毕竟对于了解、协助院内的安全保障工作有积极的帮助。要获得全员的高参与度，医院要有能力使他们能与安保人员简单且顺畅的沟通。在规模较大的安防部门中，会设置一个训练有素的安防调度员，在某些小型的医院中，这一职责也可能会落在内部总机接线员身上。目前发展的新趋势就是外包此功能。

6. 停车场管理和交通管控

大多数医院都需要停车场管理和交通管控这一基本的服务，至于在停车场管理中涉及的安防级别取决于停车场系统的开发程度和执法的需要。有些医院，停车场的管理是由安保部门专人负责的，也有医院将停车场管理采用外包的形式，还有医院将此职责分配给了后勤保障部门。

7. 教育和培训

成功安防体系离不开是教育、激发员工自觉产生安防的需求，并在平时体现出良好的安防意识。工作人员必须接受培训以应对突发事件，在小型的医疗诊所里，并没有正式的职位设置，往往是自发进行的；大一些的医疗机构里，会采用更加正规的方法，采用不同的沟通工具。无论是演讲、手册、会议还是培训，都会提升员工的安防意识。

8. 门禁（进出入控制）

门禁（进出入控制），可以说是医疗机构安防的最为关键的部分，需要结合医疗机构管理、机械和电子技术以及好的安防系统执行力。如今先进的门禁技术，使得安防程度级别更高，但又不失美学、客户服务、使用方便或整体的互动性。门禁可以保护如药房、手术室、婴儿室、实验室、信息储存室和员工专属等重要区域。位于郊区的一些大型医院中，或地处犯罪率较高的地区，要严格进行 24 小时无间断的进出入控制，为访客、供应商设置各种门禁点位并配给胸牌，与员工身份认证系统区分开来。也有一些医疗机构，只对夜间进行严格进出入控制，锁闭一些门，通过部分门禁点进入院内。如今被医疗机构普遍认为最大的风险，存在于住院部和 24 小时急诊部，所有设置了这两部分的医疗机构都必须严格控制非工作时间的进入。流程化了的门禁系统，通过一个或一个以上设置的门禁出入口，引导访客的通行，从而了解他们的去向，并颁发访客胸牌。在此流程中，探访时间、探访科室的信息被采集，并告知探访区域员工访客来访。

9. 锁定区域的进出

所有的保护系统都会用将门上锁的办法来保证一个办公室或办公区域的完整性。与之类似，所有高效的组织都必须提供一个能在特殊条件下授权进入的系统。这里的特殊条件强调了对特殊区域进行控制的需求，以及在没有钥匙、门禁卡、密码或其他开锁装置的情况下，为需要合法进入该区域的人提供帮助的需求。

进入限定区域同样可以通过对钥匙进行统一管理来实现，需要进入的人员在登记归还时也须进行报告。此功能可以由安防部门来管理，他们既可以授权钥匙，也可以对有关钥匙的需求给予应答和帮助。许多医疗机构都设置安全钥匙柜，对每把钥匙进行专门的电子追踪。这样，只有被实现授权的人员才可以获得钥匙，且须使用唯一的个人身份认证号码来获得一把特殊钥匙。在那些终日被因高风险区域钥匙管控问题困惑的医疗机构里，这种方式尤其有效。

10. 内部与外部审计

很多电子安防技术提供了自有检测系统以检查系统正常运行与否。即便如此，肉眼检测安防因素是很好的补充且非常必要，比如对门、床、外部照明、外围护栏、园林区管控（保持视线范围）。这些文档和测试可以是小规模的，常规性的。外部审计是指主要与保护系统的硬件相关的调查，在固定的时间间隔，应该检查锁、外部和楼梯灯是否正常，监控摄像机是否实时捕捉设定区域的画面，紧急联络设施是否可用，报警系统是否激活确保处于正常运行状态。一旦发现某系统或部件无效，或者未设定目标运行，或者不能满足当前的需要，这就说明医疗机构产生了新的不当风险。

11. 门锁和钥匙管理

尽管大多数医疗机构都大量的依赖门锁和钥匙这种保护措施，但是对于拥有成百上千张床位、科室、后勤、行政等功能完善的医院来说，一家医院的钥匙往往由后勤或保卫部门管理，以方便及时进行日常系统的维护和保管，或者突发事件时的应对。因此，钥匙的借入归还的记录也往往在这里发生，统计、标记每把钥匙无疑带来了效率的低下，与此同时还存在着钥匙存在丢失、复制、科室自换门锁等情况，安保性更无保证。于是，医院对于什么区域的钥匙由什么人负责，进行区域分级授权、分级管理产生了需求。医院在进行钥匙系统设计时，需要医院明确各房间的具体使用功能及所属的功能权限，只有在完成正确的系统功能划分后，才能根据各房间功能、锁具完成总钥匙系统的门表编制工作。总钥匙系统在方便医院管理使用的同时，也需要对各级总钥匙的使用和管理建立完善而可靠的管理体制。需要建立有效的钥匙控制和管理系统，钥匙的总数量、钥匙存放的管理、何人已获得分发钥匙和数量、何人授权何时借用 / 归还钥匙，员工离职需归还等严格而完善的管理体制，才能够保证总钥匙系统管理的安全性。

第 12 章　医院物理环境安全运行管理评估

12.1　医院物理环境安全咨询

　　安全咨询，是针对企业及其相关部门、政府、组织的安全生产管理中存在的问题，安全管理专家从管理、技术、体制、机制提出对应的解决方案，融合发现问题、分析问题、解决问题。安全咨询主要立足于解决企业、组织及部门中的实际问题，为企业、组织以及部门的发展提供重要的参考意见。安全咨询服务行业广泛服务于中国社会的经济组织和政府监管，优质的关于安全、环保、职业卫生等专业技术资源在市场上比较稀缺。其稀缺性在于充分运用资源、技术和智慧，能够为社会及人类生产、生活、生存减少环境影响，提高安全保障，消减职业危害提供有效服务。

　　医院物理环境安全咨询项目要达到预期建设目标，必须遵循以下总体要求：坚持以人为本，全面、协调、可持续的科学发展观，坚持独立、公正、科学和可靠的服务宗旨，提供科学、严谨、完善、高效和优质的咨询服务；遵守国家的有关法律和法规，以规范的工作程序和严格的管理制度从事咨询活动，保守技术和商业秘密。

　　医院物理环境安全咨询项目要达到预期建设目标，在进行项目咨询规划时，工作原则包括如下。

　　（1）完整性：咨询成果必须是完整的，并具备可操作性和可实施性。

　　（2）系统性：咨询成果必须是系统的，需要考虑单位之间、单位内部不同部门之间的逻辑关系，如何将不同部门有效结合、统一管理。

　　（3）前瞻性：咨询成果必须具有一定的前瞻性，能达到国内领先、国际先进的要求。

　　（4）实用性：咨询成果必须是实用的，符合实际需求的，从应用出发，说明清楚业务应用发展和现状，确保以"服务"为核心的重要性。

　　（5）全局性：咨询成果必须从全局出发，使各项建设内容达到合理、可靠、安全、经济的目的。

　　（6）规范性：咨询成果严格按照国家相关规定和标准来运作。

　　（7）保密性：咨询成果按所设计项目的密级要求及时间节点做好相应的保密工作。

　　医院物理环境安全咨询服务机构提供的咨询服务都要基于医院实际情况及相关政策要求，咨询服务机构需要给出完成相关咨询服务工作所遵循的思路和方法，以便医院相关负责人判断咨询服务机构的工作思路和方法是否正确，咨询服务机构能否按照这个思路和方法科学地、完整地、正确地完成设计任务。具体工作内容包括：现状调查与需求调研咨询服务；编制咨询服务工作计划表；参与方案交流会；负责方案修订；定期汇报。安全咨询服务工作需要根据公用系统和专用系统的具体特点有针对性地制订相应的方案，以保证咨询方案具有针对性。

12.2　医院物理环境安全评估

安全评估分狭义和广义两种。狭义指对一个具有特定功能的工作系统中固有的或潜在的危险及其严重程度所进行的分析与评估，并以既定指数、等级或概率值做出定量的表示，最后根据定量值的大小决定采取预防或防护对策。广义指利用系统工程原理和方法对拟建或已有工程、系统可能存在的危险性及其可能产生的后果进行综合评价和预测，并根据可能导致的事故风险的大小，提出相应的安全对策措施，以达到工程、系统安全的过程。安全评估又称风险评估、危险评估，或称安全评价、风险评价和危险评价。

12.2.1　公用系统评估

对医院物理环境公用系统的评估包括自我评估和第三方评估，自我评估主要是构建一支以院长为第一责任人的自我评估专项小组或者评估队伍，每周、每月、每季度进行用水、电气、用气、信息安全系统的自我评估，主要包括安全设施的配备，安全教育的展开，消除安全隐患的能力建设，组织展开营救的各项能力等。第三方评估主要是邀请专业的评估机构对医院现有物理环境进行综合的评价，发现现有不足及问题，以帮助医院及时改正这些问题，保证医院能够高效地为病患及家属服务。

在用水方面，为了了解医院医疗用水的用水质量，评价医疗用水的消毒效果，为改进医院消毒与感染控制措施提供依据，可以采用现场查看与采样检测方法。选取医院内的某些科室或者病房，如口腔科、血液透析室、消毒供应中心、手术室和内镜室等，进行用水类型、水源、日常消毒情况以及各类型用水的水质、工作流程等的评估。通过分析不同水路水样卫生质量，计算出检测合格率，确定医院医疗用水存在的安全隐患。最后，根据不同科室或者部门的实际情况，制订综合治疗水路清洗消毒管理标准，并加强医疗用水水源的监管，以保障医疗用水安全。在电气方面，主要从操作工人的知识储备、技术能力、人员素质、电气设备的使用情况及维护情况，应急方案的制订与紧急情况下的实施方面进行综合分析。在用气方面，从医院医用气体的 3 个组成部分：设备配置、设备布置及安装、管理维护方面，进行医院医用气体安全性、可靠性方面的分析与评估。在信息安全方面，可以从物联网安全、应用安全、移动 / 云安全等方面展开构建和设计安全评估与分析，找出现有互联网网络存在的各类不安全因素，其具体的评估方面及内容可以参考图 12-1。

12.2.2　专项系统评估

医院锅炉系统安全评估主要从设备安全情况，生产工具器具安全情况，安全生产主要规章制度建立、健全和贯彻执行情况，人员素质是否符合安全要求，劳动环境是否符合安全条件等几个方面进行评估。其中，设备安全情况方面主要关注：锅炉本体安全状况、尾气处理系统安全状况、主要辅机安全状况、锅炉安全附件状况、设备编号及标志、生产等问题。生产工具器具安全情况评估主要关注锅炉车间的生产设备、工机具符合安全要求，零米层运行用氧气乙炔瓶需增加固定装置的落实情况等。安全生产主要规章制度建立、健全和贯彻执行情况评估要求必须建立纸质的文档进行存档，同时还要有专门的负责人进行相关的管理，如对锅炉工作间的巡检记录问题上报等。锅炉车间的运行人员根据工作岗位的不同可以分为不同的职位，要对他们进行每一个月的安全培训，针对运行中出现的问题对操作票进行完善，对运行人员进行技能培训，提高他们的应对处理事故能力。另外，每年在安全生产月进行反事故学习。

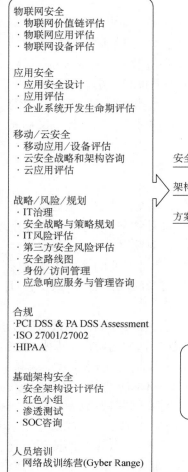
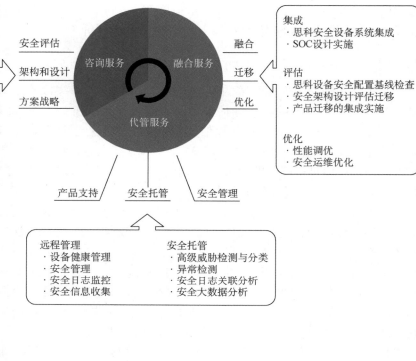

图 12-1 医院信息安全评估

洁净空调系统的控温、控湿、过滤、送风、回风、循环等过程均有可能影响净化空气质量，进而影响洁净室内空气、生产的正常进行或产品质量，因此评估过程中可以从这几方面展开，如图 12-2 所示。

电梯系统评估需要聘请第三方进行独立的评估，电梯安全评估检测机构（一般是由当地质监部门担当）受理电梯评估申请后，应当组成评估组，评估组由三人以上（含三人）有电梯检验资格的电梯检验人员或电梯相关领域技术专家组成，根据本规范的规定对电梯的安全状况进行评估。进行电梯安全评估时，医院应当向电梯安全评估检测机构提供电梯相关的安全技术档案，安排管理和维保人员配合现场评估，并提供相关的评估条件。安全评估检测机构根据安全评估结果，出具如下评估结论：①电梯安全运行风险较低，建议电梯使用管理权者在满足当前法规的要求下继续使用电梯；②电梯安全运行风险偏大，建议电梯使用管理权者对电梯相关系统采取必要的风险降低措施；③电梯安全运行风险高，建议电梯使用管理权者对电梯整机更新的结论。

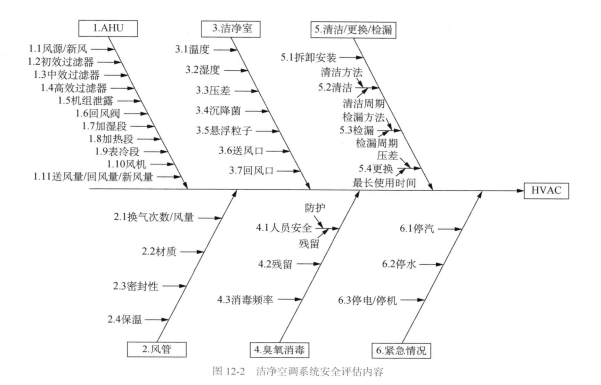

图 12-2 洁净空调系统安全评估内容

12.2.3 消防与安防评估

在进行医院消防与安防评估之前，需要先制订评价标准，可以参考一下标准，当进行评价时需先查阅最新版本的要求并对其适应性进行全面的评价。

- 消防主管部门建筑工程消防审核意见书、验收意见书；
- 《建设工程消防验收评定规则》(GA 836—2009)；
- 《建筑消防设施检测技术规程》(GA 503—2004)；
- 《建筑设计防火规范》(GB 50016—2006)；
- 《高层民用建筑防火设计规范》(2005 年版)(GB 50045—95)；
- 《建筑设计防火规范》(GB 50016—2014)；
- 《火灾自动报警系统设计规范》(GB 50116—2013)；
- 《火灾自动报警系统施工验收规范》(GB 50166—2007)；
- 《消防给水及消火栓系统技术规范》(GB 50974—2014)；
- 《自动喷水灭火系统设计规范》(2005 年版)(GB 50084—2001)；
- 《自动喷水灭火系统施工及验收规范》(GB 50261—2005)；
- 《气体灭火系统设计规范》(GB 50370—2005)；
- 《气体灭火系统施工及验收规范》(GB 50263—2007)；
- 《建筑灭火器配置设计规范》(GB 50140—2005)；
- 《消防安全疏散标志设计、施工及验收规范》(DBJ/T 15—42—2005)；
- 《泡沫灭火系统设计规范》(GB 50151—2010)；
- 《泡沫灭火系统施工及验收规范》(GB 50281—2006)；

- 《防火门》(GB 12955—2008)；
- 《防火卷帘》(GB 14102—2005)；
- 《大空间智能型主动喷水灭火系统技术规程》(CECS 263—2009)。

评估将主要从消防安全责任制落实方面、建筑防火设施方面、建筑消防设施设备方面、落实消防管理方面、扑救初起火灾能力方面、消防教育培训方面、消防工作报告备案等几个方面展开。通过全面、系统的检查、测试、评估，对医院的自动喷水灭火系统、机械防排烟系统、火灾应急照明系统、消火栓系统等的安全性以及应急处理能力进行实地检测与核实，并按照前期设计的评分表进行相应的评分，明确指出哪些方面还存在着问题，需要进一步改进，并针对性地提出改进意见。

12.3 医院物理环境安全持续改进

持续改进是组织或者企业连续或持续的改进某一种或者某一些运营过程的某些方面，以提升组织绩效抑或客户满意度的方法。其一般的步骤包含确定改进目标、找寻多种解决问题的方案、测定与评估实施的绩效、正式采用合理方案等，是组织或者企业全员参与、采用主动方法实施改进的一种氛围，以保证改进的正确性。

12.3.1 持续改进目标

医院需要通过实施全面质量管理等管理思想，建立层次清楚、覆盖全过程的动态管理体系，以实现医院物理环境安全的持续改进。

1. 建立健全的医院物理环境安全管理层级

强化医院物理环境安全与安管委、质控部门、科室质量管理小组以及质控员的多层级质量管理工作，在原有临床医疗工作质量控制基础上，不断扩大范围，对各医技科室进行质量控制考核，逐步加强医技科室质量控制，以关键及重点环节为抓手，做好医疗流程质量管理。

医疗质量与安全管理委员会采取例会及按需临时召集制，对医疗质量与安全管理过程中发生、发现的问题及时进行调查、处置。职能部门再次明确分工，进行中间质量与最终质量多口径管理，保证质量控制效果。

2. 建立多层次的物理环境安全管理制度网络体系

建立"纵到底、横到边、全覆盖"的全院全员参与的基础医疗管理网络，有针对性地进行管理和培训，把医疗工作重点从规范管理和监督执行向深化内涵质量建设和提高核心竞争力方面转变。

医疗管理网络的建设对医院医疗质量控制具有举足轻重的作用，严格落实规章制度是保证医疗安全与医疗质量的前提，只有依靠这个网络的作用，医院管理才可以对接延伸到各临床医技科室医务工作者的一线，才能真正在实处实现制度期望的目标。

3. 实施医院物理环境安全的全过程动态管理

- 强化医务工作人员的基础理论、基本知识与基本技能的培训与考核，采取考核、竞赛与奖惩结合的多种激励措施；
- 加强临床技术的准入管理，从资质、设备、场地与应急预案等全过程的层面入手控制医疗的准入制度，严格把关；
- 医疗不良事件报告制度需要监理、完善与实施，通过奖励、免责或者减轻处罚的方式，鼓励医务工作者主动查找和报告医疗安全隐患和不良事件，以便及早干预、避免同样的事件再次发生；

- 建立医疗安全的风险金制度，由医院、临床科室与医务人员共同筹集，用于支付医疗争议的赔偿，此过程中需要坚持风险共担、奖惩结合的相关原则，化解医疗风险，促进医疗水平提高；
- 强化医疗人员的定期培训并建立相关的物理环境安全全面管理意识；
- 利用电子病历系统进行全程医疗与后勤维护监控，使用信息化手段作为底层的支持方案；
- 完善严重医疗不良事件的调查处置办法，一旦发生严重医疗不良事件，需要组织相关的委员会进行调查，在此期间，医务人员应该停止业务活动；
- 完善目标考核指标体系，体系应该具有合理性以及一定的动态性。

12.3.2　持续改进方案

医院的物理环境安全持续改进方案应以全面质量管理为指导，以 PDCA 质量控制与改进工具为核心手段，积极采用品管圈、根本原因分析等质量改进工具进行设计。

1. 全面质量管理为指导

全面质量管理方法作为医院物理环境安全持续改进的指导层思维。首先，需要识别医院物理环境安全的一般过程和关键过程，在完善流程和相关标准操作的基础上需要重点关注关键过程。

其次，根据以上的两种不同重要程度的过程编制物理环境安全管理体系文件，完善医院与各科室多级别的管理体系，对目标、岗位职责等进行明确。再次，需要组织开展培训活动进行全面推广。最后，需要多次定期开展自我评价与审核与外部评价与审核，坚持持续改进。

2. PDCA 工具为手段

在全面质量管理为基础的制度上，需要重点突出 PDCA 的手段，突出动态管理的思想。医院应该鼓励各层次的管理单位按照 PDCA 的思路进行系统信息收集，将关键问题纳入流程分析，使持续改进工作规范化与科学化。PDCA 原理见图 12-3。

P-Plan（计划）是一种目标和管理策略，代表了实现目标的核心，应该在此阶段确定工作目标，制订相关的物理环境安全工作方案。

D-Do（实施）是执行上一个阶段的目标与制度的阶段，必须运用有效的方法确保计划的有效实施。

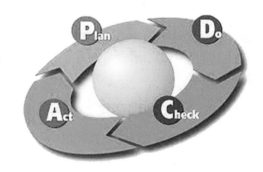

图 12-3　PDCA 原理图

C-Check（检查）是执行力的保障。一套科学、长效与合理的建管与检查机制是实施与执行的根本，需要勤检查、勤指导、勤整改，自查与外部检查相结合。

A-Action（总结与评价）是 PDCA 的尾声，在以上的阶段中取得了什么样的成就、还存在哪些没有解决的问题或者新的手段带来了什么新的问题，都需要总结经验并持续改进。

3. 根本原因分析方法为工具

对于发现的医院物理环境安全的不良事件，需要有分析过程，并制订对应的防范措施。首先，鼓励积极上报相关物理环境安全事故；其次，建立信息系统以方便相关事故的上报、处理和反馈过程；最后，要求相关管理层级对不良事件与安全事故进行根本原因分析，在系统层面找到物理环境安全制度的漏洞，有效抑制不良事件发生。

12.4 医院物理环境安全培训

医院物理环境安全培训的目的是使医务工作者与医疗管理人员了解、熟悉与掌握国家、医院与医疗专业多个层面的相关法律法规、制度与操作规范，在医院物理环境安全的运营与维护中占据重要地位。

12.4.1 医院物理环境安全培训需求

医院的管理人员、各科室的医生与护士、后勤管理与工作人员以及患者和家属都对医院物理环境安全的培训的必要性有很高的认同，培训的需求有：

1. 针对不同的医院职能分层次进行培训

医院中的各种职能工作内容差距较大，有提供医疗服务的医务人员、护理人员、药剂人员等，也有提供后勤服务的用水用电饮食相关人员，更是有大量的患者及其家属长时间滞留在医院中。同时，管理人员与临床工作人员两个维度的工作内容也有较大的差异，需要根据不同层次的人员在不同情境的工作内容差异进行内容的培训、体系的制订和修改。

2. 医院沟通工作

医院的复杂性同样影响了各部门的沟通。需要注意医患之间、医护之间、医医之间抑或管理者与临床人员之间相应的顺畅沟通，以保证相关的制度具有合理性，并能正常地实施，防止上有政策下有对策的现象。与此同时，患者与医疗人员之间的沟通也是非常重要的，良好的患者与医疗人员的沟通能够减轻医疗服务提供的压力，并提高医疗服务的质量。

3. 安全培训的落地实施

由于一直以来对于安全培训的不重视，导致各种培训浮于表面，不能够真正达成相关目的，培训的成果经常停滞在某个管理层级，不能到达临床一线，没有实现改善医院物理环境安全的目的。所以，培训应该在面向一线人员的基础上，具有一定的可操作性与可监督性，保证落地实施。

12.4.2 医院物理环境安全培训体系

医院物理环境安全的培训体系可以分为医疗安全培训与后勤安全培训两个大的方面，本小节对以上三个方面的培训对象和范围、培训方式以及效果评价进行介绍。

1. 医疗安全培训

（1）人员岗位职责培训

人员岗位职责培训应该针对全体工作人员，主要针对岗位职责进行教育与学习，其效果评价体现在岗位职责的考核合格率以及岗位职责的落实情况两个指标上。

（2）感染和控制知识培训

感控知识培训应针对全院工作人员，主要采取感控知识讲座的方式进行培训。除此之外，需要采取操作演示，感染事件案例以及传染病预防健康教育等多种实操手段进行经验教育。此培训下的效果评价主要有医院感染发生情况、职业暴露事件上报情况、传染病漏报与报告不及时情况进行监督，当然也可以直接采用感控知识考核的合格率来进行讲座知识的效果评价。

（3）医疗纠纷的预防

医疗纠纷的预防需要针对全院工作人员，主要采取医疗纠纷的案例教育、安全隐患检查的总结与讲评培训以及医疗纠纷的预防教育讲座三个层面的手段，在事前、事后两个维度进行培训教育。此指标的效果评价，主要通过医疗纠纷发生的案例数量来进行控制。

（4）公共卫生事件应急处理安全培训

公共卫生事件应急处理安全培训针对全院工作人员，主要采取公共卫生事件应急预案教育培训学习以及公共卫生事件应急预案演练两方面进行培训，其效果评价可以通过公共卫生事件的演练情况和公共卫生事件的实际发生应对情况进行。

（5）医疗设施的使用、保养与维护培训

医疗设施的使用、保养与维护培训主要针对医疗工作人员、护理工作人员以及医技工作人员等进行，主要采取医疗设备相关的知识讲座辅以相关的操作演示以及医疗设备检定的知识讲座等培训方式。其效果评价，主要包含大型设备检查阳性率（优良率）、医疗设备设施计量检定合格率以及医疗设备操作考核合格率等方面。

（6）医疗法律法规培训

医疗法律法规培训主要针对医疗工作人员与护理工作人员两大类，主要采取医疗与护理法律法规制度学习的讲座以及相关领域的违法操作案件的警示教育进行培训。其效果评价有法律法规考核的合格率以及实际发生的违法事件数量进行考评。

（7）医院规章制度培训

医院规章制度培训指的是医院内部的物理环境安全相关的制度体系，主要针对医疗工作人员与护理工作人员两大类，主要采取如下手段进行培训：

- 医疗与护理规章制度学习讲座；
- 违反院级医疗与护理规章制度的事件警示教育；
- 医疗质量情况总结分析评述；
- 医疗质量公报；
- 病例展示与评述。

其评价指标主要是规章制度考试的合格率以及发生违法事件的数量两个方面。

（8）护理医疗操作技能培训

护理医疗操作技能培训主要针对医疗工作人员与护理工作人员两大类，采取的培训方式包括：

- 医疗操作理论知识讲座；
- 医疗操作演示、演练；
- 医疗差错事件应急预案演练；
- 医疗差错事件预防教育讲座；
- 医疗安全差错事件总结讲评；
- 护理安全不良事件总结讲评。

其评价指标有医疗操作竞赛、医疗操作考核合格率、医疗事故发生例数以及护理不良事件发生例数等。

（9）危险品的适用与储存培训

危险品的适用与储存培训主要针对医疗工作人员、护理工作人员以及药剂工作人员三类，主要采用特殊药品管理法规制度教育学习、特殊药品安全事件应急事件预案教育学习与特殊药品安全事件应急事件预案等培训手段，其评价指标有四种：

- 特殊药品管理法规制度考核合格率；
- 特殊药品丢失、破损等安全事件发生例数；
- 特殊药品安全事件发生时，应对是否得当；
- 特殊药品安全事件应急预案演练，人员责任落实情况等。

（10）合理用药培训

合理用药培训主要针对医疗工作人员与药剂工作人员，主要采用合理用药规章制度教育学习、不合理用药事件总结讲评和药品使用安全形势分析会三种培训手段，其评价指标由不合理用药事件发生率、合理用药规章制度考核合格率、不合理用药整改措施落实情况构成。

（11）患者生命财产安全教育培训

患者生命财产安全教育培训主要针对患者与其家属，采用入院安全宣教方式进行，并使用患者被盗、被骗等不良事件发生的案例数目进行评价。

2. 后勤安全培训

（1）信息安全相关培训

信息安全相关培训主要针对全院工作人员，采用以下方式进行培训：

- 医疗信息管理法律法规教育培训；
- 医疗信息管理事件案例警示；
- 患者隐私安全教育；
- 医疗信息保密制度学习；
- 医疗信息泄密警示教育；
- 医疗信息泄密事件应急演练；
- 信息系统安全管理教育；
- 信息系统安全应急事件的模拟。

在以上的培训方式基础上，采取对信息系统的故障、泄密以及保密事件发生的案例数目以及相关的知识考核合格率进行考评。

（2）防火安全培训

防火安全培训主要针对全院的工作人员，采取消防管理规章制度教育学习、消防知识教育讲座、消防应急演练与消防知识展板宣传教育等方式开展培训，其培训效果主要看消防知识考核合格率、消防应急演练人员责任落实情况、消防违规事件发生例数与火灾安全事件发生例数等指标。

（3）防盗安全培训

防盗安全培训主要针对全院的工作人员，采取保安人员职责教育、防盗知识教育讲座与防盗应急预案演练等培训手段。其培训效果主要看防盗知识的考核合格情况以及医院财物失窃案件发生的数额和数目情况。

（4）防诈骗安全培训

防诈骗安全培训主要针对全院的工作人员，采取防诈骗知识讲座、诈骗案例警示进行培训，其效果评价主要看诈骗事件发生数目。

（5）防恐怖袭击安全培训

防恐怖袭击安全培训主要针对全院的工作人员，采取防恐怖袭击教育学习与防恐怖袭击预案演练进行培训，其效果评价主要看相关演练与模拟下的人员职责落实的情况。

（6）医闹事件应对培训

医闹事件应对培训主要针对全院的工作人员，采取医闹事件警示教育与医闹事件应急预案演练进行培训，其效果评价主要看预案演练时，人员职责落实情况；医闹事件发生时，处理是否及时得当两个方面。

（7）电力供应安全培训

电力供应安全培训主要针对全院的工作人员，采取电力供应保障流程教育学习与电力供应应急预案演练进行培训，其效果评价主要看电力保障应急事件发生例数与电力应急事件处置情况。

（8）饮食保障安全培训

饮食保障安全培训主要针对全院的工作人员，采取饮食保障安全教育学习进行培训，饮食安全保障知识考核、饮食保障地域安全管理情况与饮食安全事件发生例数是其效果评价的三个方面。

（9）电梯、空调、热水等设备安全培训

电梯、空调、热水等设备安全培训主要针对全院的工作人员，采取服务设施安全检查情况总结点评与服务设施安全事件警示教育进行培训，效果评价可以根据安全事件发生的数目进行考察。

第五篇
综合案例篇

第 13 章　上海市胸科医院科教综合楼项目

13.1　项目概况

上海市胸科医院创建于 1957 年，为我国最早建立的以诊治心、肺、食管、气管、纵隔疾病为主的三甲专科医院，现有 10 个临床科室和 10 个医技科室，附设上海市胸部肿瘤研究所、心肺血管转化医学中心和国家药物临床试验机构，核定床位 580 张，开放床位 949 张，占地约 39 亩。

胸科医院立志维护好心胸外科的"殿堂"地位，建设成为一个国内领先、国际一流的心胸专科医院，医院有国家及市级五大特色学科，包括胸外科、心血管内科、心外科、呼吸内科、肿瘤科。"心血管病学"是国家重点学科；"心血管内科""胸外科"和"心脏大血管外科"均为国家临床重点专科；医院肺部肿瘤中心是上海市肺部肿瘤临床医学中心。医院具有很强的临床能力和资源，一系列排名、数据显示，胸科医院在心血管疾病、胸部肿瘤重大疑难疾病的诊治方面达到国内领先和部分国际先进水平。

近五年来，医院业务量也快速增长，医院门急诊人数与心、胸手术量年平均增长率达到 10%，2018 年门急诊人数已经达到 71.23 万人次，心、胸手术量达到 1.49 万人次；此外，医院也相应提升了运行效率，床位使用率逐年提高，2018 年达到 110.34%，平均住院天数已缩短至 5 天。

医院 2017 年 10 月完成新建科教综合楼项目建设，建筑高度约 60 米，项目总建筑面积 24 208 平方米，地上十三层建筑面积 18 868 平方米，地下三层建筑面积 5 340 平方米，机动车位 169 辆，全部为智能化机械地下停车位。

13.2　实验室物理环境安全

上海市胸科医院科教综合楼拥有基础科研功能，为门诊医疗提供技术支持。综合楼内开展实验活动，主要是进行分子实验和糖尿病与肥胖外科的转化等相关内容，实验中涉及各类病原微生物，科研实验室的生物安全防护等级最高为二级，即 BSL-2。项目不设动物房，不进行动物类实验。

实验室物理环境安全设计和管理，分别从实验室区域设置、设备配置、污染物排放控制和可视化模拟等方面展开。

13.2.1　实验室区域设置

实验部分为三个区。一区是清洁区，供科研人员休息、研究，根据实验室级别的不同通过更衣进入实验区。实验区级别要求高的，设通过式更衣及风淋；实验室级别要求不高的，更衣完直接进入。二区是实验区，实验区的房间均设有直通屋顶的排风管道，方便实验室布置生物安全柜、万向抽等实验器具。有的实验室要求较高的，设二更和物品传递缓冲室，保证实验室的净化级别。三区是包括污物处理清洗以及实验样品接收，污物通过污梯专门送入或送出。

13.2.2　设备配备

本项目根据实验室需求配备通风柜、生物安全柜、超净工作台、消毒与灭菌设施。

1. 通风柜

通风柜是为在实验过程中清除化学气体和有毒烟雾而设计的。一般的通风柜没有装备HEPA过滤器（高效空气过滤器），不能有效清除微生物介质。考虑到科教综合楼位于市中心，为减少对周边居民的影响，采用较为先进的净气型通风柜。废气被抽到设备自带的过滤系统内，经过滤后废气通过管道在室外集中排放。

过滤系统内安置了二层分子活性炭过滤器（可以吸附多种性质的化学废气）。当第一层过滤器饱和后，第二层过滤器继续吸附化学气体，这一设计确保了即使第一层过滤器饱和后，仍无化学气体泄露。

此外，装置配备有 2 个探头，每个探头根据实际应用有其特定的设定值。独一无二的设计能够针对实验室内的空气情况而相应进行设定调整，从而避免因探测到无害的气体而产生误报情况。

2. 生物安全柜

新建综合楼拟采用全排型生物安全柜。其中二级生物安全实验室选用的生物安全柜类型为Ⅱ级，拟采用 B2 全排型生物安全柜，柜体与排风管采用密闭连接，以确保其达到二级生物安全实验室的要求。柜内空气向外抽吸，使柜内保持负压状态，通过垂直气流来保护工作人员；外界空气经高效空气过滤器后进入安全柜内，以避免处理样品被污染；柜内的空气也需经过过滤器过滤后再排放到大气中，以保护环境。生物安全柜采用的过滤网对 0.3 微米微粒的过滤效果一般达 99.99% 以上。

3. 超净工作台

本项目实验室设置超净工作台，通过吹过工作区域的垂直或水平层流空气防止试验品或产品受到工作区域外粉尘或细菌的污染。

4. 消毒与灭菌设施

根据《实验室生物安全通用要求》（GB 19489—2008）、《生物安全实验室建筑技术规范》（GB 50346—2011）、《病原微生物实验室生物安全管理条例》、《微生物和生物医学实验室生物安全通用准则》（WS 233—2002）等规范、条例的要求，二级生物实验室必须配置消毒、灭活保障设施，对一级生物实验室无要求。

本项目各实验室均配置高压蒸汽灭菌锅，高压灭菌锅可为手提式或移动立式，方便各实验室使用。BSL-1、BSL-2 生物实验产生的实验用具、废液均经过高温高压灭菌处理后，再进行进一步处理处置。对于因实验操作要求，需要在实验开始前对所用器具施行消毒的措施，主要采用煤气灯（酒精灯）炙烤、紫外消毒、酒精消毒等方法。

13.2.3 污染物排放控制

1. 废气

有机试剂检测在通风柜内进行，挥发性有机物收集后，经排风通道引至综合楼楼顶，采用活性炭吸附处理后排气筒排放。

实验过程中可能产生的生物气溶胶在生物安全柜的负压环境下被截留，并通过生物安全柜自带的高效过滤器处理后，经排风通道引至综合楼楼顶排气筒排放。

2. 废水

实验室废水经消毒后（即在消毒池内加入漂白精饼，主要成分为氯化钙和次氯酸钙）排入室外酸碱中和池，再排入医院污水处理站经处理达标后，排入医院污水管网排放。

3. 固废

医院危险废物放置在专用利器盒、专用硬质盛器或医用垃圾袋内，医院每个楼层和科室都有专用危废临时存储点，所有危废经收集后统一存放于医院地块南侧的危废暂存间内，设置有硬质防渗漏地面以及防渗漏排水沟，并设置有符合《环境保护图形标志—固体废物贮存（处置）场》（GB 15562.2）要求的警示标志；危废存储场所远离人员密集区域。危废存储场所设置符合《危险废物贮存污染控制标准》（GB 18597—2001）和 2013 年修改单的规定。

13.2.4 环境监测和管理

为保证建设项目环境管理的实施，加强医院内部环境管理工作，项目制订了必要的环境管理措施，成立设置专门的环境管理及监测机构，以执行医院内的环境监测、污染源监督和环境管理工作。具体管理内容有：①制订和组织实施环境保护监测计划，与政府部门进行沟通，配合政府部门开展环保工作；②监督管理医院内部各部门的环保工作，指导环保专业人员熟知岗位操作规程、操作内容、操作方式及污染控制指标；③分析污染治理设备运行中存在问题，及时提出处理意见和方法，并做好日常工作的有关记录；④整理并归档有关环境管理文件和监测资料。

13.2.5 BIM 模拟应用

在本项目实验室设计阶段，运用 BIM 技术对实验室内部环境与设施进行了构建与模拟（图 13-1），演练日常实验工作人员动线，达到安全可行的效果。

13.3 停车安全管理

医院停车难既有建设"先天不足"的客观原因，也有规划缺乏前瞻性以及缺乏管理经验等主观因素。上海市胸科医院位于上海中心城区，土地面积紧张，停车泊位的规划要求远远不能满足社会发展需求。停车位的供不应求严重影响到周边道路的正常通行及就医者就诊，且时常影响医院的急诊绿色通道，此现象对医院工作和患者就诊安全皆存在影响。

对医院来说，时间就是生命。由于医院停车位不足，导致大量车辆堵塞在医院门口，严重

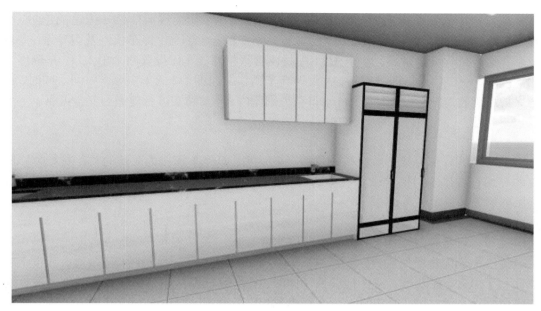

图 13-1　BIM 可视化模拟实验室效果

妨碍急救车辆及消防车辆的进出。如有危重病患需及时抢救或医院一旦发生火灾,造成的后果将不堪设想。

　　本项目通过智能机械立体停车库引入、管理模式提升、专业维护特种设备策略以及 BIM 模拟应用等方面,进行医院停车安全管理改造与提升。

13.3.1　引入智能机械立体停车库

　　医院多次为车库设计方案召开专题会议讨论解决办法,通过调研、交流、借鉴、学习,再次探讨解决问题。依据停车场规划设计规则以及医院建筑配建停车泊位标准,通过多次的沟通、模型模拟、流向规划,确定引入智能化机械停车库,最大化地扩充停车泊位。最终实现在平面车位的基础上,新增至 169 个机械停车泊位。如图 13-2 所示。

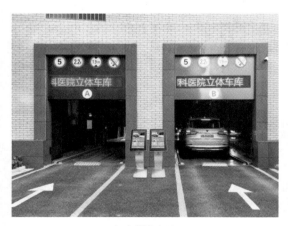
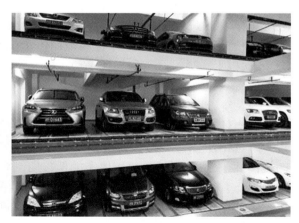

（a）车库入口　　　　　　　　　　　　　　　　　（b）车库内部

图 13-2　停车库

本项目选用的平面移动类仓储式智能停车库，设备采用无线通信信号传送，使整座车库实现低振动、低噪声、低成本和高效率的运行。车库的控制系统、停车检测及引导系统、自动消防系统集成化程度非常高，运行速度快，技术含量很高。车库设置两个出入口，车辆停入车库无需倒车，停好后人员即可离开，大大提高车辆存取速度，降低车主等候时间。同时，通过安全保护系统监控车库运行每个细节，自动识别库内人员、切实可行地做到安全可靠。

13.3.2　管理模式提升

医院环境的好坏直接影响医院硬件服务的优劣，而停车场作为医院的"第一大堂"，服务形象的好坏直接影响对医院软性服务的评价。因此，从管理模式上提升停车管理，也是提高医院服务形象的重要任务。

1. 选用第三方运营单位

医院在自行管理过程中，由于原有车位非常紧张，"关系停车"导致患者停车困难现象普遍。通过停车位优化增加后，委托第三方管理，杜绝关系停车、打招呼停车，最大程度上将停车位让利于患者，提高患者就医便捷性。同时，要求第三方管理公司在收费管理方面针对医院的收费管理系统，制订完善的收费报表体系和财务机制。每月医院与管理方会针对停车场吞吐量数据、收入情况、各类型车位占有时间、停车场车辆进出趋势，针对性地提出解决方案以及制订下一步的行动措施，提高停车场高效运转率，更好地提升医院的满意度。

2. 优化管理，科学疏导

（1）实施无限制通行，缓解道路拥堵

通过建设机械停车库增加停车泊位，患者车辆可以无阻拦地进出院区停车场，从根本上缓解淮海路的交通拥堵。同时，增设两个出口，防止院区堵塞的问题发生。

（2）合理设置规划，充分利用停车区域

随着停车位的不断增加，院区停车场格局的划分成为必须解决的突出问题，车管人员设置的合理性成为首要任务。首先，停车位以患者为中心因地制宜对现有院区人流、物流、车流通道重新规划，对车流疏导、停车、转运重新规划。通过车辆流线重新优化设置，制订救护车辆、保障车辆以及应急车辆专项进入通道，人员专项进出医院通道以及行走区域，彻底改变人车混流现象，解决车辆在院区行驶缓慢造成拥堵的问题。其次，针对胸科医院"小门诊，大住院"的特色，设定接送入院、出院的专用车位，提高患者出入院的便捷性。第三，为便于患者进院有车停，好找位，医院将原停于地面车位的职工车辆安置至机械车库内，满足病患家属在地面车位停车的需求。同时，提高地面停车位的使用效率，经测算每天地面停车位的周转率在 10 次以上。通过合理规划让平面车位与机械车位有效结合，相辅相成，最大化地利用车位的价值。

（3）统筹协调人员，提高管理效率

采集停车场每天的吞吐量数据进行分析（图 13-3），从而提供有效管理措施。例如，2018年 5 月进出车辆每天最高曾分别达到 791 辆、745 辆。通过对数据分析，找到每周停车使用的规律性，周六、周日是每周停车的低谷期，周一至周五期间，除周三外每天停车均处于高峰期，每天车辆进场高峰期均在早 7:00−9:00 期间。再结合停车数据，针对早高峰职工停车情况，对 8 点前进入医院的职工车辆采取了"只进不出"的停车策略；而针对社会车辆，则采用了不间断单独车道使用停车库的策略。此外，统筹优化车管员岗位及人员管理，确保交通组织通畅，保障患者车辆无违位停车的情况发生。

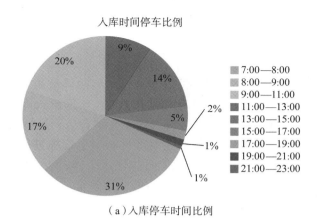

入库时间停车比例

（a）入库停车时间比例

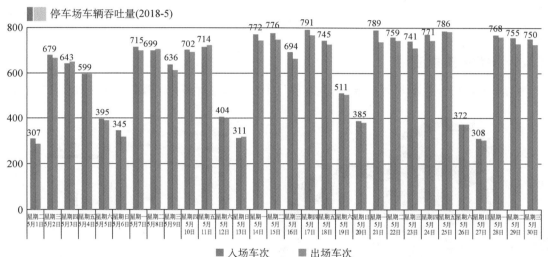

进场总资数18 622次，出场总次数18 187次

（b）停车场车辆吞吐量

图13-3 停车场数据分析

（4）有效沟通出口，提高疏散速度

通过运用先进的 BIM 演示将停车、取车、行车效率达到最大化，提高停车泊位的周转率。同时，邀请交通方面的专家至现场指导提出改进建议，并且通过出口处红绿灯协调，大大降低车辆在出口处的滞留时间。尤其在医院召开大型会议，停车量饱和的情况下，集中出车能力得到很大程度的提高，不论是院内车辆秩序还是道路交通，拥堵状况较之前有非常大的改善。

13.3.3 专业维护特种设备策略

机械式立体停车设备属特种设备，设备的维修保养是专业性很强的工作，直接影响设备运行的良好程度。医院机械车库高运转的负荷强度，不论对管理人员还是对维保人员都提出严峻的考验。

1. 完善人员培训考核机制，提高专业技能

每周对维保人员专业技能进行培训，每月与维保人员就车库运行情况召开专项分析会，

制订行动方案，落实人员责任以及完成时间。每月对保养维护人员进行一次专项考核，需要持证上岗。

2. 建立完善的保养制度和规范，建立台账，做好保养的日志工作

坚持"预防为主，养护为辅"的保养原则，专业性地将故障解决在萌芽状态，保持设备良好的性能，延长立体车库寿命。依据立体车库使用数据，车库出入库运行次数日均达到350次，保养的规范计划性非常重要。管理单位每天夜晚会结合当天运行情况针对性地对部件进行检查，每周依据保养制度及计划对设备的主要部件和安全设施进行逐项检查，并做好维护保养工作。同时，做好日检、周小保、月大保的日志记录工作，建立有章可循、有账可查的良性机制，切实保障机械设备可靠运行，提高停车位的使用效率。

3. 完善备品备件台账，缩短车库故障抢修时间

机械车库于地下存放车辆，车库故障维修人员需到每层车库内进行抢修，为缩短车库故障抢修时间，将每层车库所需的备品放置在相对应的楼层备件仓库，一旦车库故障，可在最短时间取到零部件，以最快速度将故障解除，缩短车主等候取车时间。

13.3.4 BIM 模拟应用

为提升院区停车效率和蓄车能力，在本项目中对几种情况进行了模拟分析。如图 13-4 所示。

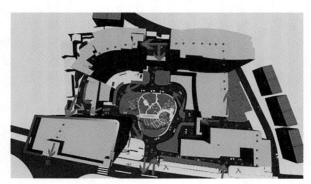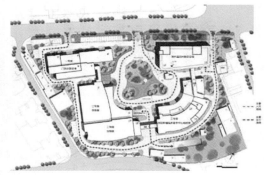

图 13-4　院内车辆交通流线规划

1. 一般情况下的医院内车辆交通模拟

在三个车库都能入库并且采用新规划过的院内交通模式的情况下，车辆都能有序且畅通地在医院内行驶或入库，如图 13-5 所示。

2. 新建车库存车和等待入库的交通情况模拟

两个车库停满后，车辆只能排队依次进入机械车库停放，针对这种情况，本项目特别进行模拟并得出了一些数据，供院内交通管理使用，如图 13-6 所示。

3. 单列车位的入库模拟

单列车位是指靠近移动平台的两列车位，如图 13-7，在存取车时，车位与台车之间转移的距离相对重列车位要短，所消耗的时间少。

通过模拟分析算得存车时间：地下 1 层、地下 2 层、地下 3 层中的任意一层存取单列车位车辆平均时间为 110 秒；若 2 台升降机同时连续存车，两两入库，平均每辆车存放时间为 60 秒。

4. 重列车位的出库模拟

重列车位存取车辆：①若外侧没有车辆阻挡，存取的平均时间为 118 秒，只比单列车位多

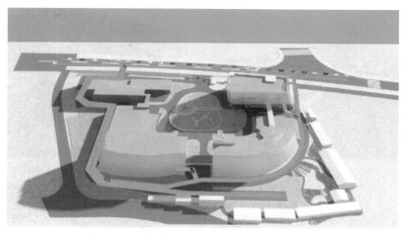

图 13-5 一般情况下的医院内车辆交通模拟

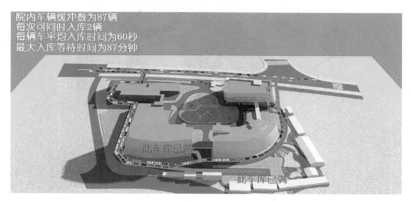

图 13-6 两个车库停满后的院内车辆交通

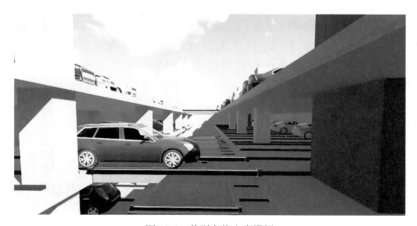

图 13-7 单列车位入库模拟

出 8 秒；②若外侧有车辆阻挡，重列车位车辆存取则需要事先将外侧车辆转移至调拨车位，依据现有厂商提供的参数，最不利于存取重列车位车辆的情况，需要耗时 277 秒，其调拨→移车→出库机理模拟如图 13-8 所示。

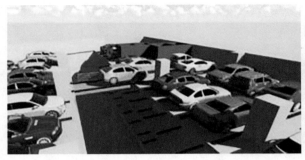
（a）重列车位出库先取出外侧车辆

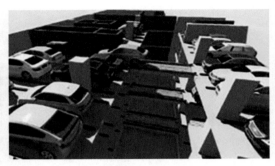
（b）外侧车辆转移至调拨车位

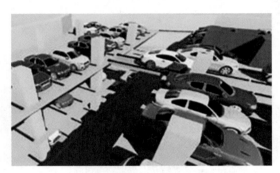
（c）重列车位车辆移出

图 13-8　重列车位出库模拟

13.4　安全疏散管理

安全疏散设计是高层建筑安全系统建设的重要组成部分，疏散设计是否科学合理直接决定了整个高层建筑工程能否实现稳定运行，重点验证在出现火灾的情景下，建筑是否具有高效率的疏散效果。医院建筑尤为特殊，医患人员密集，一旦出现紧急情况，须保证人员人身安全，降低经济损失和社会损害，营造良好的运行安全形象。

本项目十三楼设有 250 人大会议室，需特别注重疏散安全。当发生火灾或其他紧急情况时，如何高效疏散，确保人员安全，需要研究验证。

13.4.1　安全疏散管理方案

安全疏散方案的主要目的是在发生火灾的情景下，疏散速度能得到有效保证，疏散有序性得到有效控制，不会出现无序错乱的疏散场面。因此，本项目在设计过程中，在出口通行能力、疏散路线清晰度、瓶颈问题、疏散路线选择等方面，加强了设计和管理。

1. 出口通行能力大

科教综合楼层数高，医护和行政工作人员多，会议室召开会议或举办活动时，人员数量大，与普通建筑相比较而言，在疏散过程中，短时间内需要疏散人员密度也较大。因此，疏散出口单位时间内承受疏散人员是比较大的，相应疏散通行能力会降低。所以，在科教楼安全疏散设计中，对安全疏散出口的宽度进行了优化，提高了疏散人员的通行能力。

2. 疏散路线清晰度高

高层建筑设计格局比较复杂，本项目为科教综合楼，各楼层布局不一，功能不同。为了保证在突发状况下能够紧急疏散，在本项目设计过程中，控制整个建筑的疏散路线，确保路线明确和清晰。主要控制在：①确保通道道路内部路线明确；②通道内部无死角，无环状结构；③迂回结构尽量少；④确保疏散通道有效性；⑤疏散标志明确指示，箭头方向明确。

3. 减少瓶颈问题

本项目作为高层建筑，会议室内部人员数量多，一旦出现火灾，难免人员会一拥而上，拥挤到疏散通道内部。因此，很可能在安全疏散出口会形成较严重的拥挤现象。针对此类可能出现的拥挤等瓶颈问题，在本项目过程中进行探究分析，多次召开专项会议，对安全疏散出口的宽敞程度和建筑内部总体人流密度进行评价。

4. 疏散路线选择多

高层建筑安全疏散的有效实现依赖于路线设置的合理有效。因此，在本项目的设计和分析过程中，针对人员可能对建筑内部疏散路线的选择，最大限度地考虑了人员对于安全疏散线路的应用主观性。一旦发生紧急情况，人员可能选择离自己最近的疏散路线，同时出现集合反应，人员流动具有很大的跟从性。在科教综合楼会议室疏散路线分析过程中，对不同的疏散路线和选择方式，详细分析疏散效果的差异性，不断地优化设计方案。

13.4.2　BIM 模拟分析

通过 BIM 模型及疏散模拟工具，建立火灾与人员疏散模型。通过模拟分析整个建筑整体发生灾情时人员疏散所需时间以及空间设计优化方案，经过合理比较，运用火灾和人员逃生模拟软件结合方案设计阶段完成的 BIM 模型对人员行为进行模拟，对设计和运维管理提出较为合理的建议。

1. 模拟模式

对几何模型中各区域进行相关人员密度的设置，人员密度采用 1.39 平方米 / 人。由于不同的运动模式下，人员的运动规则不同，会使最终的疏散路线和疏散时间等结果不同。因此，在 SFPE（美国消防工程师协会）模式和 Steering 指导模式下，进行了分类多次模拟。如图 13-9 所示。

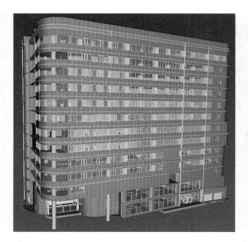
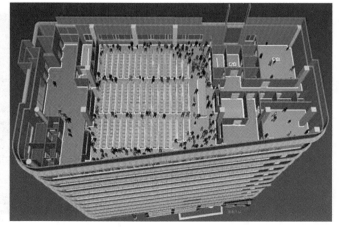

图 13-9　疏散模型建立

SFPE 模式是以出口流量为基础的人员运动模式。这种模式是基于《SFPE 消防手册保护工程》和《SFPE 工程指南：火灾中的人类行为》中提出的流量模型，其人员疏散速度取决于每个房间内人员密度、穿过疏散口的人员流量、流率以及疏散口的宽度。Steering 指导模式，是使用路径规划、指导机制与碰撞处理相结合来控制人员运动的（大型商场以及体育馆使用较为广泛）。

2. 会议室模拟结果分析

在十三层大会议的疏散模拟中，共设置 280 人为需要疏散的人员，大会议室 250 位参会人员，其他区域零星散布 30 位工作人员。移动速度平均为 2 米／秒，肩宽平均为 45.58 厘米。根据人类行为模拟分析得出，十三层所有人员疏散（完全撤离十三层）共需要 2 分 50 秒。在第一阶段主要人员密集区域集中在大会议室的 5 个疏散门周围，见图 13-10（a）。随着时间推移，人员密集区域将转移至东侧通向楼梯间的走廊（易发生踩踏事件）与西侧通向楼梯间的会议室外区域，见图 13-10（b）。

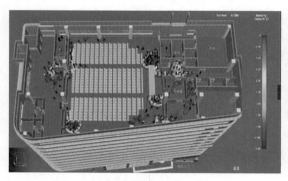
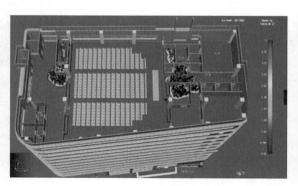

（a）初始阶段疏散人员密度　　　　　　　　　　（b）过程阶段疏散人员密度

图 13-10　会议室疏散模拟

疏散过程中，由于西侧楼梯空间以及周边空间大于东侧，更加利于疏散，于是西侧先于东侧完成人员疏散，西侧疏散用时 95 秒，东侧疏散用时 170 秒，多用 75 秒。后期疏散密集区域依旧存在于东侧走廊以及楼梯间周围，如图 13-11 所示。

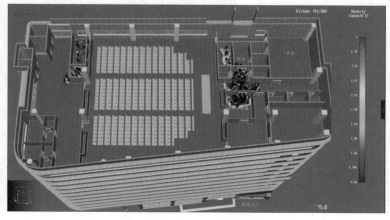

图 13-11　西侧楼梯比东侧楼梯提前完成疏散

3. 一层~十三层整体疏散模拟分析

在整个科教综合楼疏散模拟中，共设置 717 位需要疏散人员。移动速度平均为 2 米 / 秒，肩宽平均为 45.58 厘米。根据人类行为模拟分析得出，科教综合楼所有人员疏散共需要 8 分 39 秒，模拟情况如图 13-12 所示。

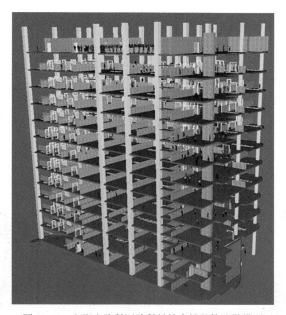

图 13-12　上海市胸科医院科教综合楼整体疏散模型

通过疏散模拟发现，整体设计满足人员迅速通过楼梯进行疏散，模拟效果如图 13-13 所示。

通过模拟优化方案，增加十三层东侧走廊空间，避免紧急情况下的踩踏事件；十三层东、西两侧在地面设置疏散导视标识，引导人员分区疏散。对东西两侧采取的这些优化方案，可以缩短近 1 分钟的疏散时间。

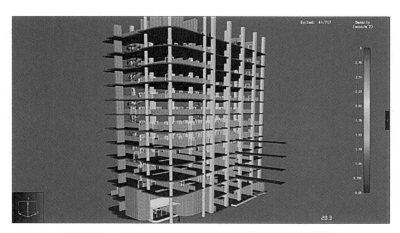

图 13-13　上海市胸科医院科教综合楼整体疏散人员密度

第 14 章　上海市质子重离子医院

14.1　项目概况

上海市质子重离子医院，又名复旦大学附属肿瘤医院（图 14-1）。质子重离子治疗中心筹备于 20 世纪 90 年代，项目启动于 2003 年。该医院由上海市申康医院发展中心筹建，上海市卫生基建管理中心代建，历经十年的规划与建设，成为我国首个拥有质子和重离子两种先进肿瘤治疗技术的医院。

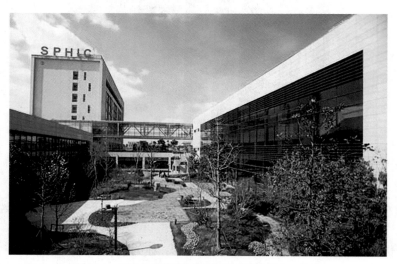

图 14-1　复旦大学附属肿瘤医院质子重离子中心外景

质子重离子医院项目地块位于浦东新区（原南汇区）康新公路以西，周邓公路商业带以南。净地面积 189.6 亩，另有 25% 的代征地，面积 47.4 亩，总计土地面积为 237 亩。项目总建筑面积 52 542 平方米，其中地下一层质子重离子放疗区面积 9 369 平方米，地上二层辅助机房、医疗和管理用房面积 7 327 平方米。建筑总投资 67 114 万元，床位 220 张。

质子重离子放疗技术最显著的特点是无创、低毒、高效。质子重离子放疗是当今最为先进的肿瘤放疗技术，运用质子或重离子射线对肿瘤进行精准照射、杀灭。质子重离子中心是目前国内唯一以质子重离子为主要治疗手段的医疗机构，聚焦鼻咽癌、颅内颅底肿瘤、肝癌及前列腺癌等 5 个重点病种，充分发挥质子重离子放疗对肿瘤的定向爆破优势。该医院于 2016 年 6 月开始，完成了上海市 35 例患者的临床试验，并于同年 12 月完成全部患者的观察，圆满结束了临床试验的过程。

2017 年 9 月，质子重离子医院通过了国际医疗机构评审联合委员会（JCI）的评审，成为目前全球范围内唯一一家通过 JCI 认证的质子重离子机构。该质子重离子医院已完成近 1 000 例患者治疗，效果显著。

为进一步提升质子重离子系统设备的运营维护效率,质子重离子医院联合高校开发了首套针对质子重离子系统设备运行维护的智能化管理平台——"监控系统+管理系统+数据决策+信息模型(BIM)"。该平台监控和管理全套设备约 15 000 个数据点、400 多项维保项、170 个核心参数,并支持通过多平台进行实时消息传递,实现系统设备的在线管理、处置、统计和分析,打造国内首个质子重离子系统设备运行维护保障的样板。三年来,质子重离子系统设备开机率连年稳步提升,维持在 96.6% 以上,辅助系统开机率每年保持在 99.9% 以上。

14.2　PT设备散热系统的物理环境安全

质子重离子治疗设备(以下简称 PT 设备)是质子重离子医院的核心治疗区域,包括了直线加速器、运输线、同步加速器、质子治疗室以及电源厅等部分。PT 装置能量非常大,总的用电功率达到了 5 兆瓦,且需要全年日均 24 小时不断电的要求。而 PT 装置大部分的电能都会转化为热能散发,这就对系统的散热提出了很高的要求。对于散热系统来说,专门配置的工业冷却水系统是主要的热能散发设备,而空调系统承担了少部分的散热任务。

14.2.1　工业冷却水系统安全

工业冷却水系统是两级循环冷却。一次闭式循环水直接接触冷却对象,带走用水设备的热量,而后经由板式换热器传递热量到二次闭式循环水。二次闭式循环水流经闭式冷却塔将热量通过冷水板式换热器,经由凉水机组带走热量。

直接冷却末端工艺设备的闭式冷却水循环系统称为一次冷却水系统,通过板式换热器带走一次冷却水热量的闭式冷却水循环系统称为二次冷却水系统。

一次冷却水系统主要由水泵、电加热器、板式交换器以及离子交换柱等部分组成,采用一级泵定流量运转。根据工艺要求,共有 30 个一次闭式水系统,系统有各自不同的水温、控制精度、流量、材质等要求。在满足使用要求的前提下,将基准温度及控制精度相同、水路材质相同的系统尽量合并,并结合用户服务对象与空间位置,将 30 个系统合并为 5 个水子系统。在系统中设置了电加热器作为一次冷却水温的调节手段。PT 装置运行时的能量发生从低到高、再从高到低的周期性变化,为减小周期变化对水温控制的影响,设置了闭式储水箱。一次冷却水系统水质要求为纯水,由于运行时的纯水电阻率逐渐降低,故设置旁流离子交换柱以维持水质要求,满足电气绝缘要求,也防止腐蚀结垢。

二次冷却水系统主要由水泵、板式换热器、闭式冷却塔、闭式储水箱等组成。系统采用一级泵定流量运转。为增加系统水容量、避免水温波动对一次冷却水的影响,在二次冷却水系统中也设置了闭式储水箱。

14.2.2　空调通风系统安全

空调通风系统承担了少部分的 PT 设备散热需求。质子重离子医院绝大部分建筑采用了集中冷热源系统,制冷机房位于东侧地下 1 层,工业冷却水和空调的冷源进行分开设置,锅炉房位于西侧地上一层。

PT 区的质子治疗室采用全新风直流系统,换气次数为 7 次/小时。每个房间设置 1 台新排风空调箱,由人行迷宫集中送风,顶部均匀排风。为回收排风能量,同时避免排风中的活化粒子进入新风,新排风空调箱设置显热回收装置,并使送风侧处于正压段、排风侧处于负压段，保证排风不会污染新风。送排风机设置手动变频调速功能，实际运行时，排风量大于送风量以维持室内微负压。

直线隧道、离子源及射频房、同步加速隧道以及电源厅采用立柜式明装空调箱加新排风的形式。输运线隧道采用风机盘管加新排风的形式，新排风换气次数为 0.5 次 / 小时。除电源厅外，新风均配置带显热回收装置的空调箱。

回旋加速器和直线加速器治疗室采用带循环风的全空气系统。为满足独立使用要求，回旋加速器另配置变制冷剂流量多联式分体空调系统。

为避免辐射泄漏，进出辐射区域的空调通风风管均设置防辐射迷宫。同步加速和输运线隧道内（辐射能量较高区域）的空调冷凝水统一排放至衰减池中，避免辐射粒子随冷凝水直排至室外。

根据防辐射要求，同步加速和输运线隧道设有装置停运后的排风系统，换气次数为12 次 / 小时，保证人员进入检修前的室内空气达到卫生标准。排风口高于主体建筑檐口。

回旋加速器和直线加速器治疗室设有独立排风系统，其排风口位于病房楼屋顶（最高处）。门诊大厅、餐厅、会议厅及中庭等大空间区域采用全空气系统。中庭采用分层空调形式，过渡季节采用全新风的空调形式 (50% 的送风量)，顶部设置平时排风和与全新风配套的排风风机。全新风配套的排风机同时兼作为中庭的排烟风机。

病房、诊室、办公等小房间采用风机盘管加新风系统。考虑到个别区域的独立使用要求，DR，CT 等常年发热的房间采用独立设置的变制冷剂流量多联式分体空调系统。

14.3 电气及电磁兼容系统的物理环境安全

质子重离子医院的主要供电设备包括两路独立的 35 千伏电源，两路电源同时运行，互为备用；3 个变电站、2 台 35 千伏变压器、15 台 10 千伏变压器、10 面 35 千伏高压柜、20 面 10千伏中压柜、61 面 0.4 千伏配电柜、8 台 UPS，1 台柴油发电机和 700 多个现场电柜。现场电柜内的电气连接点少则几十、多则数百。

14.3.1 电气系统安全

如此庞大的供电系统和繁多的电气连接点，其运行过程必然会产生热量。正常情况下，热量会自然散发到环境。但是当产生的热量大于散热时，热量会逐渐堆积，产生明显的温升或转变成发热点。发热点将造成绝缘材料的绝缘性降低和设备的机械强度降低，严重时将引发电气短路和电气火灾等事故。要想避免类似事故的发生，做好电气测温是极为关键的预防性工作，该医院采用了热成像进行测温。

电气设备的发热具有以下四个特点。

- 长期性：电气发热到电气短路往往需要经过发热垫的热量堆积、温度升高、接触电阻变大、热量堆积一个长期的循环过程才会引发事故；
- 隐蔽性：发热点在外观上与正常点没有明显的差别，且由于发热量小，不足以产生异味；
- 不可预计：发热可能在螺丝松动、触电虚接、接触面变形等任何一个接触点，可能发生在很多连接处；
- 易发性：电阻和时间的大小与发热量成正比，而电流的大小与发热量成平方比，所以通常情况下回路汇总的电流大或者电阻大都会形成发热点。

热成像仪测温通过非接触探测红外的热量，并转化为电信号，生成热图像和温度值的检测设备。使用该仪器监控电气系统安全方法如下。

1. 设备测温重点

变压器：母排连接点、分接头、线圈绝缘垫块、电缆头。

低压柜：低压总开关上下桩头、电容器电缆接头。

现场柜：开关上下桩头、接触器进出线、变频器、可控硅、软启动器、继电器端子、浪涌保护器。

2. 测温周期

每季度按时检测一次，一年安排检测 4 次。

新设备投入运行后 1 分钟、10 分钟、30 分钟需要各测一次。

季节性设备开启后需要测一次。如春夏交替时，冷冻机的负载会从停机转为正常开机，正常开启后的冷冻机相关电柜需要测一次；如秋冬交替时，空调电加湿器负载会从停机运行到满负荷运行，该电加湿器相关电柜需要测一次。

3. 数据记录与处理

将每次测得大于 55℃ 和温升大于 40℃ 的点设定为高温点，并予以记录。

高于 75℃ 的高温点需要马上处理，查明原因，并在处理后一小时内再观察一次，一天后再测一次温度并记录。

高于 65℃ 的高温点需要查明原因，最好马上处理或安排停机处理。处理后再观察一次，一天后再测一次温度并记录。

高于 55℃ 的高温点需要查明原因，三天内再测一次温度并记录。

对于上季度的高温点，需要重点跟踪四个季度以上，并将测得的数据记录在表中。上季度高温点在后四个季度内均未超过 50℃，可以不用记录测温数据。

2014 年，质子重离子医院使用热成像仪测温 4 次，共发现 10 处发热点。其中，一个发热点温度高于 75℃，存在严重安全隐患，由于及时发现并马上处理，避免了一起将要发生的电气事故。另有三处发热点温度高于 65℃，存在安全隐患，通过安排停机后处理，避免了可能发生的电气事故。其余六处发热点主要是由于负载偏大和散热不良引发，通过处理后温度恢复正常。

14.3.2　电磁兼容系统安全

根据工艺控制的要求，工艺区域的电气设备需要进行电磁兼容（Electro Magnetic Compatibility，EMC）设计。设计包括建筑物的基建部分，如接地、等电位联结、防雷、布线、供电，以及必需的设备，如 EMC 产品标准、试验计划、要求等。

EMC 设计要求、分析由外方工艺设计师和电气设计团队共同协商制订。EMC 分析是个迭代过程，随着项目流程可以进行扩展和细化。单个设备 / 部件、基础设施和整个系统的 EMC 数据均在 EMC 分析范围内，通过影响矩阵比较，作相互兼容性分析（抗扰数据 / 干扰辐射数据）。分析结果可以说明哪些部件已经进行 EMC 保护，哪些部件仍需加强 EMC 措施。EMC 措施采取附加接地、屏蔽、滤波、布线优化、系统级辅助抗扰措施等形式。

最重要的措施是将电网与加速器、医疗部件和 IT 部件分开；采用 TN-S 系统；电网低阻抗设计；接地和等电位联结；EMC 兼容布线（不同类型的电缆分开布线，电缆屏蔽处理等）；配电设备的电磁兼容设计等。上述设计原则通过配电设计、弱电设计和现场安装注意事项等方式来达到要求。

采用 TN-S 接地系统。大型的医疗设备设置单独的工业变压器，控制设备设置专用配电箱单独配电，并设置不间断电源。主要工业变压器负载率设计为不大于 50%。工业设备区域设置工业专业接地，直接引自基础大地，以隔离配电系统的谐波和干扰。主干桥架设置 3 层，敷设不同类型线缆。电缆通过专门设备固定在桥架上，以便电缆在空间的排布相对固定和平衡，减少空间的电磁干扰。

14.4 辐射防护系统物理环境安全

14.4.1 辐射防护系统的需求分析

PT 装置运行时会在辐射区域产生高辐射，即使停机后瞬时辐射消失，局部区域仍可能存在剩余辐射，因此需设置辐射安全联锁系统来防止加速器工作人员误入高辐射区而受到伤害，以及限制辐射对人的伤害。

辐射安全联锁系统要求在开机前执行一套特定的安全搜索程序完成清场和建立联锁，联锁完成信号作为加速器开机的必要安全前提条件，从而保障工作人员的人身安全。加速器运行时，任何一个潜在的可引起事故辐射的行为将违反安全联锁系统，产生一个终止加速器运行的联锁信号，其结果将中断加速器运行以及剔除储存的束流。

辐射安全联锁系统在总控制系统中处于设备控制层，具有极高的优先权和地位，不同于其他设备控制器，属于总体级联锁。加速器需要在辐射安全联锁系统正常联锁完毕后才能开机，辐射安全联锁系统的正常运行是加速器开机的必要条件。放射区域不可有含氯和溴的材料，所有电缆的绝缘材料不得含有聚氯乙烯，含有 PVC 材料的电气部件将被禁止。

14.4.2 防辐射系统的设计

辐射安全联锁系统遵循失效安全、多样性、硬件最可靠、最优切断原则，重要部件采用冗余技术，具有不受其他系统限制、具备自检功能等特性。遵照系统安全可靠、经济合理、技术可行的原则，采用在工业控制系统中被证明是可靠的产品。同时与完善的管理制度、规章制度等软件措施相结合，以达到人机合一，更加安全可靠。

系统采用故障安全的电路和组件。安全设备或设备电源所产生的任何类型故障都必须停止加速器，以确保安全。为了加强可靠性，关键设备须采用冗余技术。

在高辐射区域，安装有急停按钮和搜索按钮，这些按钮应清楚可见、容易识别、标记清晰、容易触及。联锁区域入口处的门设置紧急出口机制，对于联锁上的门也有紧急进入机制。当某个联锁被触发后，系统不能自动复位。只有在触发联锁的现场通过手工复位，然后通过中控平台，方能重新起动加速器。在通往辐射区的出入口和控制台上，安装标记清晰的状态指示灯和警灯，用于显示系统的实际工作状态。摄像监视系统作为辐射安全联锁系统的辅助系统，其实时视频信号应接入中控室，以确保人员的人身安全。

14.4.3 人身安全系统

（1）放射性工作区域划分。根据剂量水平的差别以及工作人员出入需要，将控制区细分为禁止进入区域和限制进入区域。当装置运行时，加速器隧道（包括注入器、加速器和波荡器区）为禁止进入区域，通过人身安全联锁系统禁止任何人员进入；光束线区为限制进入区域，通过门禁控制来实现工作人员刷门禁卡进出。当装置停机时，加速器隧道分区状态由禁止进入转为限制进入。在紧急情况下，所有进出加速器隧道的通道门都可以从里面打开。

（2）人身安全联锁系统设备。人身安全联锁系统的核心控制器以及输入 / 输出扩展模块安装于位于速调管长廊的控制柜中。在加速器隧道区域，平均每 30 米设置 1 套搜索按钮、急停按钮和警铃警灯，在每个通道入口处设置 1 套 LED 显示屏、警铃警灯和门禁装置。

（3）清场搜索逻辑。加速器运行期间会有人员在光束线区中进行试验操作，故对加速器隧道和光束线区建立独立的人身安全联锁系统。辐射区内刷卡确认清场搜索，辐射区门外刷卡确认搜索完毕。

第 15 章　上海市第一人民医院改扩建工程

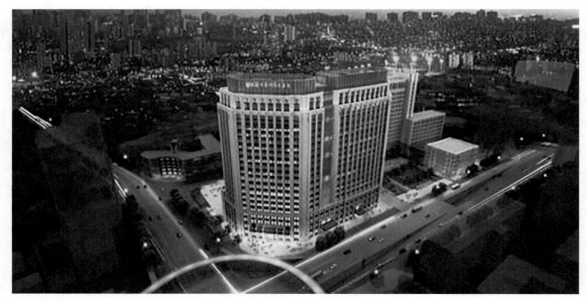

图 15-1　上海市第一人民医院

15.1　项目概况

上海市第一人民医院始建于 1864 年 3 月 1 日，是全国建院最早的综合性百年老院之一。1877 年更名公济医院，1981 年挂牌上海市红十字医院，1992 年率先成为全国首批三级甲等综合性医院，2002 年加冠上海交通大学附属第一人民医院。2006 年积极推进优质医疗资源均衡化，率先在松江区设立分部，开创"一院两址、错位发展"的新格局。曾多次荣获全国百佳医院、全国卫生系统先进单位、全国创建精神文明先进单位等荣誉称号。医院现设北部（虹口区海宁路 100 号）、南部（松江区新松江路 650 号），合计占地 29.5 万平方米。2017 年医院职工 3 820 人，实际开放床位 2 458 张，南北两部临床三级学科和医技学科共 68 个。全年门急诊人次 385.8 万，出院人次 11.6 万，住院手术人次 8.5 万，平均住院天数 6.76 天，CMI 达到 1.06。

由于使用强度和诊疗规模的日益扩大，医院基础设施体系同时出现了总量性欠缺、结构性欠缺和功能性欠缺等问题。2010 年经上海市发改委批准，由上海市第一人民医院利用原上海虹口高级中学校址进行新建改扩建工程，改扩建项目总投资为 6.58 亿元（含土地费用 2 亿元）。主要建设内容为：新建一幢具有急诊中心（1 500 人／日门诊量）、急救中心、手术中心、中心供应室、功能检查及病房（300 张床位）等功能的综合医疗建筑（A 楼），保留建筑改造成急诊中心诊室及行政办公用房（B 楼），在 A 楼和 B 楼之间建设一层连接体约 555 平方米，并在武进路上空建设 2 个过街连廊与南院区连通，连廊建筑面积约 1 054 平方米。新建高层主楼（A 楼）15 层，建筑高度 61.6 米，建筑面积 43 049 平方米。加固改建保留建筑（B 楼）4 层，建筑高度 16.4 米,建筑面积 5 803 平方米。裙房 5 层,建筑高度 22 米。

15.2　项目难点

项目位于中心城区,周边环境复杂,人口稠密,用地紧张,同时还要满足上海市第一人民医院的发展需求和复杂的使用功能,改扩建工程遇到了如下项目难点:

- 如何解决医疗空间布局;
- 如何解决复杂的交通;
- 如何保护再利用保留历史建筑;
- 如何整合武进路南北院区功能和流程;
- 如何营造人性化绿色高效的诊疗空间。

要解决这些难点,需要从医院的整体规划发展、历史建筑的保护与再生、建筑与室内设计、物理环境安全设计等方面认真谋划、精心考量。

15.3　项目物理环境设计

15.3.1　公用系统设计

1. 用水系统

医院综合污水处理工艺可以采用缺氧好氧 A/O 生物接触氧化池为主体的生物处理工艺,并辅以格栅拦截,二沉池沉淀及消毒。上海市第一人民医院的污水处理站有 A,B 两组生化处理系统,白天大水量时两组生化处理系统并联运行;夜晚水量较小时,只运行一组 A 或一组 B 生化处理系统,且每晚 A,B 组生化处理系统交替运行。

上海市第一人民医院位于老城区内,因红线内用地过于紧张,污水处理站设于地下室内。污水处理水量为 2 500 立方米/天,接受原来老院区的排水,污水处理采用生化处理 + 消毒处理后排至市政污水管道。

2. 电气系统

在本项目的设计过程中,结合建筑内功能设计及院方的要求,对本项目中各类用电负荷分级如下。

- 一级负荷中特别重要负荷:急诊抢救室、重症监护室、手术室、术前准备室、术后复苏室、麻醉室和心血管造影检查室等场所中涉及患者生命安全的设备及其照明用电。
- 一级负荷:急诊部、监护病房、手术部、病理切片分析、核磁共振、介入治疗用 CT 射线机扫描室、治疗室及配血室的电力照明,培养箱、冰箱、恒温箱的电源,手术室的空调网电和走道照明、消防电力设备(包括消防电梯防排烟风机消防泵、喷淋泵及防火卷帘等)、应急照明,疏散标志灯、值班照明、警卫照明、障碍标志灯、网络通信系统、消防保安系统、客梯电力、排水泵、生活水泵和人防电力。
- 二级负荷:一般诊断用 CT 及 X 线机用电,中心供应、医技设备空调、太平柜、贵重药品冷库、空气净化机组等负荷。
- 三级负荷:一般照明、插座、空调电力等用电。

在用电容量设计方面,本项目设计中,由于空调系统采用风冷热泵作为主要冷热源,因此相对来说负荷较大；且本项目体量虽然不大，但是医疗的功能较多，且地下室面积占比不大，因而用电指标达到每平方米 134 伏安，相比其他医院建筑的用电指标略高。

3. 用气系统

本项目设病房床位 300 张，各楼层医用气体使用点为：地下一层医技诊室 8 间、DSA1 间；一层急诊抢教室 20 床、急诊手术室 1 间、治疗 2 间和医技诊室 26 间，留观 4 间、输液 89 位；二层急诊留观 50 床，复苏 1 床、治疗 1 间和医技诊室 6 间；三层手术室 9 间、苏醒 4 床；四层手术室 16 间、苏醒 8 床、麻醉诱导 3 间；六层抢救 1 间、复苏 3 床、输液 7 位和医技诊室 7 间；七层普通病房 22 床，治疗 2 间。ICU10 床；八至十四层普通病房 238 床、病房抢教室 7 间、病房治疗室 7 间；十五层病房 30 床，病房抢教室 1 间、病房治疗室 1 间。

经计算，本项目的医用氧气需求为 109 立方米/小时，医用氧气气源由主气源、备用气源和应急备用气源组成，主气源和备用气源均使用武进路南侧老院区的液氧贮罐，液氧经气化器气化后通过管道输送至改扩建工程项目。应急备用气源采用氧气钢瓶汇流排，汇流排设置在五层的汇流排间内。

本项目涉及的其他医用气体系统主要有医用氮气系统、医用二氧化碳系统以及麻醉废气排放系统，主要用于手术中心。

15.3.2 专项系统设计

1. 锅炉系统

本项目较为特殊，并未采用锅炉系统，而是选用了空气源热泵机组和多联机空调系统，原因如下。

根据《建筑设计防火规范》（GB 50016）要求，燃气锅炉房宜设置在建筑外的专用房间内；确需贴邻民用建筑布置时，不应贴邻人员密集场所；确需布置在民用建筑内时，不应布置在人员密集场所的上一层、下一层或贴邻。《锅炉房设计规范》（GB 50041）规定，锅炉间应有占地面积 10% 的泄压面积，泄压方向不得朝向人员聚集的场所、房间和人行通道，泄压处也不得与这些地方相邻。本项目选址于上海市虹口区武进路与九龙路交汇处，项目场地相对局促，无设置锅炉房及泄爆口的土建条件，故无法采用锅炉作为本项目的空调热源。

与本项目一路之隔的上海市第一人民医院老院区，原空调热源为燃油锅炉，随着燃油价格的不断上涨，空调热源的运行费用也长期居高不下，且屡遭周边居民投诉燃烧烟气排放造成污染。后经院方进行系统改造，停用燃油锅炉，老院区内各建筑单体增设空气源热泵机组作为空调热源。因此本项目在设计阶段，业主从系统经济性及保护中心城区环境的角度出发，向设计单位强烈推荐仍采用空气源热泵机组作为空调热源。同时，新、老院区的空调热源类型保持一致，也可相对减少业主的运营维护成本。

2. 洁净空调系统

本项目的净化工程主要设计范围为三层（洁净手术部、中心供应）和四层一部分。在前期设计阶段，即针对洁净部位进行了专门的土建设计。例如，为了满足洁净手术室数量，采用上下层布局的模式，并设置两台净化电梯作为竖向交通联系，满足"洁污分流"的动线设计要求。

3. 应急电源

医院建筑存在大量的一级负荷中特别重要负荷，以及大量不能停电的设备，因此，柴油发电机组和 UPS 不间断电源是医院建筑中较为合适的应急电源。UPS 不间断系统主要用于不可间断供电的信息管理系统、安防与消防系统、手术室和 ICU 等允许停电时间很短的场所。此外，为保障一级负荷中特别重要负荷的供电可靠性及可持续性，设置柴油发电机组。在本项目中，在大楼地下二层靠近下沉庭院处设置柴油发电机房一座，机房内设置一台 1 000 伏安柴油发电机组。

15.3.3　安防与消防系统设计

1. 安防系统

本项目安防系统设计遵循智能化设计原则，同时符合上海市技防办颁布的《重点单位重要部位安全技术防范系统要求第 11 部分：医院》及《数字视频安防监控系统基本技术要求》内的相关要求。

- 入侵防盗报警系统。系统采用 485 总线制报警。在大楼的收费处、药房以及重要房间（票库、资料室、档案室等）等设置双鉴红外探测器。各护士站和医生诊室设置紧急报警按钮，确保重点部门的人身和财产安全。
- 视频安防监控系统。系统采用全数字化、网络化解决方案，建立安保专网结构，支持 MPEG-4 图像编解码格式。系统包括前端设备、传输设备、处理/控制设备和记录与显示设备四部分。
- 出入口控制系统。对于进出楼内的收费处窗口、重要实验室、档案室、药库、消防安保控制室处进行控制，同时将手术室等无菌化区域进行通道控制。

2. 消防系统

本项目通过火灾自动报警系统实现消防风险的控制。项目设置的消防监控时，系统按集中报警形式设置。各楼层区域报警设备均由火灾报警主机总线引来，形成联动控制。

第六篇
前沿展望篇

第 16 章 "互联网 +" 时代智慧医院

16.1 智慧医院的应用

智慧医疗是指利用先进的互联网技术和物联网技术，并通过智能化的方式，将与医疗卫生服务相关的人员、信息、设备、资源连接起来并实现良性互动，以保证人们及时获得预防性和治疗性的医疗服务。智慧医疗是生命科学和信息技术融合的产物，是现代医学和通信技术的重要组成部分，一般包括智慧医院服务、区域医疗交互服务和家庭健康服务等基本内容。智慧医疗与数字医疗和移动医疗等概念存在相似性，但是智慧医疗在系统集成、信息共享和智能处理等方面存在明显的优势。智慧医院是在智慧医疗概念下对医疗机构的信息化建设。从狭义上来说，智慧医院可以是基于移动设备的掌上医院，在数字化医院建设的基础上，创新地将现代移动终端作为切入点，将手机的移动便携特性充分应用到就医流程中。从广义上来说，智慧医院包括与医院信息化相关的信息系统建设、系统的运营维护、数据的统计分析及基于数据的服务等。

16.1.1 移动医疗

移动医疗的出现是适应社会医疗行业的产物，受制于电子产品的发展和整个医疗行业的发展，通过使用移动通信技术——PDA、移动电话和卫星通信来提供医疗服务信息，具体到移动互联网领域，则以基于安卓和 iOS 等移动终端系统的医疗健康类 APP 应用为主。

目前，国内移动医疗的应用按人群大致分为以下种类：

医护类：包括患者病历管理、移动护士站、移动医生工作站、配药管理、合理用药指南、单病种管理类（慢性病）等，能够对医护工作人员带来更多的便利，也为医生研究单科病种提供更好的科研平台。

商业模式类：医药电商平台提供完善的药品信息、药品使用说明，距离用户最近位置推荐药品购买的服务，如九州通医药电子商务采购平台等。医疗 APP 商业模式，如"春雨掌上医生"的用户下载和使用客户端是免费的，用户想尽快得到医生的解答可以选择付费，收益完全归医生；加入会员后，用户可以不限次数地免费咨询，而非会员的提问次数每 10 天 1 次。春雨这种商业模式是属于下游收费模式。

健康监测类：可穿戴式产品也是移动医疗的一项产物，目前的可穿戴式设备如索尼的 SWR10 智能手环，LG 的 lifebrand touch 智能手环，苹果的 iWatch 智能手表这些穿戴设备中都有内置的传感器，通过传感器来获取信息，可以记录用户的睡眠质量、深睡期、浅睡期，以及记录用户的运动量、步数、速度和距离等，逐步构建健康监测大数据采集。

移动医疗相关技术主要包括下面几种。

Eda 技术：具有传统计算机的功能，且支持一维、二维条码和 RFID 标签信息采集，支持语音和数据通信等功能。

条码技术：分为一维条码和二维条码，是把计算机需要的数据根据编码规则用一种条码来标示，阅读条码时，通过阅读工具将条码数据转换成计算机可以识别的数据，具有数据采集快、可靠性强等特点。

RFID 技术：无线射频技术，是一种非接触式的自动识别技术，通过射频信号自动识别目标对象并获取相关数据的技术。RFID 是一种简单的无线系统，通过 RFD 对目标进行定位，如婴儿防盗、导医服务等相关应用。

移动医生工作站就是利用移动通信和智能终端技术，将传统的智能台式电脑上处理的医疗信息延展到移动终端上来，实现整个医疗流程的移动信息化，达到病患信息随时查看、及时记录和修改病患的相关资料。移动医生站及其他临床信息系统的应用，支持 iPad、平板电脑、Mac、笔记本电脑等移动设备，将治疗工作延伸至病患床边。主要业务包括查看就诊者基本信息、医嘱信息、检查结果、检验结果、病历信息、开立医嘱、工作提醒等内容，即将就诊者医疗活动中的信息集中汇总展示。为工作方便，减少键盘的使用，系统支持条形码、腕带、点选等操作方式。医生还可以根据查房情况及时将信息录入计算机，并根据病情变化当即开立检验、检查、治疗和其他医嘱，避免了查房后再次转抄医嘱或凭记忆补开医嘱、记录病程，造成重复工作甚至错误发生的情况。

16.1.2 移动远程医疗

目前的远程医疗系统大部分依托有线网络，可以为人们提供视频、音频和影像的支持，并且可实现远程会诊、远程监护、远程病例管理等多种功能。尤其是在远程护理方面，在提高对慢性疾病护理的管理水平，降低卫生保健成本，提高生活质量和医疗服务质量及做好疾病预防工作等方面作用明显。但有线网络的一个明显缺点就是线缆的连接问题，人们必须通过线缆的连接才能与远程医疗中心进行通信，才能接受医疗服务，而线缆的使用会给人们正常的工作生活带来一定的不便。此外，对于一些特殊情况，比如在战争、自然灾害、交通事故等突发事件中，以及在车船等处于移动状态的交通工具上，人们也都有使用医疗服务的需要，但有线网络无法解决。为此，人们开发出多种无线通信技术，其中发展比较成熟的是卫星通信技术，发展最快、技术最先进的是移动通信技术和无线局域网技术。

随着移动通信、智能终端、移动互联网等技术的逐渐普及与发展，基于移动相关技术与远程医疗服务相结合，即产生了"移动远程"这一新业务和服务。"移动远程"的概念由杭州卓健信息科技有限公司在 2015 年厦门 CHMA 大会上首次正式提出，并且陆续推出了移动远程相关产品和服务。"移动远程"旨在充分借助现有移动互联网、智能终端设备、新一代服务理念，在传远程医疗基础上，实现基础的远程数据共享、便捷的医患远程服务发起与诊断、实时的影视频会话，以及专家诊断结果上传和电子签名等相关医疗信息服务。

16.1.3　智能可穿戴设备

多伦多大学教授，被誉为可穿戴设备之父的 Steve Mann 在 *Definition of Wearable Computer* 一文中指出："可穿戴计算机指的是一种成为使用者本身的一部分的设备，它受使用者控制，具备持续的可操作性和交互性，并且通常是以穿戴或佩戴的形式存在。"可穿戴设备的特点之一是持续性（Constancy），即设备一直运行，时刻准备与用户交互，而手机是解锁屏幕之后才能交互。可穿戴设备的另一个重要特点是其感知能力，即可通过内置的传感器，感知穿戴者或周围环境的情况，并进行分析、运算乃至发出指令。

20 世纪 60 年代，美国麻省理工学院媒体实验室首先提出可穿戴技术概念，认为利用该技术可以把多媒体、传感器和无线通信等技术嵌入人们的衣着，可支持手势和眼部操作等多种交互方式。

健康和医疗用途是可穿戴设备中很重要的一个种类。医疗设备正逐渐从便携式设备向可穿戴式设备演进。智能手环类和智能手表类设备占据了可穿戴市场的主要份额，从健身用途的角度出发，各类运动手环基本都具有计步和心率监测功能。另一方面，许多可穿戴设备也具有血氧、血压、心电图、血糖监测功能。可穿戴医疗设备具有高度移动性，用户可在任何运动状态下随时使用，这决定了可穿戴医疗设备及其应用的机动性和广泛性，也是其与传统便携式医疗设备只能在固定状态工作的区别。

其中老年人可穿戴产品应围绕老年用户需求，将安全与健康作为第一功能诉求，因此要求可穿戴产品必须有两大核心功能。

（1）跌倒报警与定位功能。对老年人、特别是体弱多病的老年人来说，要重点预防跌倒，避免引起严重的后果。可穿戴设备应具备跌倒报警与定位功能，利用陀螺仪、加速度计、磁力针等运动微传感器可在极短时间内了解老人跌倒情况，进而触发一系列措施。因此，老年可穿戴设备首先必须配备感应敏锐、迅速的传感装置。比如，高龄用户智能手表——"爱牵挂"智能手表的设计，将射频识别技术融入 GPS 户外设备中，并嵌入高敏感射频识别设备，用于判定老人是否出现跌倒与碰撞情况。若发现老人跌倒，设备将第一时间判定风险，发出呼救信号，并触发报警与联网呼叫功能。除了上述功能外，老年人可穿戴设备还应具备定位功能，特别适用于高龄老人与阿尔茨海默病老年患者。"爱牵挂"这款智能手表搭载了 GPS 系统，设计师为了让这一功能实用性更强，更方便老年用户使用，设计了一套与老人子女手机等终端同步的 APP。这样，老年用户可自行设置位置跟踪与范围报警等功能，子女也可为老人设置，从而减轻了老年用户的操作负担。

（2）健康监测功能。很多老年疾病在发病前均会出现早期征兆，因此可通过监测老年人的日常行为与相关肌体指标来掌握老年人健康情况，进而规避风险。因此，老年可穿戴产品需具备行为监测与指征监测等功能。在行为监测方面，可借助生物识别技术与相关微传感技术等自身功能模块与云计算、室内传感器等功能模块实现对老年用户的监测。比如，对有慢性病的老年人进行动手能力、行走能力、大脑神经思维能力方面的监测。如 Tempo 智能手环，通过配套的室内定位传感装置实现对老人日常活动的收集、记录与传输。一旦发现异常行为，手环会马上自动联网发出警报。在指征监测方面，可穿戴产品能够监测常规生命指征，如呼吸、心跳、体温、血压、睡眠质量等，并对不正常指标发出健康警告。

智能穿戴医疗设备快速兴起，对传统医疗行业造成了一定的冲击，再结合生物医学传感、"互联网＋"等技术加速医疗信息现代化进程，未来我们的医疗环境一定会大大改进。

16.1.4　智慧运营

医院智慧运营指综合运用物联网、云计算等技术感知、收集、处理、分析、整合医院在运营过程中产生的各种数据,以对医院进行综合管理,并对运行过程中的各类需求进行智能反馈与响应。未来的医院建筑必将朝向多专业信息科技整合,达到数字化、可视化、智慧化的运维管理效果。

医院智慧运维需要一系列新技术作为支撑,主要包括 BIM 技术、云计算、大数据技术、人工智能技术和物联网技术等。

BIM 技术、大数据技术将在后续章节有所涉及,本章着重介绍云计算及物联网技术。

1. 物联网技术

为了实现对建筑的有效管理,需要充分了解建筑物内部设施的足够信息。物联网技术(Internet of Things,IOT)是一个基于互联网等信息承载体,将各种信息、传感设备,如射频识别装置、红外感应器、激光扫描器等各种装置与互联网结合起来,让所有能够被独立寻址的普通物理对象之间实现互联互通的巨大网络。将各种智能装置嵌入建筑设施的各种物体中,以进行实时、动态、智慧的管理和控制。例如,医院建筑设备中的监控、安防、一卡通、专业应用等系统。物联网与智慧医院建筑之间实现互动,可用于建筑物里人员管理、设备管理、物资管理等方面。例如,北京天坛医院将大部分设备集成到统一的服务平台上统一管理,通过物联网技术对设备和物品进行精确定位和智能监控。马里兰综合医院借助射频识别技术(Radio Frequency Identification,RFID)和条形码技术进行材料和设备安装管理。

2. 云计算技术

基于物联网技术的智慧建筑实时采集,由建筑发出各种信号,这些累积产生的海量数据是复杂多样的,只有经过存储、处理、查询和分析后才能被充分应用,进而提升应用服务的水平和质量,满足用户的各种需求。而如此大的数据量,普通的计算方式根本无法满足需求。云计算中的"云"由数以亿计的计算机、移动终端组成,具有相当大的规模,能提供前所未有的计算能力、存储能力等,可以快速将智能装置采集来的海量数据资源转变为有用的价值信息,从而提供快捷、高效的服务。同时,云计算的计算模式使计算机或者其他设备可以根据需求共享信息和软硬件资源,这种按需提供的特点使得智慧建筑可以轻装上阵,以更经济的方式实现建筑的"智慧化"。

第 17 章　大数据背景下的医院物理环境安全

17.1　医院大数据安全形势与保护需求分析

　　大数据技术的发展，给医疗领域的发展带来了前所未有的机遇，但任何事物都具有两面性，医院大数据也不例外。在促进医疗事业进步的同时，也会出现不可避免的问题，其重点还是信息安全的问题。近年来，医疗数据中的隐私泄漏事件屡见不鲜，这给医疗大数据的安全防护带来了极大的挑战。甚至，由于政策的衔接不到位，管理监控不合格等，个别不良单位和个人在利益的驱使下，贩卖出售患者的医疗数据及信息，给患者造成极大伤害，给社会造成极其恶劣的影响。

17.1.1　医疗大数据

　　医疗数据是医生对患者诊疗和治疗过程中产生的数据，包括患者基本数据、电子数据、诊疗数据、医学影像数据、医学管理、经济数据、医疗设备和仪器数据等，以患者为中心，成为医疗信息的主要来源。相比于其他行业，医疗数据更加多样化，如电子病例中关于人口基本信息的数据为纯文本型；检验科中关于病患生理、生化指标为数字型；影像科中如超光片等为图像资料。随着医疗信息化建设的不断深入，医疗数据的类型和规模也在以前所未有的速度迅猛增长。面对庞大的医疗大数据，主要可以分为以下几类：

　　（1）病患就医过程中产生的信息。从患者进入医院开始，挂号环节将个人姓名、年龄、住址电话等信息输入完全；就诊环节中，患者的身体情况、医疗影像等信息也被录入数据库；收费结算过程中，又将加入费用信息、报销信息、医保使用情况等信息。这些病患的医疗数据是最基础也是最庞大的原始资料。

　　（2）临床医疗研究和实验室数据。临床和实验室数据整合在一起，使得数据猛增。仅仅一张普通 CT 图像含有大约 150 兆字节的数据，一个标准的病理图就接近 5 千兆字节，再乘上对应的数量和年限，累积的数据量就十分庞大。

　　（3）制药企业和生命科学。药物研发所产生的数据是相当密集的，对中、小型企业也在百亿字节以上。

　　（4）智能穿戴设备带来的健康管理。随着移动设备和移动互联网的飞速发展，便携式可穿戴医疗设备正在普及，个人健康信息都将可以直接连入互联网，由此实现对个人健康数据的随时随地的采集，其带来的数据信息量更是不可估量。

17.1.2　医疗大数据安全形势与隐私保护需求分析

　　随着医疗数据的数据量急速增长以及数据的采集、加工和应用的过程中，不可避免地会发生数据泄露的情况。由于医疗数据内容的特殊性，如果不妥善处理，加以安全防护，数据泄露将会对个人隐私造成极大的伤害，甚至可能引发诈骗、推销等问题。同时在大数据环境下，医疗隐私的泄露的危害不仅仅是泄露本身，还在于不法分子可能利用数据对于下一步行为的预测和判断。很多情况下,人们简单地认为只要对数据进行匿名处理或者对重要字段进行保护,就可以避免数据泄露现象的发生,但是大量的案例事实已经证明,通过手机的其他信息很容易定位到具体的个人,例如,可以通过用药信息等推断患者的疾病诊断等。所以,医疗数据的隐私安全防护,需要针对不同的保护内容进一步采取针对性的措施。国家颁布的"健康中国 2030"规划纲要和《国务院办公厅关于促进和规范健康医疗大数据应用发展指导意见》,都明确提出推进健康医疗大数据应用,重点提出加强健康医疗大数据安全保障和患者的隐私保护。

在医疗大数据领域,随着个人医疗健康档案的简历和医疗共享服务的开展,原来各家医院分别储存和处理的数据将被集中和共享。集中的医疗信息繁多而复杂,涉及众多病患的隐私,在医疗信息资源的共享过程中,需要确保安全。

医疗数据的使用和共享主要通过医务人员的身份进行控制,一般通过代表该医务人员身份的"用户名"和"密码"登录,根据业务管辖权限的管理要求来确定数据访问权限。访问和控制无法做到精细的管控,针对不同用途、不同范围、不同职责的诊疗数据访问还没有形成完整的管理体系和安全技术体系,个人隐私有可能在无形之中调阅、使用、被管理员非法利用、被黑客攻击,从而加剧医患矛盾,长远来讲,不利于今后疾病的准确诊断和相关科研工作的开展。

在医学大数据的安全防护上,除了采用防火墙、入侵检测、反病毒等手段外,个人隐私保护和访问控制也是需要解决的问题。其中隐私保护根据需要保护的内容不同,可分为位置隐私保护、标识符匿名保护、连接关系匿名保护等。医学数据的收集、存储、分析和使用都涉及个人隐私保护,包括数据采集时的隐私保护,如数据精度处理;数据共享、发布时的隐私保护,如数据的匿名处理、人工加扰;隐私数据可信销毁等。

另外,访问控制是实现数据受控共享的有效手段。由于大数据可能被用于多种不同场景,其访问控制需求十分突出,但是同时也存在着难点。其一是难以预先设置角色,实现角色划分。大数据应用广泛,需要被多种不同用户群所访问,然而对庞大的用户设置权限管理,而且用于具体的权限要求未知的情况下,实现角色预先划分是十分困难的。其二是难以预知每个角色的实际权限。由于大数据场景中包含的数据过于庞大,安全管理员很难准确为用户指定其能够访问的数据范围,同时从效率上来讲,制订用户所有授权规则也不是最理想的。

17.2 医院大数据安全与隐私保护框架、标准及法律法规

17.2.1 医院大数据安全与隐私保护框架

1. 医疗大数据安全平台构架

随着个人健康档案的建立和医疗共享服务的开展,跨医院、跨行业医疗信息共享需求日趋旺盛,在建设区域医疗信息资源共享时,需要确保其安全。区域医疗信息资源整合需要技术上提供有力支撑,保护个人隐私以及面向云计算和大数据的整体安全,主要包括:数据的去隐私化、访问控制、安全存储、审计取证,以及对系统的全面的安全管理、安全检测,提供 PB 级海量数据和高并发的支撑能力。周栋等提出了区域医疗领域大数据安全平台架构,如图 17-1 所示。

该平台针对云计算、大数据提供一体化的应用安全支撑,通过统一的应用访问接口为区

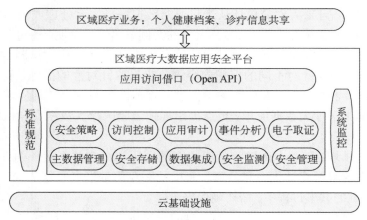

图 17-1　医疗领域大数据安全平台架构

域医疗业务提供数据存储、访问、控制、审计、追溯等安全服务，通过安全检测、安全管理、系统监控等功能保证信息系统的整体安全。下面解释其几项主要功能：

（1）安全策略管理。采用自驱动安全策略模型，通过建立统一的安全策略，对大数据平台中复杂的网络拓扑结构、多种不同的硬件设备，以及多样的操作系统与应用软件进行统一配置和管理，实现管理平台、安全产品的统一集成管理。

（2）数据访问控制。医疗大数据平台包含大量病患私密性信息，需对每个用户所能访问的数据做严格控制。统一用户身份认证与授权为目标区域内，各医院的医生、病患、系统在执行医疗信息共享与协同服务时提供统一的身份管理和授权管理。平台主要包括身份认证、身份授权、SAML、联邦身份和会话管理等。

（3）应用安全审计。通过实时地读取和分析应用系统日志记录，检测入侵和内部人员滥用系统的行为，以电子邮件、蜂鸣、音乐、滚动窗口等多种方式向安全管理员报警，并自动执行应急反应。统计报表分析日志记录，统计各种操作的发生次数，筛选出可疑的用户，把统计分析结果打印成报表、图表进行显示，并能够输出为报表文件。

（4）虚拟化电子取证追溯。在大数据平台中，存储以及计算资源均已实现虚拟化，信息加工、存储的节点会随着资源动态迁移。对于异常数据的分析取证无法采用传统的方式完成，需要针对资源的虚拟化设计虚拟化取证方法。该平台设计采用基于硬件虚拟化技术实现的轻量级专用于文件保护的虚拟机监控器，用于本地数据的保存取证。

（5）安全监控。安全监控从系统整体健康度的角度出发，立足于业务系统，全方位地对虚拟化设备、服务器、网络设备、数据库、中间件、基础服务、核心业务等进行全面的监控。通过多种方式的预警和报警，在系统发生异常时，能够及时捕获，帮助用户及时发现问题、解决问题。通过事后的统计分析，对应用系统的持久化运行进行分析，找出系统的瓶颈，降低运行风险。

2. 医疗大数据个人隐私信息保护体系

赵蓉等着眼于医院医疗大数据应用中的个人信息隐私保护，建立了基于现有信息技术的医疗个人信息隐私保护体系。医疗大数据应用中的有关个人隐私信息保护应遵循"以病患为中心"的原则，在功能模块设计上应包括信息录入、个人隐私管理、加密存储、访问控制、匿名化处理、发布和审计等，具体内容包括：①与患者交互的内容。②患者能够查看存储内容并能够使用他们的个人健康信息，查看所有属性信息的历史记录。③患者能够通过知情同意书控制以下内容。④患者可以访问自己的个人健康信息；在允许的条件下，患者可以提出请求，增加、更改、删除自己的个人健康信息。⑤个人健康信息的采集和存储要受限制。⑥个人健康信息的使用和发布，仅限于事先指定、患者同意的用途。⑦如果个人健康信息被其他单位使用时，应继续遵守这些原则。⑧保证个人健康信息的质量。⑨不向未经授权人员提供患者身份、数据采集操作等信息。⑩通过强健的机制保证审计功能；个人健康信息的访问、增加、删除、修改等操作，都要有审计记录。⑪发生违反安全规则、隐私泄露的情况，有相应的补救机制。

医生的诊断是对患者医疗健康记录的修改，那么必须要进行签名，保证医疗过程的不可依赖性。通过个人隐私策略管理模块对个人信息的敏感性、访问目的进行设定，决定是否允许个人信息被他人访问、用于医学研究等用途。该隐私防护体系如图 17-2 所示。

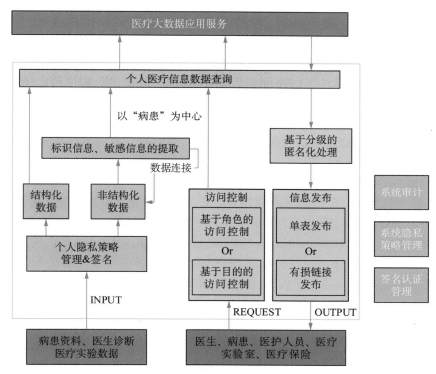

图 17-2　医疗大数据个人隐私信息保护体系

17.2.2　医院大数据安全与隐私保护标准及法律法规

国务院办公厅发布《关于促进和规范健康医疗大数据应用发展的指导意见》（以下简称为《意见》），一方面要夯实健康医疗大数据的应用基础，另一方面要规范健康医疗大数据的应用发展。一方面，该《意见》提出加强标准体系建设和互联互通的平台建设等任务，强调标准建设和平台建设的重要性和内涵，加快建立健康医疗大数据采集、存储、共享、公开、使用等信息标准。国家卫生计生委统息中心目前已经组织专家集中研发了 277 项卫生行业信息标准，建立了我国卫生信息标准体系的基本框架，在 21 个省开展了促进互联互通、信息共享的标准化成熟度等级测评试点工作，着力推进国家卫生信息标准应用落地。另一方面，该《意见》的要点还包括要制定完善健康医疗大数据应用发展的法律法规，明确信息使用权限，切实保护相关各方合法权益。保障健康医疗大数据的应用，必须要加强健康医疗大数据法规和制度建设，从法律层面保护个人隐私，严禁滥用，严禁外泄。要将健康医疗大数据涉及的法律法规纳入网络安全、个人信息保护的立法内容中，以"网络安全立法"为范畴建立网络数据信息安全保护制度，着重解决网络数据信息安全保障问题。

尽管我国目前对医疗信息标准化投入相当大，但是仍然存在局限，例如制订的标准关注的范围过于狭窄，不具普适性，同时相关法律和制度建设还比较缺失，约束力度不够。反观国外先进国家对个人医疗信息权利的保护，是通过个人医疗信息保护的相关立法实现的。各国没有对医疗信息权利进行单独立法，而是对医疗信息进行规范进而保护医疗信息权利，对个人健康医疗信息的征用、利用、处理等行为做了全面的规范。

1. 国外医疗隐私法律保护现状

自 20 世纪 70 年代起，为有效应对计算机与信息技术迅猛发展带来的个人信息隐私挑战，各发达国家相继将个人信息隐私保护立法工作提上议程。截至 2011 年年末，全球有至少 89 个国家颁布了数据隐私，且其中超过半数的法案由欧洲国家颁布。目前，欧美等发达国家已建立了相对完善的政策法规体系以加强隐私保护。早在 1974，美国正式制定了《隐私权法》，被视为美国隐私保护的基本法。1996 年，美国国会颁布《健康保险携带和责任法案》(Health Insurance Portability and Accountability Act, HIPAA)，针对医疗信息化中的交易规则、医疗服务机构的识别、从业人员的识别、医疗信息安全、医疗隐私、健康计划识别、患者识别等问题制定了详细的法建规定，以保护医疗数据安全和患者隐私权。该法案的主要目的是通过医疗服务商和保险公司接触健康信息，控制、确定健康记录，以保护患者的权利，并以此恢复了人们对医疗保健体系的信任，改进医疗服务，对患者医疗信息权利保护有着重要意义。2000 年，美国卫生和福利部(NHS)依据该法授权制定《个人可识别健康信息的隐私标准》，标志着美国已为保护患者医疗隐私构建起一个完整且具有可操作性的法律体系。2002 年，(美国)健康与社会服务部(United States Department of Health and Human, HHS)颁布法规，是病患享有对自己医疗记录隐私的全面保护。同时规定，任何单位或组织在非常规情况下(将信息提供给雇主或用于营销活动)使用或公开病患健康信息都要获得授权。2000 年，韩国在其第 2 个卫生信息系统 10 年计划(2001—2010 年)中，重点通过标准化和完善司法制度等基础工作加强隐私保护工作。日本也于 2003 年颁布了《个人信息保护法》，以有效遏制日益增多的个人信息侵害案件。瑞典对个人医疗信息的保护也很全面，从收集、保存、更正到救济都有所规定，对于非正常接触或篡改数据的处 2 年以下徒刑，对有关机关在整理个人数据的过程中因过失导致材料失实，当事人可请求司法机关判定相关机构或个人对此负责并赔偿损失。欧盟也正在着手建立覆盖全欧盟范围的数字医疗体系，并对数据交换过程中安全和隐私保障问题给予了高度关注。总体来说，国外对个人医疗健康信息隐私的立法保护采取两种模式：一是在基础隐私保护法律框架下将个人医疗健康信息从个人隐私信息中划归出来单独立法，并制定执行标准施以保护。另一种模式是将个人医疗健康隐私信息纳入个人信息、敏感信息施以综合保护。

2. 国内医疗隐私法律保护现状

相比较而言，我国对于医疗领域隐私保护的立法和政策法规的制订略显滞后，对个人权利的保护较为薄弱，主要是一些最高院司法解释和相关的部门规章。我国民事法律并不承认隐私权的独立人格权地位，而是将隐私权归入一般人格权范畴，对其施以间接保护网。对个人医疗健康信息的隐私保护也只散见于《精神卫生法》《传染病防治法》《职业病防治法》《母婴保健法》等医疗卫生相关法律以及一些行政法规、司法解释之中。2000 年前后，我国开始推广使用电子病历，但目前尚未对其规范性、有效性和法律作用等做出统一的规定。直至 2010 年《电子病历基本规范（试行）》《电子病历基本架构与数据标准（试行）》《卫生系统电子认证服务管理办法（试行）》《病历书写基本规范》等重要的政策规范才陆续出台。由国家卫计委研究制定的《人口健康信息管理办法（试行）》也于 2014 年 5 月起颁布实施，但对于电子病历在医疗纠纷中的法律地位、存档管理、使用人员身份标识、使用权限分级管理等关键问题，却未提出具体的、可操作性的解决方案。可见，尽管国内相关法律法规对保护患者隐私提出了相应的要求和规定，但缺乏可操作性。许多条款仅规定了对患者信息的保密义务，而没有规定违反该义务的后果，不利于具体司法实践操作，而且具体大多数条款对患者信息权利的具体内容、权利保护的方式等没有做出规定。所以总体来说，我国尚未构建起健全完善的个人隐私立法保护体系，有关隐私权的法律规定较少且体系内容庞杂，缺乏层次性、连贯性及统一性。

17.3　医院大数据安全与隐私保护技术

网络安全技术是保障信息安全的重要手段。为保护医院与用户的数据信息，维护用户的合法权益，实现健康档案的医疗系统平台的网络，采用更好的安全系统、先进的加密系统、优越的算法及存储方案以及提升主机、存储备份设备、系统软件、应用软件等各部分的可靠性，能有效防止信息的泄露。从技术角度来讲，大数据的隐私保护主要还是依赖于传统数据隐私保护的一些密码学技术，同时医疗数据对隐私保护技术还有一些其他要求。本节介绍几种当前医疗数据常用的隐私保护技术。

17.3.1　基于访问控制的技术

医疗系统中隐私保护的难点还在于参与的人员节点多，导致了潜在的泄露点也多。访问控制技术可以对不同的人员设置不同的权限来限制其访问的内容，这其实就包括了数据分级的问题。如，财务部门的人员应只能访问相关的收费信息，而不能访问医生的诊断信息。而目前大部分的访问控制技术均是基于角色的访问控制，可很好地控制角色能够访问的内容以及相应的操作。但是规则的设置与权限的分级的实现手段比较复杂，无法通过统一的规则设置来进行统一的授权，许多情况下需要对角色的特殊情况进行单独设置，也不便于进行整体的管理和调整。需要对规则引擎做进一步的研究在适应医疗领域实际应用中的需要。

17.3.2　基于数据加密的技术

现在大部分医院都采用了信息系统来管理医院的运行，医院里的很多数据都是采用明文的方式进行存储的，在被访问的时候就有可能导致系统数据的泄露，很不安全。各种各样的攻击给医院数据带来了严重威胁，在信息系统中加入加密技术，在一定程度上就保证了信息的完整性和有效性，也在一定程度上阻止了信息泄露。数据加密技术是计算机网络安全技术的基石。它可以将明文信息加密钥或者进行加密函数转换，变为字面上无意义的密文，而接收方可以将收到的密文进行函数解密或通过解密钥匙进行解密而得到明文信息。作为计算机网络安全的关键技术，其较多的被应用于网络数据的传输或存储过程。医院属于涉及较多关键数据信息的部门，因此数据加密技术适用于医院计算机网络。使用数据加密技术就相当于给医院的数据信息加上了保护壳，即便是信息被窃取，不经解密也无法解密信息数据分析、处理过程中隐藏敏感数据的方法，在分布式应用环境中有着广泛的应用。在分布式环境下实现隐私保护要解决的首要问题是通讯的安全性，Maglogiannis 提出了一个面向患者远程监控系统的数据加密框架，采用基于点对点协议实现了一个原型系统，保证点对点通信中的加密。同时在分布式应用中，如分布式关联规则挖掘和分布式聚类等，数据加密也起着重要的作用。

17.3.3　基于匿名化的技术

通过对数据的隐藏和泛化等操作来保护隐私。匿名化的经典技术包括在发布的数据中加入随机化的干扰数据，在保证统计性质的同时对原始数据进行隐藏。例如，使用假名来替代患者真实身份，让患者能够控制自己的隐私信息，并在数据真实性和患者隐私之间求取较好的平衡。也可为保护真实性而不发布某些特定数据的阻塞技术，例如利用 K- 匿名模型、L- 多样性模型等解决链接攻击和同质攻击的威胁。

但是从目前的状况上来看，基于访问控制的技术效率较高，但是灵活性较差，尤其在一些逻辑复杂、业务角色繁多、多层级的系统中，在医疗健康服务中，面向诊疗档案的查询共享活动会因为不同的疾病专科、诊疗需求、层级访问权限等有动态调整的需求，因此基于单纯访问控制技术设计的隐私保护机制往往难以满足系统灵活调整应变的需求；基于加密的技术能保证最终数据的准确性和安全性，但计算开销比较大；而匿名化技术则可以在效率和数据的准确性之间进行平衡。然而，外部用户可以通过得到的片段诊疗数据和其他渠道获得的数据来进行链接攻击，进而推演出隐私数据，从而造成隐私泄露。同时，个人医疗信息保护风险防护体系应该具有灵活性，支持多种类型的数据，例如高频率、周期性的流数据，低频率、非周期的件数据；要具有可用性；防止个人健康信息的丢失，并易于管理。

17.3.4　数据溯源技术

数据集成是大数据前期处理的步骤之一。由于数据的来源多样化，所以有必要记录数据的来源及其传播、计算过程，为后期的挖掘与决策提供辅助支持。

早在大数据概念出现之前，数据溯源（Data Provenance）技术就在数据库领域被广泛采纳，其旨在帮助使用者确定数据的来源，进而检验分析结果是否正确，或对数据进行更新。例如，了解它们是由哪些表中的哪些数据项运算而成，据此可以方便地验算结果的正确性，或者以极小的代价进行数据更新。数据溯源的基本方法是标记法，如，通过对数据进行标记来记录数据在数据仓库中的查询与传播历史。在实践过程中逐渐演化为 Why 和 Where 两种形式，侧重点分别为计算方法和出处。除数据库以外，数据溯源（Data Provenance）技术还包括 XML 数据、流数据与不确定数据的溯源技术。该技术在文件的溯源以及恢复等工作中发挥着巨大的作用，并且可被运用于云存储场景之中。例如，通过扩展 Linux 内核与文件系统，创建一个数据起源存储系统原型系统，可以自动搜集起源数据。

未来数据溯源技术将在信息安全领域发挥重要作用。在 2009 年呈报美国国土安全部的"国家网络空间安全"的报告中，数据溯源技术被相关报告列为三大确保国家安全的重要技术之一，其在未来数据信息安全领域中仍具有很大的发展空间。然而，数据溯源技术应用于大数据安全与隐私保护中还面临如下挑战：

（1）数据溯源与隐私保护之间的平衡一方面，基于数据溯源对大数据进行安全保护首先要通过分析技术获得大数据的来源，然后才能更好地支持安全策略和安全机制的工作；另一方而，数据来源往往本身就是隐私敏感数据，用户不希望这方面的数据被分析者获得。因此，如何平衡这两者的关系是值得研究的问题之一。

（2）数据溯源技术自身的安全性保护。当前数据溯源技术并没有充分考虑安全问题，例如标记自身是否正确、标记信息与数据内容之间是否安全绑定等，而在大数据环境下，其规模巨大、高速性、多样性等特点使该问题更加突出。

17.3.5　医疗数据分级保护

不同的信息，在隐私保护中的权重并不一样，所以，如果对这些信息一概而论，都采用高级别的保护手段，则会对实际的应用效率产生影响，还会造成资源的浪费。但是，如果只针对核心信息进行防护，也可能造成隐私信息泄露。所以，需要构建比较完善的数据分级制度，对于不同级别的个人信息和数据采用不同的保护措施。但是由于涉及不同的系统和运作方式，制订一套完善的分级制度相当困难，还涉及访问控制技术。

第七篇

企业访谈篇

第18章　上海吉晨卫生后勤服务管理有限公司访谈

18.1　物理环境安全管理模式介绍

18.1.1　总体管理制度

上海吉晨卫生后勤服务管理有限公司（简称：吉晨公司）成立于2000年，是一家具有物业管理一级资质，专业从事医疗机构非诊疗支持服务的全国性领先服务供应商，服务范围涉及：保洁、设备设施运行与维护、运送、保安、配膳、绿化、导医、被服、电梯驾驶及病患生活护理等。

医院后勤保障工作是一项复杂的系统工程，尤其是对一所依赖机电设备运作来实现完全人工环境控制的现代化的医院来说，其后勤保障系统的作用已成为医院最重要的组成部分。

吉晨公司对项目部有一个更高的管理目标，既要履行对院方的承诺，又对各种机电设备系统及楼宇的完好率有明确的管理目标；对能源使用的控制也有明确的指标。为使物业使用工作开展有序，确保机电设备运转处于受控状态，要建立各类设备台账；各类设备、设施大、中、小维修保养和月、季、年度计划，包括楼宇保养；空调系统各种过滤器的定期清洗更换；上、下水系统定期疏通等制度，并制订详细的设备运转记录表格等量化措施。

通过每月制订工作计划和撰写工作小结，确保计划措施落实，维护保养到位，所做工作记录必须齐全。变被动为主动，做到靠前服务、提前预测、提前想到，真正做到物业服务标准化、规范化、表格化、制度化，只有这样做到设备设施事前保养，将设备突发故障、设备失灵事件数降到最低点，这样才能有力保障医院各项工作的顺利开展。

18.1.2　工程管理制度

工程管理制度体系是按照现代化医院的标准来制订的，虽然每个医院使用的设备有它的特殊性，但管理是共性的。在执行过程中标准是统一的，特别是对各类设备的维护，一定要有预案，事先了解设备的性能和工作原理，一定要把工作做好、做细。严格执行工程管理中要求的检查、巡查、维护保养、操作程序，严禁无把握拆装设备。建立定期向院方报告设备维护、保养完好状况的制度，并作为对项目经理、工程主管的考核要求。

1. 设备运行管理

建立健全设备台账及资料，保证其正常运行，并负责日常维护、计划维护、巡检并做好记录、计划检修、故障维修等工作。按系统分类主要包含内容如下。

（1）变配电系统：高压配电间设备、自备发电机保障系统及设备、低压配电间设备、楼层配电间设备、UPS 设备、EPS 设备、电气线路设备及供电末端设备、照明设备及控制系统、能耗统计等。

（2）给排水系统：生活水系统（生活水泵房设备、生活水箱及设备、生活热水系统及设备、消防水箱），排水系统（雨、污水管道及设备），雨水回收系统和污水处理系统设备，消防系统（消防水泵及控制系统、消防喷淋水泵及控制系统），能耗统计等。

（3）暖通系统：空调及其配套设备供热（气）设备（包括锅炉及其配套设备等）、通风系统和设备等。

（4）弱电系统：通信系统、网络系统、声像及会务设备。

（5）涉医设备：医用气体管理、医用负压设备。

2. 日常维修工作

24 小时维修服务，负责全院范围内的报修工作，按分类主要包含如下内容。

（1）电气线路：电气线路及供电末端设备，照明设备及控制系统等。

（2）给排水：生活水及生活热水管道及阀门及附属设备，洁具及附属设备，生活水箱的管理、清洗、消毒，雨、污水管道的清理和疏通等。

（3）空调设备：空调设备、空调过滤网的清洗等。

（4）弱电：通信系统、网络系统、BA 系统、声像及会务设备等。

（5）建筑五金：医院内的门窗五金、墙面、地面及地砖，及其他附属建筑设施，办公家具等。

3. 建筑管理工作

主要对医院各类房屋进行维护、维修、定期检修、玻璃幕墙管理、外墙清洗及改建、扩建、增建、装修等工程的组织实施和管理，医院能源的管理等。

18.1.3　人员管理制度

1. 工程部组织架构

如图 18-1 所示。

2. 工程部运作程序

为使工程部的工作有序、高效地开展，确保机电设施、设备正常运行，以及得到及时的维修保养，需要制订合理的运行班及维保班运作程序。

工程部设一个运行班，由领班 1 人加空调工、司炉工、配电工及其他人员（根据项目工程服务范围另行配置的人员）构成。负责各系统设施、设备的运行及 24 小时监控、检查、巡视、记录，并处理一般性维修保养工作。

各班每天上午向领班汇报前一天值班情况。发生紧急情况时应迅速采取临时应急措施，并酌情向领班和主管报告。

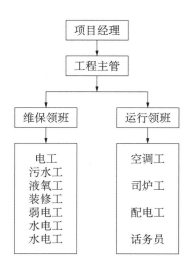

图 18-1　工程部组织结构

同时工程部设一个维保班，由领班 1 人加水电工、装修工、焊工、液氧工构成。负责全院设施设备的 24 小时维修和日常保养工作。维保班负责按工程部编制的维修保养计划对设施、设备进行维修保养，并巡视检查，发现问题及时处理。维保班成员接到发生突发情况的报告后，应迅速集中人员赶到现场进行抢修。维保班成员留通信方式，以便紧急情况下能紧急调度。

3. 员工培训内容

（1）礼仪、礼节和热情服务：按照公司相关规章制度执行。

（2）安全三级教育制度：

- 安全用电和操作规程；
- 电工作业按照电业有关规程、上岗前的注意事项严格要求；
- 按照电业应知应会的规程进行讲解和考评。

（3）熟悉各楼层诊室的分布情况：

- 熟悉每个楼面的诊室分布；
- 相关楼面的控制系统；
- 熟悉楼面设备、机房和水电设备分布情况和相关图纸；
- 熟悉楼面设备数；
- 熟悉设备、机房位置及控制情况；
- 熟悉水电分布情况及控制情况；
- 各层风机房、强电间、照明电箱、控制箱、电源的控制箱、吸引机房、设备房、各层排污泵、中央空调及末端设备的分布情况；
- 熟悉现有的水系统、电系统、暖通系统的相关图纸。

（4）电工技能的实际操作：

- 区域停电故障的排除；
- 区域电器控制箱的用途；
- 熟悉每个楼层配电箱的控制范围；
- 熟悉每个楼层公共照明回路、诊室照明回路及插座回路。

（5）综合技能：

- 一般维修；
- 特殊情况处理；
- 紧急时间流程要求。

（6）考核

- 应知应会；
- 一般基础知识；
- 现场实际操作；
- 打分及分配岗位。

（7）培训要求：

- 严格遵守医院的一切规章制度；
- 严格按照领班或组长的要求认真学习培训，做到一丝不苟；
- 遵守培训计划，不早退、不迟到并定期；
- 严格按照操作规范、标准和正确流程做好各项培训任务。

所有新员工的培训计划和要求如表 18-1 所示。

表 18-1　新员工培训计划

日期	培训内容	带教人	审核
第一天	员工礼仪、礼节和热情礼貌用语培训	领班	主管
第二天	安全用电和操作规范规程方面培训	领班	主管
第三天	熟悉各楼层诊室的分布情况和相关图纸	领班	主管
第四天	熟悉楼面设备、机房等水电设施缝补情况和相关图纸	领班	主管
第五天	电工技能的实际操作培训	领班	主管
第六天	综合技能的造作培训	领班	主管
第七天	知识考核、业务测评并确定岗位	领班	主管

4. 工程部员工考核标准

（1）制度与标准：

● 建立各项符合国家规定的操作、检修制度与规范；

● 严格按制度与规范工作；

● 按合同约定的标准提供管理服务。

（2）设备运行：

● 按有关规范或设备的相关说明操作设备；

● 按设备的相关说明保养设备；

● 设备运转正常，运转效果良好，无跑、冒、滴、漏现象；

● 发现事故苗子及时处理；

● 无人为因素造成的设备损坏或设备故障；

● 无人为因素造成的突发性停水、停电事故；

● 无重大工伤事故。

（3）服务质量：

● 接修后应及时到场修理，保证医疗工作的正常开展；

● 员工工作质量良好；

● 员工的服务态度良好；

● 定期对各楼层及重要设备进行巡视，并做好相关记录，对部门反映的问题要及时处理。

5. 物业的前期介入

根据医院在建情况，物业公司前期入驻，一般入驻人员为项目管理经理 1 人、工程师 2 人，具体工作如下。

（1）项目经理：

● 了解接管物业的基本情况；

● 编制项目管理规划、员工招聘计划、员工培训计划、项目开荒计划；

● 物料配置和申购；

- 制订项目各岗位的职责、岗位流程、工作标准等；
- 与建设、施工单位联合进行项目物业交接；
- 核对、接收各类房屋和钥匙；
- 核对、接收各类图纸资料，并加以整理归档；
- 核对、接收各类设施设备；
- 核对、接收各类标识。

（2）工程师：

具体工作按施工进度同步制订，逐步按设备类别增派专业人员参与设备调试和验收工作。

- 电气方面，注意各设备房的通风、降温、排水、应急照明、消防器材配备等问题，对各个电气设备的分布、数量、性能等方面进行熟悉、统计；对各供电线路的走向、线径、具体预埋点进行了解；对照明线路设计是否符合以后管理的需要进行确认，以方便后期的维修、保养和管理；
- 消防方面，对水系统中的消火栓、喷淋管网的走向、阀门的分布、水泵结合器的位置进行了解；对电系统中的风机、风阀的分布、工作原理进行掌握；掌握消防主机的工作原理，回路的分布，卷帘门的分布等；
- 给排水方面，了解供水的系统情况，各楼层供水，水箱、水池的位置、容量，市政供水的位置，住户的供水方式，各个阀门的位置；在排水方面，雨水、污水、冷凝水（空调水）、化粪池等系统；
- 电梯、空调系统方面，做到专人检修，按时检查，将安全事故风险控制在发生前；
- 标识方面，合理设置标志标识并根据建筑改造维护情况及时更新；
- 安防、智能化方面：关注其智能化、防盗设备是否完善，各种监控镜头的设置是否足够和合理，对出入口的设置是否合理，停车场的智能化有否安全隐患，管道井是否存在安全隐患；
- 清洁绿化方面：清洁方面关注各楼层垃圾桶的设置是否合理，楼层清洁用水是否方便，电梯、厅内吸尘取电是否方便，天台是否设置照明及水龙头以方便清洁用，是否设计垃圾收集点及相配套的水龙头、地漏等与清洁有关的问题；绿化方面有对绿化设计的品种是否适宜以后的物业管理，是否适宜以后长期保持相应的花期，各种自动浇水系统是否完善，花池的排水是否恰当，水池的设备设计是否合理，补水、溢水、排水是否完善。

18.2 医院物理环境专项服务

18.2.1 环境管理服务

1. 服务内容及要求

（1）熟悉医院的环境，明确各项目的环境服务范围及要求，了解各自项目的部门目标。为了更好地利用有限的人力资源，管理人员要根据项目运作情况，调整好专项保洁的年度月度计划、日常工作时间表等。

（2）使用保洁设备及各类标准化的保洁工具。

（3）服务时间按客户要求来决定。

（4）服务目标如下。

- 以礼待人：微笑、真诚对待客户、保持职业素养、尊重他人、高度重视客户的要求并及时地采取措施；
- 阐明情况：给客户提供更好的服务，给客户呈献标准化流程及专项服务亮点，征询客户的要求作为工作目标；
- 超出客户的期望：任何时候都会提供规范、整洁、及时、周到和专业的服务；
- 保证满意度：征求意见，以使客户能够满意。

2. 服务的特点、特征和特色

根据医院各科室功能及感染特性，制订有效的消毒、区域划分，污染区、半污染区、清洁区的保洁工具要严格按公司规定的要求进行区分和隔离，病房严格按一房一巾、一床一巾进行保洁操作。

日常保洁步骤及要求如下。

（1）先在病房门口放置"小心地滑"牌，进病房后注意不要碰掉心脏监视器的电线、输送氧气的管子等，以免造成严重后果。清理房间时如遇医护人员查房等应注意错开避让。

（2）高处除尘：

Ⅰ. 工具及材料：经过牵尘液处理过的高处除尘布头、手柄台刷、小簸箕。

Ⅱ. 高处除尘方法：用经过牵尘液处理过的高处除尘扫在屋内以逆时针方向清扫肩部以上区域，主要清洁灯具顶、门、窗帘顶、壁挂电视机、出风口、墙面上、卫生间墙面等；房间内高处除尘完成后，用台刷轻轻地由上往下把尘灰刷到保洁车上的清洁袋内。

（3）重点消毒和清洁（一房一巾、一床一巾）。

工具及材料：全能清洁剂溶液、玻璃清洁剂溶液、消毒剂溶液和大、小毛巾。

Ⅰ. 重点清洁方法和内容。

- 一房一巾：将用经过消毒溶液浸泡的毛巾叠成八层（也可直接把消毒溶液、全能清洁剂喷洒在毛巾上进行消毒），消毒沿逆时针方向给肩部以下区域消毒，包括床架、桌子、台面、电话、椅子和门框、墙面、门把手等，如有污迹的用全能清洁剂擦拭。毛巾做到一房一更换。
- 一床一巾：将小方巾叠成四层，用装有消毒溶液（250毫克/升）的喷壶喷洒小方巾的表层，由床头开始沿逆时针方向对病床消毒，小方巾做到一床一更换，或先用消毒水浸泡小方巾后再对病床进行擦拭。
- 倾倒垃圾桶/烟灰缸操作。

Ⅱ. 工具及材料：型号相同的垃圾袋、清洁毛巾、全能清洁剂溶液、玻璃清洁剂。

Ⅲ. 倒尽烟灰缸：小心灭掉未燃尽烟头，倒空烟灰缸并用玻璃清洁剂溶液擦拭干净，放回原位。

Ⅳ. 将装有垃圾的垃圾袋口扎紧从垃圾桶中取出，换上相同型号的垃圾袋旋紧并塞好，垃圾桶内、外如有污渍、垃圾要进行清理后再套垃圾袋，完毕后放回原地。将扎好的垃圾袋丢至保洁车的清洁袋内。

18.2.2　设施设备维护服务内容

公司提供多样的医院设备设施管理和维护服务，主要涉及下述系统。

（1）变配电系统：高压配电间设备、自备发电机保障系统及设备、低压配电间设备、楼层配电间设备、UPS设备、EPS设备、电气线路设备及供电末端设备、照明设备及控制系统、能耗统计等。

（2）给排水系统：生活水系统（生活水泵房设备、生活水箱及设备、生活热水系统及设备、消防水箱），排水系统（雨、污水管道及设备）雨水回收系统和污水处理系统设备，消防系统（消防水泵及控制系统、消防喷淋水泵及控制系统），能耗统计等。

（3）暖通系统：空调及其配套设备供热（气）设备（包括锅炉及其配套设备等）、通风系统和设备等。

（4）弱电系统：通信系统、网络系统、声像及会务设备。

（5）涉医设备：医用气体管理、医用负压设备。

18.3 安全管理

18.3.1 安全管理的基本内容

安全生产是建立在严格规章制度的前提下进行的，它关系到人的生命及设备的安全，是保障工作的基础，因此，必须要求专业人员时刻铭记。

1. 安全监督的意义

（1）供电安全生产监督是主管部门的职责，对医院供电安全生产、人身和设备安全进行监督，有着十分重要的意义。

（2）开展各项安全活动，做好职责范围内的安全统计、分析、安全目标管理和考核工作。

2. 安全监督网的建立

建立"三级安全网络"，即：医院、科室、班组。积极开展各项供电安全生产宣传，形成一个良好的安全氛围和安全生产的良性循环。

（1）医院：重点进行监督、检查，做好日常的供电安全管理工作，指导部门的供电安全生产。

（2）科室：主要精力应是现场的安全管理工作，特别是对一些复杂的工作，要实行全过程的检查及动态跟踪，要抓好班组的标准化作业，抓遵章守纪，制止各种违章作业。

（3）班组：是构筑安全生产"三级安全网络"中的基础。班组长要重点抓好反习惯性违章及作业中的危险点控制，做到责任到人、监护到位、措施落实。

3. 安全监督的任务

（1）根据"安全第一、预防为主"的方针，监督、检查国家和上级有关供电安全生产的法规、标准、规定、规程、制度的贯彻执行。

（2）监督安全技术劳动保护措施计划和预防事故措施计划的实施。

（3）监督劳保防护用品及安全工、器具的使用。

4. 安全检查的目的

安全检查的目的是发现和消除事故隐患，促进供电安全生产，防止事故的发生。

5. 值班员职责

（1）运行值班人员必须认真负责、忠于职守，严格遵守操作规程，保证安全生产。

（2）熟悉系统工作原理、构造及运行情况，规范合理操作，使设备安全经济运行。

（3）认真做好运行记录，定时巡视检查设备的运行情况，使设备的各项运行指标在正常值范围内，发现问题迅速查明原因，正确处理。

（4）认真做好设备维护保养工作，按要求做好记录。

（5）严格执行交接班制度。

（6）操作前认真填写操作票，操作时一人监护一人操作。

（7）保持好配电室内的卫生整洁，非工作人员不得入内。

（8）遵守劳动纪律，不擅离职守，不做与工作无关的事。

（9）配电室内不得存放任何易燃、易爆物品，违者一切责任由当班值班人员负责。

6. 维修员职责

（1）着装整洁，说话和气，礼貌待人。

（2）到达维修现场后问明情况再进行工作。

（3）严格按照操作规程进行维修作业。

（4）维修工作完成后清理工作现场，不留杂物。

（5）告知使用单位应注意事项，解答使用单位提出的有关问题。

18.3.2　供电管理

电能作为现代社会发展之主要能源以来，用电管理与安全生产就随之孕育而生。为了实现电力的持续供应，安全用电、规范用电是指导生产的行为准则，它关系到人身与设备的安全。为了保证安全生产，必须严格遵守相关的行业条令、法规、规范，各管理部门要履行其职责，及时纠正违规行为，加强监管力度，保障本单位、本部门的生产安全。

1. 医院供电特性

（1）保障性。要满足医院服务的全天候、高可靠性、应急性特点的客观要求，从保障可靠这一特点出发，在医院后勤供电管理与安全生产上要求做到：

- 供电设备的配置应与医院的任务、规模、科室设置和诊疗需要相适应，除考虑保证正常需要外，还要考虑应急储备条件，如应有备用发电机组；
- 建立健全值班、应急保障制度，严格岗位责任制，值班人员做到坚守岗位，随叫随到。

（2）技术性。医院供电管理具有较高的技术性、专业性，没有一支多学科的工程技术队伍，是难以适应医院现代化建设需要的。从技术性这一特点出发，要求医院后勤供电管理在安全生产上做到：

- 建设一支工程技术队伍，结构上要具有适应医院需要的各类工程技术人员和技术熟练的职工；
- 重视供电安全生产设备的更新和改造，保证设备技术的先进性，以适应医院业务发展的需要。

（3）可靠性。医院供电不仅关系到全医院工作的正常进行，而且关系到患者生命和财产的安全。从安全可靠性这一点出发，要求医院供电做到：

- 必须树立安全第一的观念，制订安全操作规范，定期对职工进行安全操作教育；
- 供电运行和维修，必须按照行业安全标准执行；
- 建立定期维修、检查制度，以保证各种设备性能完好，使其始终处于良好的运行状态。

（4）经济性。医院供电既具有生产性，又具有消耗性，要做到投入小、产出多，提高经济效益。为此，要做到：

- 加强供电设备的计划管理配置和合理配置，重视供电安全生产设备维护保养，定期检修，提高自然寿命，使其始终处于良好的技术状态；

- 重视节约能源，做好新工艺、新技术的应用，引入节能产品，尽可能地减少投入，降低医疗成本。

2. 供电管理目标

在供电安全的基础上立足现有设备，高效、节能、快捷地保障好本单位的供电需求，最大限度地满足各部门的需要。

3. 供电管理制度

（1）必须严格按照行业操作规程进行安全供电；

（2）必须认真做好供电负荷记录；

（3）必须按时巡视、检查设备的安全运行情况；

（4）专业操作人员必需持证上岗；

（5）必须接受行业供电主管部门的监督检查；

（6）在岗人员不得饮酒、擅自离岗、干私活；

（7）发现问题及时解决，如果不能处理必须马上向上级主管部门报告。

4. 供电管理人员职责

（1）供电管理部门要掌握本单位供电的基本情况，了解供电形式结合行业法规建立健全各项规章制度；

（2）供电资料完备，设备档案齐全；

（3）了解总、分配电室的具体位置；

（4）了解变压器的总容量、变压器的数量及每台变压器所带负荷的主要部门；

（5）了解高低压主回路电缆的走向；

（6）制订检修计划和对专业工具、操作证的年检工作；

（7）规划供电需求目标；

（8）组织好供电改造、施工、设备更新工作；

（9）对职能部门工作定期进行巡视监督检查；

（10）组织专业人员进行业务培训，加强业务技能。

5. 应急预案

（1）建立应急供电指挥中心，完善应急预案；

（2）根据本单位实际情况配备大型发电机组；

（3）根据本单位实际情况确定重点保障部门；

（4）重点单位供电方式应采用双路互投的形式供电；

（5）建立应急小组（以维修和值班人员为主）；

（6）一旦出现市电停电现象，应急发电机马上启动，同时应急小组成员必须第一时间到达重点单位，查看供电情况；

（7）供电部门所有人员必须熟知应急预案内容、保障重点单位的具体位置及设备的负荷情况。

18.3.3 给排水管理

医院或医疗机构排出的污水可能带有病菌、病毒、化学污染物及放射性有害物质，如不加消毒处理直接排入水体，会引起水体的污染或传染病的爆发流行。为防治水域的污染，国家制定了《中华人民共和国水污染防治法》；《污水综合排放标准》（GB 8978—1996）；《辐射防护规定》(GB 8703);《地表水环境质量标准》(GB 3838—2002);《城镇污水处理厂污染物排放标准》(GB 18918—2002);《环境保护图形标志》(GB 15562.1)。

目前医院采用的污水消毒方法有一级处理加氯化消毒和二级处理加氯化消毒,使用的消毒剂有液氯、二氧化氯、次氯酸钠及漂粉精等。

目前医院污水消毒设备主要有真空加氯机(用于液氯)、二氧化氯发生器、次氯酸钠发生器、氯片消毒器及臭氧发生器等。

目前医院对放射性污水采取衰变处理的方式,处理后的污水应符合《辐射防护规定》(GB 8703)。

目前医院污水的排放由当地的环保部门进行监测,每年进行不定期的抽查,抽查的监测项目重点为总余氯、大肠菌群、化学需氧量CODcr、五日生化需氧量BOD₅、pH 值及悬浮物等,其监测项目和监测值的达标范围按当地环保部门的规定执行。

1. 保障目标

确保医疗污水处理后达到排放标准,医疗污水的排放应符合《中华人民共和国水污染防治法》《污水综合排放标准》(GB 8978—1996)、《辐射防护规定》(GB 8703)、《医疗机构水污染物排放标准》(GB 18466—2015)。例如:总余氯量应控制在 4 ~ 10 毫克 / 升,化学需氧量COD_{cr}:≤ 500 毫克 / 升,大肠菌群≤ 500 毫克 / 升,生化需氧量BOD_5:≤ 300 毫克 / 升,pH 值:6 ~ 9,悬浮物 SS ≤ 400 毫克 / 升。确保医疗污水合理有序地排放至当地环保部门指定的排放处(城市市政下水管网或指定水域)。

2. 组织设置

地方政府相应部门负责审批医院临床科室的设置及污水排放的准入,定期监控、检查医院的污水排放设施和工作情况,并据此决定整改或能否继续工作。

医院主管行政副院长和行政处根据临床科室的工作情况,对污水的达标排放负责;院感染办公室负责定期抽检污水排放的达标排放情况;医院医务处负责向地方政府主管部门申报临床科室的设置和污水排放的准入。

3. 操作规程

(1)《二氧化氯发生器设备操作规程》(注:污水处理操作工需持有《特种气体操作证》方可上岗)。

(2)《液氯消毒设备操作规程》(注:污水处理操作工需持有《特种气体操作证》方可上岗)。

(3)《次氯酸钠消毒设备操作规程》。

(4)《污水水质监测操作规程》。

(5)《液氯安全储运操作规程》(注:污水处理操作工需持有《特种气体操作证》方可上岗)。

(6)《关于稀盐酸和氯酸钠储存的操作规程》操作规程举例如下:《二氧化氯发生器设备操作规程》。

- 污水班管理人员应熟悉二氧化氯发生设备的性能及使用方法,定期检查保养维修;
- 在检查设备时如闻到二氧化氯或盐酸气味时,要仔细检查各相关连接部位,若有漏气、漏液应立即处理;
- 当温度大于 55℃,液位、加温桶水位低于 2/3 时,水压报警时应立即检查处理,必要时停止运行(注意:二氧化氯气体温度达到 100℃时将发生爆炸);

- 严禁对氯酸钠进行撞击或敲打，以防爆炸；
- 遇到余氯异常时，应检查氯酸钠和盐酸消耗比例是否正常，氯酸钠溶解槽及管道是否需要清扫，还应检查反应温度是否正常、定量泵是否正常工作；
- 温度异常增高、管道严重泄漏、刺激气味强烈、管道及反应容器破裂时，应立即关闭发生器及各部门进料阀门，注意加强室内通风换气；
- 遇到储液槽大量漏液时，应将漏液引至就近下水道，并用大量清水稀释冲洗；
- 二氧化氯投加管道中的阀门严禁随意启闭，一般应在开启状态；
- 氯酸钠和盐酸如溅及人体或衣服，请立即用自来水清洗；
- 处理二氧化氯泄漏事故时，应戴好防毒面具。

18.3.4　暖通系统管理

规范操作、定期保养、及时检修以保证暖通系统在安全、清洁状态下正常运行，系统所有设备保持良好的状态，有效保障冬季供热与夏季供冷并且符合院感对各区域的空气质量要求。

医用气体管理与安全

医院所用的主要医用气体有：医用氧气（包括液氯）、压缩空气、真空吸引气（负压吸引气）、笑气（氧化亚氮）、二氧化碳气（碳酸气）、氦气、氮（液氮）、氩气等。其中任何一种气体出现问题，都会对患者造成不同程度的伤害，严重时会造成重大伤亡事故的发生，对医院和社会造成不良的影响。

为确保使用医用气体的安全，一定要建立一个合理高效的管理机构，层层各负其责，制订严格的规章制度，设备要精良完好，气体管网要达到下列标准：一致性，同种气体使用，保证互换；唯一性，不同气体使用保证不可互换；连续性，气体供应不可间断；气源质量在任何情况下，都要符合所标示的医用气体的质量要求，购进气体的渠道要可靠畅通。要加强各级人员的责任心，加强计划检修保养工作，有统一的全院应急调度系统，全面可行的应急预案，齐备的应急器材设备，以及训练有素的应急人员。

18.3.5　电梯安全管理

电梯设备的安全管理好坏，直接影响电梯司乘人员的安危，所以把电梯设备的安全管理要放到首要地位。为防止电梯因使用不当造成损坏或引起伤亡事故，必须加强电梯的使用安全管理。

电梯使用安全管理主要包括：安全教育、司梯人员的操作安全管理、乘梯人员的安全管理、电梯困人救援的安全管理。

1. 实施安全教育

由电梯管理员负责对电梯机房值班人员、电梯司梯人员和乘梯人员实施安全教育，使他们树立安全第一的思想，熟知电梯设备的安全操作规程和乘梯安全规则。

2. 电梯司梯人员操作安全管理

为了确保电梯的安全运行，司梯人员均需持证上岗，并制订相应的司梯人员安全操作守则：

（1）保证电梯正常运行，提高服务质量，防止事故发生。

（2）要求司机坚持正常出勤，不得擅自离开岗位。

（3）电梯不带病运行、不超载运行。

（4）操作时不吸烟、不闲谈等。

（5）执行司机操作规程：

- 每次开启厅门进入轿厢内，必须做试运行，确定正常时才能载人；
- 电梯运行中发生故障，立即按停止按钮和警铃，并及时要求修理；
- 遇停电时，电梯未平层禁止乘客打开轿厢门，并及时联系外援；
- 禁止运载超大、超重的物品；
- 禁止在运行中打开梯门；
- 工作完毕时，应将电梯停在基站并切断电源，关好梯门。

18.3.6　医疗系统特种保安队管理

为有效维护医院内部秩序，保证所管区域的正常工作秩序，防范火灾、盗窃、破坏、纠纷、自然灾害事故发生，对各种突发事件能及时处理控制，为医院提供安全的工作生活环境。派驻医疗系统特种保安人员，负责医院的医疗秩序维护、治安防范、消防安全及全院范围内的人员、设备设施等安全保卫管理工作，特别是医患纠纷的处置中保护医护人员和医院财产的安全。

医疗系统特种保安队是在《保安服务管理条例》颁布实施以来，在深入贯彻落实两部委《关于维护医疗机构秩序的通告》精神后，在上海市医疗系统中出现的一支新兴的安全防范力量。

1. 医疗系统特种保安队组建的背景

2012 年，全国各地因医患纠纷而造成的激烈冲突，先后发生了多起伤害医务人员的恶性事件，引起全社会的关注。为此，原卫生部、公安部下发《关于维护医疗机构秩序的通告》文件，要求各地要加强医院安全防范工作，加大对人防、物防、技防的投入，加强保护医务人员人身和财产安全，维护合法的医患关系，保证医院正常医疗秩序和提高医患纠纷等突发事件处置能力，组建一支"少而精"的、年轻的特种保安队伍。吉晨公司在 2012 年 7 月诞生了上海市医疗系统首支特种保安队——上海交通大学医学院附属仁济医院特种保安队。紧接着在2012 年和 2013 年，吉晨公司在各大三级甲等医院都成立了特种保安队：

2013 年 9 月，上海中医医院成立了特勤保安队。

2013 年 9 月，上海第十人民医院成立了专职消防特保队。

2013 年 12 月，上海市中西医结合医院成立了特勤保安队。

2014 年 4 月，上海市同济医院成立了特勤保安队。

2014 年 4 月，上海市浦东医院成立了特勤保安队。

2. 医疗系统特种保安队组建以来的现状

上海交通大学医学院附属仁济医院 2012 年成立的特种保安队，是一支由 16 人组成的，能够先期处置应急突发事件的、年轻的特种保安队伍。为确保医务人员的安全，能在第一时间维护医院现场的治安秩序，配合公安机关做好各类纠纷现场的处置工作。这支队伍的成员主要来自部队复员军人，平均年龄 28 岁，共产党员 4 名，大专学历 2 名，具有一定的擒拿格斗技能。上海中医医院特保队主要由退伍军人组成，共产党员 2 名，大专以上学历 2 名。医疗系统特种保安队自成立以来，始终坚持"严格纪律，严谨作风，精湛技能，快速反应"的宗旨，坚决完成院方提出的各项保安任务。

（1）开展爱国主义教育，提升自身素质

仁济医院特保队自成立以来，不管刮风下雨始终坚持每周二早上7:30分举行升国旗仪式，不但增强了特保队员爱国主义意识，提升自身素质，而且树立了雷厉风行的工作作风、自信向上的进取意识和斗志顽强的意志品格。特保队的风采塑造了新时代保安形象，铸造了吉晨保安的核心价值观和企业文化，并进一步提高了企业竞争的软实力。

（2）强化业务培训，提高业务能力

吉晨公司从特种保安队的性质、所肩负的社会责任及医院的实际需求出发，首先，有针对性地制订了特保队教育培训计划，重点学习《保安服务管理条例》《消防法》《治安管理处罚法》《关于维护医疗机构秩序的通告》等法律法规；其次，对特保队员仪容仪表、特保队管理制度、特保队各岗位职责、特保队考核办法、治安突发事件处置预案、消防火警处置预案、医疗纠纷处置预案等7个方面工作，组织专家编写了《特保队工作手册》；最后，在队列训练、交通指挥、消防实操以及简易格斗等方面加强培训。特保队根据公司制订的教育培训计划，结合勤务工作实际情况，每周挤出空余时间组织全队人员分阶段、分课时、按要求进行集训。经过集训，队伍的整体精神面貌、作风纪律等方面得到不断提高。

（3）急人所急，为人解难

仁济医院特保队在医院领导的关心及吉晨保安公司的锤炼下，通过一抓队伍建设、爱国主义教育，二抓业务能力，强化管理水平，使队伍综合素质得到不断提升。好人好事层出不穷，经常收到病患家属为他们送来的锦旗、感谢信。

3. 医疗系统特种保安队发挥的作用

医疗系统特种保安队自成立以来，实施准军事化管理，始终坚持"严格纪律，严谨作风，精湛技能，快速反应"的宗旨。协助公关机关处理醉酒闹事、打击号贩子等治安违法事件多起，维护了医院的正常诊疗秩序，有效保护了医务人员的人身财产安全。

2012年7月4日上午，仁济东院特保队刚刚上岗不久，7号楼外科大楼14层手术室门口，两名患者家属为肝移植争夺肝源而发生纠纷，其中一方情绪激动的患者家属纠集十多名不明真相的老乡及家人，围堵在手术室门口，造成无法正常手术，情况危急。特保队接报后，立即组织8名队员前往现场，配合院保卫部门一边疏散围观群众，一边做好劝解安抚家属情绪工作，最终得到家属的理解，确保后续手术的正常进行，成功平息了事件，维护了医院的正常诊疗秩序。此事件中，特保队员保持了极大的克制，有的同志脸上被抓伤，手被划伤，但是大家都没有怨言，为医院的平安奉献着自己的青春。

2012年12月13日晚上9时许，中医医院急诊大厅来了一名40多岁的男子，嘴里一边叫嚷，一边挥舞拳头闯入急诊室向医生索要"杜冷丁"。此时，值班特保队员接报后，迅速赶赴现场，发现该男子在医生办公室拿起杯子正要砸向医生时，特保队员急速冲上夺下杯子，并保护医生护士立即转移离开现场，随后拨打110报警。警方赶到后，将该男子带走。经查，该男子系毒瘾发作，突发幻想来到医院索要"杜冷丁"。正是由于特保队员及时出手，才有效地保护了医护人员的人身安全，他们的工作受到医生及院方领导的高度赞扬，特保队的价值得到了进一步体现。

4. 医疗系统特种保安队的发展

医疗系统特种保安队是在新形势下组建的一支新队伍，这支队伍如何可持续发展，将在以下几方面加强工作。

（1）规范服务，提升质量。在规范服务中不断提升服务质量，质量是我们工作中的生命线，质量体现了我们的价值，反映出社会、院方以及患者对我们工作的满意度，我们要紧紧抓住服务质量不放，才能得到各方肯定。首先，要提高保安形象，这是一种企业文化的外在表现。仪容仪表是一种文化，仪容仪表的好坏反映着一个公司的形象与企业文化；其次，要规范文明用语，语言能体现一个人的素质，素质的高低都能从语言的沟通交流中体现，我们要着力培养有素质的保安员；再次，要快速反应，果断处置是我们保安工作的首要任务，遇到医患纠纷，突发事件时要在各单位保卫部门领导下及时组织力量快速赶赴现场，先期掌控与处置现场；最后，要大力弘扬好人好事，发扬危难之时鼎力相助的精神，用危难之中显真情的事迹，以此激励并提高这支队伍服务质量。

（2）加强培训，强化素质。针对保安员教育培训问题，采取系统培训与点滴式教育相结合的方式。系统培训是根据保安员培训纲目结合形势需要、发展需要、业务需要所采取的具有前瞻性、综合性的培训，主要是培养保安员参加保安员上岗证以及职业等级认证考试。目前，根据保安员流动性、随意性大的特点，吉晨公司采取点滴式教育法，从点点滴滴的小事做起，利用零散的时间进行常态化教育培训，一点一滴地灌输。吉晨公司定期或不定期派管理人员下一线进行现场指导、教育，发现问题及时剖析，一事一议，因人而异随时随地给予督导，从而提升教育培训质量，充分发挥队伍的整体作用。

（3）以心留人、以情暖人。针对保安队伍人员不稳定的情况，在队伍管理中采取以心留人、以情暖人的方法，多与队员沟通交流，以真心换取真情，以情感动人、留住人，引导他们走向光明的保安事业；充分发掘保安员个人潜能，调动他们的工作积极性，让他们真心实意地愿意留在吉晨保安，安心于保安事业，为确保医院一方平安而努力工作。同时，加强爱国主义教育，加强好人好事宣传，加强见义勇为奖励，塑造具有核心价值的企业文化，提高团队凝聚力，用企业文化来紧紧吸引住人才，以此来加强队伍的稳定性。

图 18-2 为医疗安保队近照。

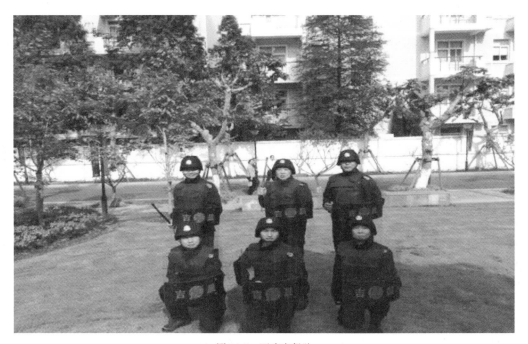

图 18-2　医疗安保队

18.4 吉晨卫生后勤保障信息管理系统

物联网、大数据、人工智能、云计算,作为当今信息化的四大板块,它们之间是一个整体,通过物联网产生、收集海量的数据存储于云平台,再通过大数据分析,甚至更高形式的人工智能提取云计算平台存储的数据为人类的生产活动、生活所需提供更好的服务。为了更好地为医院服务,"让病患满意,让医院放心",公司开发了吉晨卫生后勤保障信息管理系统。

吉晨卫生后勤保障信息管理系统功能如下:

(1)吉晨运送管理系统。

(2)吉晨工程设备维保子系统 。

(3)吉晨保洁服务管理系统。

(4)吉晨安保、消防服务管理系统。

(5)吉晨停车管理系统。

18.4.1 吉晨运送管理系统

(1)运送的内容

- 病患送检;
- 会诊单、病历、检验报告等文件类运送;
- 标本运送;
- 药品、医用液体运送;
- 消毒包运送;
- 医用气体、医疗器具运送;
- 布草运送。

(2)存在的问题

- 调度员多,人力成本高;
- 人工传递信息,容易出错;
- 人工接听,线路拥堵不及时。

(3)运送的要求

准确、及时、安全。

(4)吉晨运送智能系统

图 18-3 ~图 18-5 为吉晨公司运送智能系统运作流程简介。

18.4.2 设备维保子系统

(1)系统内容

- 报修派工模块;
- 设备运行管理模块;
- 公共部位巡检维修模块;
- 设备台账及参数。

(2)各模块的功能

报修派工模块:

- 报修信息输入——派工—完成—消耗材料明细—科室确认;

一、系统概述

优势 以手机作为载体，提高运送服务效率，降低管理成本，提升客户满意度及行业竞争力。

模式 调度中心把电话预约和医院HIS系统传输的运送任务，从电脑经互联网派至员工手机和病房平板。在病人收到运送信息的同时，员工根据任务详情执行工作。

前景 医院后勤管理信息化是时代发展的潮流和医院自身发展的必然需求，是提升医院服务水平和管理观念的必然趋势。

图 18-3　运送智能系统

二、派工系统——考勤管理

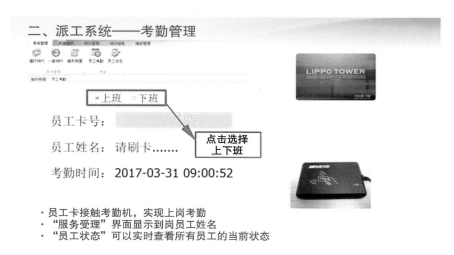

· 员工卡接触考勤机，实现上岗考勤
· "服务受理"界面显示到岗员工姓名
· "员工状态"可以实时查看所有员工的当前状态

图 18-4　派工系统

三、手机APP接单系统——任务开启与结束

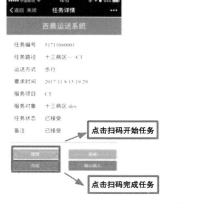
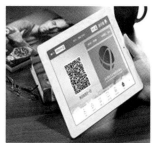

--扫一扫二维码完成任务--

图 18-5　接单系统

- 报修信息输入——派工—未完成—未完成原因—回馈科室—等待完成—科室确认；
- 自动生成单号及日期、时间；
- 输入电话号码自动形成科室选项；
- 维修内容人工输入，无须固定；
- 员工端可以输入材料和工作完成情况；
- 客户端可以完成确认和满意度评分。

设备运行管理模块：
- 运行设备一机一码，输入固定的设备档案信息；
- 设置固定的设备巡检信息录入参数；
- 员工端可以输入设备运行参数及维修保养工作内容并自动记录时间；
- 工程主管确认完成。

公共部位巡检维修模块：
- 设置固定的巡修项目相对应的工作内容；
- 员工端可以输入寻修内容和完成情况；
- 工程主管确认完成；
- 公共部位巡视根据现场各区域设置二维码。

18.5　物业前期介入案例

18.5.1　物业前期介入的重要性和必要性

1. 减少使用中的后遗症

医院物业管理的基本职能是代表和维护医院利益，对所委托的物业进行有效管理。然而在物业管理的实践中，一些物业的先天缺陷一直困扰着物业管理企业，诸如物业质量、设备性能、设施配套以及综合服务等，这些均不取决于物业管理企业，而往往在于物业的设计和施工。要改变这一状况，应把一些长期难以解决的问题在物业管理过程中得到化解，就必须开展物业的前期管理，使前期管理同设计、施工建设同步或交叉进行，由物业管理企业代表医院从管理者的角度，对所管物业进行一番审视，从而把那些后期管理中力不从心的或返工无望的先天缺陷争取在物业竣工之前，逐项加以妥善解决，减少后遗症。

2. 物业前期介入是对所管物业的全面了解

物业管理行为的实质是服务。然而要服务得好，使医院满意、让医院放心就必须对医院物业进行全面了解。如果物业公司在物业交付使用时才介入管理，就无法对诸如土建结构、管线走向、设施建设、设备安装等物业的情况了如指掌。因此，必须在物业的形成过程中就介入管理，才能对今后不便于养护和维修之处提出改进意见，并做好日后养护维修的重点记录。唯有如此，物业公司方能更好地为医院服务。

3. 物业前期介入是为后期管理做好准备

物业管理也是一项综合管理工程。通过物业管理把分散的社会分工集合为一体，并理顺关系，建立通畅的服务渠道，以充分发挥物业管理的综合作用。此外，在对物业实体实施管理之前，还应设计物业管理模式，制订相应的规章制度，并草拟有关文件制度，以及进行机构设置、人员聘用、培训等工作。这些均应在物业前期管理阶段安排就绪，以使物业公司一旦正式进入，便能有序地对物业实体进行管理。

4. 前期介入有利于优化设计，完善设计细节

对医院物业的设计，不仅要从医院的总体布局、使用功能、环境布局等方面来考虑，而且也要从有利于日后物业管理来着眼。设计人员由于自身专业和角度的局限，在规划设计中的不足在所难免，由此会出现设施和设备设置得不完善或不合理，清洁、污染区域的隔离和划分设置得不完善或不合理，清洁通道、污染通道的设计和布局设置得不完善或不合理，特殊科室室内空气（手术室、ICU、静配中心等）设计和设置得不完善或不合理，建筑节能设计和设置得不完善或不合理，这些都给医院物业后期运行增加了投资、降低了使用效率、影响了医院的正常运转，增加了物业管理工作的强度和难度等问题。吉晨公司作为医院物业的专业公司，在长期的实际工作中对医院物业可能出现的种种问题了解得比较清楚，能够与设计和施工结合起来，提出必要的建议，促使其同步或交叉进行，并代表医院从管理者的角度对所管物业进行审视，及时纠正规划设计中的不足，更好地满足医院的使用要求。

5. 有利于加快施工进度，提高施工质量

物业公司对于物业管理工作有着丰富的经验和翔实的第一手资料，对设备和设施在长期使用过程中可能会暴露出的问题认识得比较清楚、掌握得比较透彻。因此，物业管理公司的早期介入，能及时从日后物业管理的角度监督施工单位严格地按设计意愿进行施工建设，对于可能出现的质量隐患，特别是隐蔽工程和重点部位能予以加强监管，并及时制止诸如建设单位不顾日后的管理难度和医院利益而随意改变设计的现象的发生，积极参与工程验收，缩短工期，提高工程质量。

6. 前期介入有利于后期工作的顺利进行

在物业管理的前期工作中，物业公司就策划管理该医院物业的方案，草拟和制订各项管理制度，安排好机构的设置，人员的聘用，上岗培训等工作，以便物业移交后能有序地工作。同时，经过一段时间的工作，可以同环保、水电、煤气、通信、治安、绿化等有关部门建立关系，理顺服务渠道，便于以后管理工作的顺利进行。早期介入可以全面了解所管物业，对其土建结构、管线走向、设备安装等情况做到了如指掌，便于后期的管理。

7. 能保证医院的安全启用、正常运行

物业管理公司的早期介入，特别是保安工作的衔接能做到没有漏洞，使得保安系统的设备、人员在楼宇未正式投入使用之前就运行起来，就能使楼宇安全启用、正常运行，使业户放心、定心。

8. 物业管理前期介入的主要内容

（1）医院配套设施完善的参与。

（2）医院水、电、气等供应容量的介入。

（3）医院院感要求的符合性介入。

（4）安全保卫系统的介入。

（5）生活垃圾、医疗垃圾处理方式的介入。

（6）污水排放的合规性介入。

（7）绿化布置的审核介入。

（8）消防设施方面的介入。

（9）建筑材料的选用介入。

（10）其他方面的介入。

18.5.2 应用案例

某三甲医院迁址新建,预计于2018年11月26日开业,吉晨公司于2018年9月15日入驻,入驻人员为项目经理1人,工程师2人。

1. 项目经理工作内容

(1)了解接管物业的基本情况。

(2)编制项目管理规划、员工招聘计划、员工培训计划、项目开荒计划。

(3)物料配置和申购。

(4)制订项目各岗位的职责、岗位流程、工作标准等。

2. 工程师内容

根据施工进度,逐步对电气系统、给排水系统、消防系统、电梯系统、空调系统、安防、智能化弱电系统、清洁绿化、标识系统等进行查验工作。

根据医院的设计,从医院的总体布局、使用功能、环境布局等方面来考虑,从物业的使用功能上考虑。对于设施和设备设置得不完善或不合理,清洁、污染区域的隔离和划分设置得不完善或不合理,清洁通道、污染通道的设计和布局设置得不完善或不合理,特殊科室室内空气质量控制系统设置得不完善或不合理,建筑节能设计设置得不完善或不合理的,污水排放的合理性和合规性进行查验和评价,并提出整改建议和方案。

进驻后发现污水处理系统施工在停滞状态,跟院方联系后,请院方提供资料,并报告了系统表面存在的问题(图18-6)。

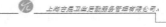

图 18-6 问题报告

院方积极配合,要求总包提供图纸及设计资料。经查看图纸资料及现场核对,发现很多问题,最重要的问题是工艺流程中没有设计污水生化反应池,根本达不到设计的排放指标。还有其他很多问题,吉晨立即向院方做了专题汇报。

院方领导非常重视,组织了专题论证会议,由政府、环保、医院、设计单位、总包、施工单位、物业公司技术人员,又专门邀请了两家医院的后勤院长参加。会议持续了两天,因为医院新院定于 2018 年 11 月 26 日营运,所以会议最终结果是,采取物业公司建议的临时解决方案,重新设计污水处理系统,确保排放达到符合医院污水排放要求(图 18-7)。

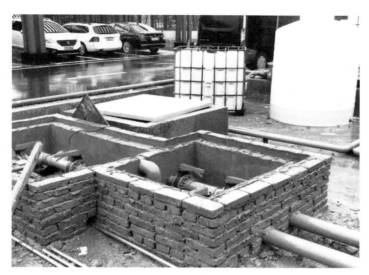

图 18-7　污水系统

在该案例中,由非专业设计单位设计(某工业设计院)提供设计,施工单位施工中向建设方和设计单位提出质疑,没有收到答复后就按设计继续施工,直到物业介入查验发现问题向医院报告才引起重视,导致医院污水系统原有的土建及设备需要拆除、重新设计后再施工,造成了人力财力的浪费,并且影响了医院的正常运行。如果物业能提前 6 ~ 8 个月进驻,就完全可以避免该类情况的出现。

第 19 章　上海复医天健医疗服务产业股份有限公司访谈

19.1　管理制度及服务内容

上海复医天健医疗服务产业股份有限公司（简称"复医天健"），前身为上海复旦医院后勤服务有限公司，成立于 2003 年 4 月，是一家国有控股的混合所有制企业。公司秉承"专业、价值、创新"的理念，专注为医院提供专业的医疗支持服务整体解决方案。

19.1.1　医院物理环境安全管理制度

1. 基本管理制度

复医天健根据业务需求，合理制订了安全生产目标管理制度、安全生产责任制度、安全生产费用提取使用制度、安全风险评估和控制管理制度、项目建设安全"三同时"管理制度、消防安全管理制度、设备设施安全管理制度、安全检查和隐患排查管理制度、相关方安全管理制度；建立公司安全生产管理的组织架构；每年组织 2 次全公司范围内的安全生产大检查。

2. 人员管理模式

（1）根据环境要求和设备操作要求，建立岗位技能需求清单。

（2）对每个操作岗位进行"定岗定责"，明确各自的安全责任。

（3）员工上岗之前进行岗位安全交底，进行岗位安全培训。

（4）建立安全教育培训管理制度，实行公司—营运点—条线—班组四级岗位安全培训。

（5）对营运点经理进行安全生产绩效考评，安全问题一票否决。

（6）制作安全教育培训卡、岗位安全须知卡、危险因素告知卡等通俗易懂形式的安全教育材料。

3. 组织管理模式、经验和特色

（1）建立公司级的安全生产委员会，由公司董事长任安全生产第一责任人。

（2）根据"管生产必管安全，管业务运营必须管安全"的原则，确认营运点经理为各自营运点的第一安全责任人。

（3）由公司董事会和职代会对公司安全生产进行监督。

（4）通过公司会议、微信公众号等形式建立公司的安全生产文化。

4. 其他相关管理模式、经验和特色

（1）对于医院物理环境、设备设施运行中存在的重较大危险源进行辨识、评估，建立重较大危险源台账。

（2）建立危险源辨识和隐患排查双重预防机制，推动安全生产管理机制前移。

（3）制订适合医院环境特点和医疗特点、有针对性的应急预案，加强应急救援演练。

19.1.2　医院物理环境安全服务内容

复医天健主要提供环境管理、设施设备维护、消防及安防管理、创新型服务等多种物理环境安全服务内容，基本满足医院运营管理的需求。

1. 环境管理服务

（1）环境清洁：一般保洁、专项保洁、终末消毒。

（2）医废管理：医废收集、转运、暂存、交接。

（3）司梯服务：保证电梯安全运行。

（4）导医服务。

2. 设施设备系统管理服务

（1）配电系统：高低压值班、日常管理、运行维护、日常维修、协助预防性检测、应急管理。

（2）给排水系统：水泵房管理、水箱清洗、设备维护、日常维修、维护保养。

（3）医用气体系统：液氧站值班、二级减压阀巡检、空压机房值班、负压机房值班、气体管道管理、气体终端管理、氧气瓶管理。

（4）锅炉系统：锅炉房值班、锅炉日常管理、软水系统管理、热交换管理，日常维修。

（5）空调系统：溴化锂机组／螺杆机组／风冷机组等主机管理、冷却泵／冷冻泵管理、冷却塔管理、空调箱管理、空调末端管理。

（6）电梯系统：电梯机房（牵拽系统、控制系统）日常管理、电梯轿厢巡检、电梯基坑设备管理。

（7）污水系统：污水生化处理、消毒处理系统日常运行管理、消毒药剂管理、排水检测。

3. 医院安防和消防管理服务

（1）医院消防：消防控制室值班、消防设备巡检、日常消防巡逻、电气火灾监测、协助维保公司进行设备维保及联动测试、消防应急预案编制及演练。

（2）医院安防：监控中心值班、门卫保安值班、停车管理、内部保卫、特保服务、治安巡逻、治安联防、秩序维护、反恐管理、安防设备巡检。

4. 创新型医院后勤咨询、管理服务

（1）医院安全咨询：医院危险源辨识和评价咨询、医院安全生产标准化咨询、医院消防安全标准化咨询、应急预案编制及演练指导。

（2）医院后勤管理智能化、信息化建设：医院安全生产智能化平台、云医管医院后勤综合管理平台的开发、建设和实施。

5. 其他专项服务

（1）医院第三方安全检查：对医院建筑环境、设备设施、日常管理、医疗服务过程中的隐患进行检查，并给予针对性的整改建议和意见。

（2）医院环境、工艺流程咨询：对于医院后勤经营业务（食堂、配膳间、后勤消洗中心、高低压配电间、污水处理等）相关的物理环境、工艺改造进行咨询指导。

19.2 新技术在医院物理环境安全中的应用

19.2.1 智慧医废系统

1. 系统介绍

医疗废物属于危险废弃品，含有大量有害病原体、有毒有害的化学污染物及放射性污染物等有害物质，因而具有极大的危险性。原卫生部颁布的《医疗废物管理条例》已明确规定，医疗废物必须封闭储存、定点存放、专人运输，医疗废物必须进行焚烧处理，以确保杀菌和避免环境污染，不允许以任何形式回收和再利用。医疗废物的处置不仅是医院管理难题，而且是一个重要的公共卫生问题。医疗废物中存在的传染性病菌、病毒、化学污染及放射性有害物质具有极大的危险性，被视为"顶级危险"和"致命杀手"。

医院的医疗废物一般可分感染性、病理性、损伤性、药物性、化学性和放射性六类，对每类垃圾的处理，按照国务院颁布的医疗废物管理条例，应该对其来源、产生时间、重量进行在册登记。中等规模的医院一天会有成吨的医疗废物，且需要按科室、按类别逐袋地称量登记，每天都会产生几百单的医疗废物收取记录。人计量操作费时费力，且容易出差错，数据不便保存，也不可追溯，不便于管理。

就目前市场调研的情况来看，大部分医院都还没能完全按照医疗废物管理条例的要求来处理医院每天产生的医疗废物，主要是医疗废物交接流程和计量称重环节存在漏洞。按医疗废物管理条例要求，医疗废物的收取、计量和签收，要在垃圾所生的科室内完成，并扎袋、贴标签封装好。大的科室每天有上百袋垃圾，而一般医院都有好几十个科室。每天逐袋称重，并填表，找科室护士签字。一般医院配有两到三名医疗废物收取人员，很难完成这么大的工作量，因此存在很多重量不称、随意填写、签收表单丢失、应急造假的情况。

通过医疗废物智慧管理系统，智能电子秤自动识别医疗废物科室类别，自动发送数据，云端生成报表，PDA现场签收，并每日按类别、科室自动汇总报表。医疗废物智能称量、现场实时签收、报表自动化生成，可实现数据安全可追溯，省时省力，节约人力成本，管理也更加高效。

系统界面如图19-1和图19-2所示。

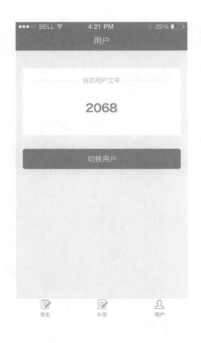

图 19-1 医疗废物收取签收界面

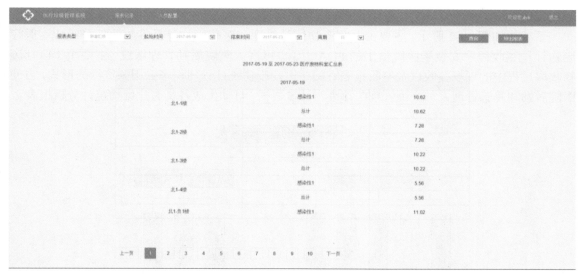

图 19-2　医疗废物统计管理界面

2．系统特点及架构

（1）系统特点

- 移动电子秤，分科室分类别收取，现场实时签收，符合管理条例要求。
- 条码扫描，自动识别医院各科室各类别医疗废物，误操作低。
- 自动科室、类别、时间、条码标签，现场扎袋封装，可追溯性强。
- 计量数据实时同步，自动生成预定义的各类统计报表，省时省力。
- 分科室分类别统计分析，异常提醒。
- 电子统计报表，便于保存和管理。
- 数据冗余备份，安全可靠。

如图 19-3 所示。

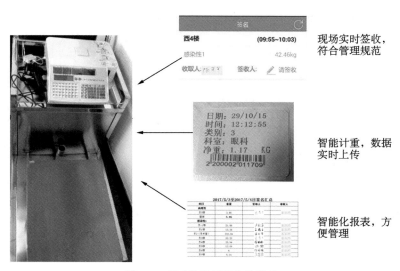

图 19-3　医疗废物智慧统计管理

（2）系统架构

系统架如图 19-4 所示，主要由医疗废物统计管理和医疗废物计量签收两部分组成。医疗废物计量签收程序安装于医院员工的 PDA 上，也可嵌入医院后勤管理系统，主要用于医疗废物收取过程中的现场签收以及签收报表查阅。医疗废物统计管理程序采用浏览器的形式，方便医院后勤和院感管理人员查询管理医疗废物计量数据，自动生成各类医疗废物统计分析报表。

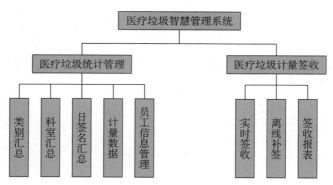

图 19-4　系统架构

（3）系统流程

系统流程如图 19-5 所示，从计量开始，医疗废物收取人员到医院各科室称量收取医疗废物，科室称量完成，护士长电子签名签收确认。所有医疗废物称量完成转运至医院临时贮存间，并对各科室医疗废物重量类别进行校核。所有医疗废物校核完成，管理人员通过电脑终端生成当日的各类医疗废物统计分析报表和电子签名报表，打印后分类归档。

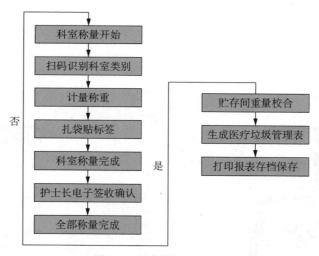

图 19-5　医疗废物管理流程

19.2.2　智慧停车系统

1. 系统概述

目前，停车场大多采用取卡/取票的方式对车辆进行收费管理，传统的停车场管理方式，存在如下问题：

- 驾驶员经常无法将车辆准确停靠在取卡位置上，雨雪天气取卡刷卡尤其不便；
- 停车取卡刷卡过程中经常导致车辆溜车、熄火，造成一定安全隐患；
- 车辆进出需停车取卡、刷卡，耗时长，车道通行效率低，车流高峰期易造成出入口拥堵；
- 应用上存在固有缺陷，易造成停车管理费流失。

一个好的建筑必须具备先进的技术、现代化的硬件设施，以保证车辆进出快捷、方便、顺畅、有序，泊车安全、防盗；同时还需要优秀的收费系统以保证管理方便、收费的公开、公正、合理、费用不流失，真正实现人性化、智能化、自动化的管理。顺应着停车场的信息化、智能化管理的现实需求，能给予车主提供一种更加安全、舒适、方便、快捷和开放的环境，实现停车场运行的高效化、节能化、环保化。

2. 设计目标

- 入场车辆免取卡不停车进入停车场，系统可准确记录车辆入场信息。
- 根据停车时间对临时车辆进行收费，并能告知车主出入场时间等出入信息。
- 系统可提供各类收费数据报表、车辆出入场报表。
- 固定车辆或无须收费的车辆或已提前缴费的车辆出场时可不停车畅通行驶。
- 管理人员可实时监控车辆进出场、停车费收取情况，并可对收费人员收费进行稽核。
- 提升停车场的信息化功能，有效统计停车场车流、使用率等信息，便于车场管理单位了解停车场的使用状况。

3. 工作原理

车辆到达入口，地感线圈检测到信号后，触发立杆卡口摄像机（超值版）进行拍照，视频车牌识别软件自动识别车牌号码。对于无法识别车牌的车辆，系统发送该车辆信息到停车场云平台的纠正系统进行纠正处理，并将纠正后的结果进行储存（选配停车场云平台接口服务）。道闸自动升起，司机开车入场，进场后道闸自动关闭，收费管理系统中该车辆的停车计时开始。

当车辆到达出口时，出口智能车辆检测器感应到地感线圈检测到信号后，触发出口处立杆卡口摄像机（超值版）进行拍照，视频识别软件自动识别车牌号码，停车场收费管理系统自动结算缴费金额；对于无法识别车牌的车辆，可以通过岗亭收费人员手动抓拍、人工修改车牌或云平台通过不同算法重新识别（选配停车场云平台接口服务）等方式，纠正成功后系统将自动结算该车辆的缴费金额。车场管理单位通过车场监控终端的监控界面，可以实时了解整个停车场的使用状况。

19.3 典型案例——昆山市属医院危险源辨识及评价

1. 案例背景

近几年，中国医疗卫生行业在安全管理方面正在逐步发展，不断适应新的挑战，以满足日益增长的医疗服务需求。公众对优质的医疗保健服务意识的提高，现阶段人口老龄化的发展趋势和经济生活日益进步的状况，以及社会对延长预期寿命的期许，促使医疗卫生机构必须审核自身安全管理工作的流程，提升安全绩效，保障员工及患者的生命安全。

危险源辨识是医院安全管理的核心内容之一。只有全面识别出作业活动和作业环境中存在的危险源，才能有针对性地采取有效的安全控制措施，消除存在的事故隐患，预防和减少事故的发生。

为了改善区域内各医院的安全生产条件，提升医院安全基础管理工作，全面掌握各医院运行中的安全风险，不断提高医院安全生产管理水平，受昆山市卫计委委托，复医天健对昆山市 13 家各级医院的危险源进行了全面地辨识和评价。

2. 医院危险源的内容

危险源指的是可能导致人身伤害和（或）健康损害和（或）财产损失的根源、状态或行为，或它们的组合。根据能量意外释放理论，能量或危险物质的意外释放是伤亡事故发生的物理本质。于是，将系统中存在的、可能发生意外释放和转移的能量或危险物质及其载体，称为"第一类危险源"。比如，一旦失控可能发生能量蓄积或突然释放的装置，如液氧贮罐、燃气锅炉、医用气瓶；危险物质的使用、储存场所，如医用酒精仓库、胶片室；电能、热能、生物性风险、化学能等，均属于"第一类危险源"，为了防止第一类危险源导致事故，必须采取措施约束、限值能量或危险物质，控制危险源。

导致能量和危险物质的约束、限制措施破坏或失效的各种不安全因素，称为第二类危险源，包括人、机、环、管理四个方面。其中，人的行为结果偏离标准，造成能量或危险物质意外释放，如高压氧舱内违规吸烟，属人的不安全行为；机械设备、装置、元部件等由于性能低下而不能实现预定功能，如防火门不隔烟，或脉动真空灭菌器压力表失真等，属于物的不安全状态；作业环境中的温度、湿度、噪声、振动、照明或通风等出现问题，如药库内渗水，或高压配电站内浸水等，属于环境因素不良；第二类危险源中最为重要的当属管理因素，如手术室防火预案未制订或未定期演练，属于管理因素的危险源。

3. 危险源风险评估的方法

安全风险评估包括风险可能性分析、暴露于危险环境的频繁程度分析、风险后果严重性分析以及确定风险等级等环节。风险评估方法可采用定性、半定量、定量方法中的一种或几种方法的组合。定性方法包括检查表法、类比法、现场调查法、经验分析法等定性方法；半定量方法包括 LEC 法、风险矩阵法、层次分析法、事件数、故障树、历史演变法等；定量方法包括概率法、指数法、模糊综合评价法、计算机模拟分析法等。一般情况下，推荐医疗卫生机构使用 LEC 法进行安全风险评估。

在使用 LEC 法进安全风险评估时，可以组织不同类型的专家及医疗相关人员参与，在充分考虑对象的风险承受能力、控制能力等因素的基础上，通过技术分析、实地查勘、集体会商等方式，确定事故发生的可能性、暴露于危险环境的频繁程度、发生事故产生的后果，得出安全风险等级。

可能性分析是判断事故发生的概率，根据医疗卫生机构自身或同业历史上事故发生的频率，对照事故发生的可能性分析取值表确定（表 19-1）。

暴露于危险环境的频繁程度对照暴露于危险环境中的频繁程度取值表确定（表 19-2）。

后果严重性分析是按照发生事故产生的后果取值表，从人员伤亡、经济损失、环境破坏、社会影响四个方面确定（表 19-3）。

表 19-1　发生事故的可能性大小（L）取值表

指标	释义	分级	可能性	分数值
历史发生概率（$Q1$）	从该风险过去 N 年发生此类突发事件的次数（频率），并结合国内行业事故发生情况得出等级值	风险管理完全失控，隐患相当严重，随时可能发生事故	完全可能预料	10
		本医疗卫生机构过去 2 年发生 1 次以上，国内行业内频繁发生	相当可能	6
		本医疗卫生机构过去 5 年发生 1 次，国内行业内经常发生	可能，但不经常	3
		本医疗卫生机构过去 10 年发生 1 次，国内行业内发生多次	可能性小，完全以外	1
		本医疗卫生机构过去从未发生，国内行业内过去 10 年以上发生 1 次	较不可能	0.5
		本医疗卫生机构过去从未发生，国内行业内 10 年以内未发生	极不可能	0.2
		本医疗卫生机构过去从未发生，国内行业内也几乎不发生	实际不可能	0.1

表 19-2　暴露于危险环境中的频繁程度（E）取值表

分数值	频繁程度	分数值	频繁程度
10	连续暴露	2	每月一次暴露
6	每天工作时间内暴露	1	每年几次暴露
3	每周一次，或偶然暴露	0.5	非常罕见地暴露

表 19-3　发生事故产生的后果（C）取值表

指标	临界值	分级	分数值
人员伤亡	造成人员伤害，但不构成轻伤	人员伤害、经济损失轻微，对环境几乎无影响，未造成社会影响	1
经济损失	造成直接经济损失 100 万元以下		
环境破坏	几乎不会对环境造成影响		
社会影响	几乎不造成社会影响，仅本医疗卫生机构人员关注		
人员伤亡	无人员死亡和重伤，但造成轻伤人员 1～2 人	造成人员轻伤，造成较小的经济损失和轻微的环境影响，引起周边群众关注	3
经济损失	造成直接经济损失 100 万～500 万元		
环境破坏	仅对事故场所周围造成影响，一般限于医疗卫生机构事发科室内部		
社会影响	造成本医疗卫生机构医疗服务短时间中断，引起周边群众关注		

续表

指标	临界值	分级	分数值
人员伤亡	无人员死亡,但造成重伤人员 1～2 人或者轻伤人员 3～5 人	造成人员重伤,造成一定程度的经济损失和环境破坏,引起本地区广泛关注	7
经济损失	造成直接经济损失 500 万～1 000 万元		
环境破坏	对事故发生所在的医疗卫生机构范围内环境造成影响		
社会影响	造成本医疗卫生机构医疗服务短时间中断,引起本地区广泛关注		
人员伤亡	死亡人数 1～2 人,或者受伤人员 5～15 人	非常严重,一人死亡,造成较大经济损失和厂区周边环境破坏,引起本省广泛关注	15
经济损失	造成直接经济损失 1 000 万～5 000 万元		
环境破坏	对事故发生地医疗卫生机构外围 100 米范围内的空气或者水体、土壤造成污染		
社会影响	造成本医疗卫生机构医疗服务中断 10 天以上,引起本省广泛关注		
人员伤亡	死亡人数 3～9 人,或者受伤人员 16～49 人	灾难,数人死亡,造成重大经济损失和区域性环境破坏,引起国内社会广泛关注	40
经济损失	造成直接经济损失 5 000 万～1 亿元		
环境破坏	对事故发生地医疗卫生机构外围 100～500 米范围内的空气或者水体、土壤造成污染		
社会影响	造成本医疗卫生机构医疗服务中断 10 天～1 个月,引起国内社会广泛关注		
人员伤亡	死亡人数 ≥10 人,或者受伤人员 ≥50 人	大灾难,许多人死亡,造成巨大经济损失和重大环境灾难事件,引起国内外广泛持续关注	100
经济损失	造成直接经济损失超过 ≥1 亿元		
环境破坏	对事故发生地医疗卫生机构外围 500 米范围外的空气或者水体、土壤造成污染,造成重大环境灾难事件		
社会影响	造成本医疗卫生机构医疗服务中断 1 个月以上,引起国内外广泛关注		

根据安全风险发生可能性大小、暴露于危险环境的频繁程度、后果的严重性,确定安全风险等级。然后,根据风险点的风险等级从高到低,分为重大风险、较大风险、一般风险、低风险(表 19-4)。

表 19-4　风险等级划分

D 值	风险等级	备注
＞320	1	重大风险(红色风险)
160～320	2	较大风险(橙色风险)
70～159	3	一般风险(黄色风险)
＜70	4	低风险(蓝色风险)

（1）结果分析

以电气安全为例，本次辨识对医院普遍存在的电气安全问题进行了归纳总结，并依据国家相关的法律法规及技术规范，对应采取的风险管控措施进行了整理编制，部分结果如表19-5所示。

表 19-5　医院电气风险分析表（部分结果）

序号	1. 风险辨识			2. 风险评估					3. 风险控制		备注
	风险点名称（场所/设施/部位）	风险描述	可能发生事故类型	风险度				风险等级	应采取的风险管控措施	管控措施依据标准和规范	
				L	E	C	D				
1	配电站位置及设备布局	配电站位置远离用电负荷，所处位置环境不良，内部配电设备布置不规范	火灾爆炸	3	2	15	90	3	（1）配电站位置应靠近用电负荷中心，设置在尘埃少、腐蚀介质少、周围环境干燥和无剧烈振动的场所；配电设备的布置应遵循安全、可靠、适用和经济等原则，并应便于安装、操作、搬运、检修、试验和监测； （2）配电站内除本室需用的管道外，不应有其他的管道通过。室内水、汽管道上不应设置阀门和中间接头；水、汽管道与散热器的连接应采用焊接，并应做等电位联结。配电屏上、下方及电缆沟内不应敷设水、汽管道； （3）配电间室内地面应采用防滑、不起尘的耐火材料。变压器、高压开关柜、低压开关柜操作地面应铺设绝缘胶垫	《低压配电设计规范》（GB 50054—2011）《20 kV及以下变电所设计规范》（GB 50053—2013）6.2.3/6.2.4/6.2.5/6.2.6条	
2	配电站建筑物防火	配电站建筑耐火等级不符合规范，室内门窗关闭不密合，存在与室外相通但未做防护的洞，有鼠蛇进入的风险	火灾触电爆炸	3	6	15	270	2	（1）配电站屋顶承重构件的耐火等级不应低于二级，其他部分不应低于三级； （2）配电站长度超过 7 米时，应设 2 个出口，并宜布置在配电站两端。当配电站双层布置时，楼上配电站出口应至少设一个通向该层走廊或室外的安全出口。配电站的门均应向外开启，但通向高压配电站的门为双向开起门； （3）配电站内的电缆沟，应采取防水和排水措施。配电站地面宜高出本层地面 50 毫米或设置防水门槛； （4）配电站的门窗关闭应密合；与室外相通的洞、通风孔应设防止鼠、蛇类等小动物进入的网罩	《低压配电设计规范》（GB 50054—2011）	

第 20 章　上海益中亘泰（集团）股份有限公司访谈

20.1　医院物理环境安全总体管理模式

上海益中亘泰（集团）股份有限公司（医管家）成立于 2002 年，是国内市场化运作、跨区域经营、集团化管理的大型专业医疗机构后勤服务供应商。17 年来专业从事医院环境管理、中央运送、工程管理、餐饮服务、秩序维护、电梯驾驶、绿化养护、导医、棉织品收发、辅医服务、停车管理、商业服务等后勤支持管理服务，是中国医院非临床服务的领跑者。现有 20 000 余名员工，在全国 60 多座城市，每天为超过百万的病患和医护人员提供服务，服务面积超过 2 000 万平方米。

后勤管理作为医院运转的基本保障与后台支持，正发挥着越来越重要的作用。但是，由于医疗行业的特殊性，加之医院后勤服务社会化历程较短，后勤社会化服务商良莠不齐，制度规范化建设是加强医院后勤管理的必要基础。可从以下几个方面加强制度体系标准化建设：

（1）剔除与 JCI 医院评审标准、三甲医院标准、医管局对医院绩效考核标准不适应的陈规，增添一些更科学合理、便于考核的制度条款，优化工作职责、操作流程、考核监督机制，做到有法可依，有法必循；并对各类专业岗位国家法律法规来源途径上报管理人员，定时更新条例制度并有记录，严格按照最新规定指导操作。

（2）梳理完善岗位说明书，明确岗位职责，改进管理者和员工对岗位认知，确定各岗位之间的联系，最大限度科学用工。

（3）针对实施作业进行流程管理，每个作业按照目的、步骤、要求的统一格式进行描述，以便指导和规范日常工作，做到技术操作规范化；建立体系文件，管理体系记录，相互支持、配合，支撑起运行保障管理总框架。

（4）从建立设备设施技术管理标准入手，按照统一归口、分类管理、分级负责的原则，建立总务处、物业服务企业、值班员工三级负责制，对各类设备设施维护保养实施等各环节进行监督与管理；以预防性维护为保障，填写相应记录，按计划完成培训并填制培训记录，加强应急预案的制订及演练工作开展；强化设备设施使用、维护各个环节管理，实施全程、全面的标准化管理。

1. 设备管理模式

根据设备对客户服务的重要性将其分为三级，即 I 级设备、II 级设备、III 级设备，维保中心负责对具体设备的划分，具体如下：

- 重点设备（即 I 级设备），是重点管理和维修的对象，尽可能实施状态监测维修；
- 主要设备（即 II 级设备），应实施预防维修；
- 一般设备（即 III 级设备），为减少不必要的过剩修理，考虑到维修的经济性，可实施事后维修。

采用计划预修制（日常维护保养、一级保养、二级保养、小修、中修、大修、设备更新和技术改造）与状态维修、事后维修相结合的管理模式。对于符合磨损规律的 I 、II 级设备（电梯、水泵、正压风机、电动机、柴油发电机、冷水机组、道闸等），定期做三个级别的保养，定期进行小修、中修、大修。小修包含在三级养护中；对于Ⅰ、Ⅱ级电气设备（高压柜、变压器、低压柜、控制柜等）、电子设备（火灾报警控制柜、放大器、计算机等）进行三个级别的保养、探测性维修（功能检查）、状态维修；对于Ⅲ级设备，采取事后维修的管理模式，每年保养一次。

2. 设备管理制度

（1）设备验收接管制度

设备验收工作是设备安装或检修停用后转入试用的一个重要过程，因此，在进行房屋设备的运行管理和维修管理之前，必须做好房屋设备的承接查验工作。承接查验不仅包括对新建房屋附属设备的验收，而且包括对维修后房屋设备的验收以及委托加工所购置的更新设备的开箱验收和相关资料的完整性、准确性验收等。

房屋设备的第一次验收为初验，对发现的问题应商定解决，并确定复检时间。对经复检仍不合格的，应限定解决期限。对不影响正常使用的设备问题，可根据实际情况作为遗留问题签订协议保修或采取赔偿补偿等方式解决，这类协议必须是设备能够使用且不致出现重大问题时方可签订。验收后的验收单与协议等文件应妥善保存。

（2）预防性计划维修保养制度

为了延长设备的使用寿命，防止意外损坏而按照预定计划进行一系列预防性设备修理、维护、管理的组织措施和技术措施称为设备的计划维修保养。正确掌握设备状况，提高设备运转效率，实行预防性维修保养制度，既可以延长设备的修理间隔期，降低修理成本，提高维修质量，又可以保证房屋设备的安全运行，对延长设备使用寿命、树立物业服务企业的良好形象等都将起到很重要的作用。

（3）值班制度

建立值班制度并严格执行，可以及时发现事故隐患并排除故障，从而可保证设备安全、正常地操作运行。具体内容包括以下几个方面：

- 房屋设备值班人员必须坚守岗位，不得擅自离岗，如因工作需要离岗时，必须有符合条件的人替岗，并向其交代离岗时间、去向；
- 按时巡查，做好记录，及时发现事故隐患，及时解决、及时报告；
- 接到请修通知后，及时通知、安排有关人员抢修、急修；
- 不得随意调换值班岗位，就餐实行轮换制等。

（4）交接班制度

做好交接班工作，可以保证值班的连续性和稳定性，具体内容包括以下几个方面：

- 值班人员做好交接班前的相关工作，包括巡查表认真仔细巡查，发现问题及时解决，当班问题尽量不留给下一班，并做好记录和环境卫生工作；
- 接班人员提前一定时间（如15分钟）上岗接班，清查了解交接的班次，办理相关手续；
- 值班人员办完交接班手续后方可下班，若接班人员因故未到，值班人员应坚守岗位，接班人员到达并办完手续后方可离开；
- 除值班人员外，无关人员不得进入值班室等。

（5）报告记录制度

建立报告记录制度可以让物业服务企业相关人员及时了解设备的运行情况及设备维修管理情况，及时发现设备管理中存在的问题，以便及时解决。

3. 设备的安全管理

（1）持证上岗与安全检查。从事特殊工种作业的员工（如电工、电梯工等），需持证上岗。

（2）维保中心按年度保养计划，每季度对设备运行的安全进行检查。对存在重大安全隐患问题应及时处理。

（3）避雷系统管理。保证避雷系统外观良好，能正常使用，在雷击时能保证楼宇及大型设施设备的安全。维保中心每年至少测试一次，每年至少保养一次并按规定定期巡视。

（4）事故处理程序。当发生设备安全事故后，须立即通知维保中心。主要部门及相关调查人员未赶到现场之前，维保中心应尽可能地保护现场，组织人员抢修，保证对临床一线的服务。

4. 主要物业设备管理方法

1）给排水设备管理

（1）给水系统管理

- 做好物业给水系统的设备的基础资料管理；
- 防止二次供水的污染，对水池、水箱、管路等定期进行清洗、保洁、消毒，保持清洁卫生和安全饮用；
- 节约用水，防止跑、冒、滴、漏和大面积积水事故的发生；
- 对供水管道、阀门、水表、水泵、水箱进行经常性维护和定期检查，确保供水安全；定期对供水管道进行养护、清通，防止阻塞；
- 制订事故处理预案，发生断水故障应及时抢修，防止事故范围的扩大；
- 消防水泵要定期试泵，至少每年进行一次；保持电气系统正常工作，水泵正常上水，相关配套完整，检查报告送交当地消防部门备案；
- 建立责任制，由专人负责日常供水、用水的监督检查，做好巡视工作，保证供水工作的安全进行；
- 定期查表读数，定期督促交费、收费，定期进行数据的统计分析，发现异常情况及时查清处理；
- 限水、停水要提前通知，以便院方事先做好安排。

（2）排水系统管理

Ⅰ. 重视巡视检查和维护工作

配备具有一定经验和技术能力的工人，对排水管线、排水设备进行巡视检查和维护。巡视检查和维护工作主要任务包括：

- 定期对排水管进行养护、清通及清除污垢；
- 定期检查排污管道的工作状态，并进行维护，防止排污管由于氧化生锈而产生渗、漏水等现象；
- 对各排水口及深沙井、化粪池要定期派人清理，防止堵塞；
- 对使用期已到的设备或陈旧设备应及时更换，防止重大事故的发生；
- 室外排水沟渠应定期检查和清扫，清除淤泥和杂物。

Ⅱ. 建立健全排水设备设施的资料档案

配备排水设施档案资料管理员，建立档案资料袋，做到有设施就有档案，对各项设施的使用情况，都要记录在案，以备各项工作使用。管理维修人员应该用图标的形式记录维护、保养、检修的情况，对每次检查维修的项目登记在册，包括检查时间、检查出的问题、负责人、维修人、维修时间等,可作为每年管道设备普查的重要依据。

　　Ⅲ. 加强教育宣传工作

　　通过合理方便的途径和手段,向院方宣传教育有关爱惜各项排水设备设施,不要随意改动排水线路等要求和规定。

　　2)供电设备管理

- 建立健全严格的配送电运行管理制度和电器维修制度,责任到人;
- 负责供电的运行,加强有关人员的培训,按规定要求实行操作和维修人员持证上岗;
- 采取多种方式做好安全用电、合理用电的宣传教育工作;
- 配备主管电气的工程技术人员,健全供电网络资料;
- 建立值班制度,发现故障,及时排除;
- 加强日常维护检修,保证公用照明、指示、显示灯完好无损,确保配电设备安全有效运行;
- 对电表安装、抄表、用电进行计算,对公用电进行合理分配;
- 对临时施工工程及院方装修应有临时用电管理措施,对公用照明及其他电器的开关要加强管理;
- 遇火灾、地震、水灾等灾害时,要有及时切断电源的预防措施,并协助供电部门做好安全用电的有关工作;
- 检查导线绝缘是否良好,各类绝缘导线的绝缘是否老化,绝缘包布有无失效,接头间有无电腐蚀等现象;
- 检查金属管连接的地线是否良好,有无虚脱或腐蚀问题,各种管固定是否牢固等;
- 检查各种用电器具,如开关、灯头、插座等是否牢固,有无自行拉扯的临时线路等;
- 检查各种地板的接地电阻是否符合规定,接地导线有无伤痕和腐蚀;
- 特殊房间应有特殊要求,如潮湿、易燃、防爆等场所应按照有关规定进行重点检查维护;
- 限电、停电要提前通知,避免造成经济损失和人员伤亡等。

　　3)供暖设备管理

- 供暖系统运行期间,应密切注意炉膛火焰,并经常检查各种仪表(压力表、水位表、温度表和流量表等)的运行状况,发现问题及时处理,以保障供暖系统的安全运行;
- 运行期间不允许对带有压力、高温的设备进行维修,必须维修时应事先做好安全措施,并由旁人监护;
- 每日清扫、擦洗所有设备及相关工作场所;每班冲洗水位表一次;每班定期排水一次;每日定期手动安全阀一次等;
- 长时间停炉(5小时以上)应关闭供水阀、进油阀、回油阀、回油网,但禁止关闭快门阀;
- 锅炉全部停止运行后,应切断油泵电源、锅炉电源等;
- 每年停炉期间对锅炉进行全面保养,对所有控件、转动机械及其附属设备进行检修;
- 必须将系统中的水全部放掉,再用净水冲洗系统和清洗除污器,清除水垢及杂质,用合格的水充满系统,保持到系统再次运行。

　　4)空调设备的管理

- 工程主管在日常巡视过程中要仔细检查各项设备的运行情况;

- 空调机房每天要有巡视记录；
- 巡视机房的内容包括压力表、盘管、配电柜、各个风口等；
- 巡视各楼层的空调情况，包括电梯间及楼道的跑冒滴漏等现象；
- 巡视进、出水温度是否正常等。

5）消防设备管理

- 做好运行日志的记录和集中报警系统的监视；
- 按季度试验和检查各防火分区火灾探测器、报警系统及联动装置；
- 年度检查，必须更换部分探测器、报警装置及联动控制的部分元器件。

20.2 医院物理环境运行管理

20.2.1 医院物理环境运行的人员管理

对后勤的日常工作进行规范化的管理，必须要加强对岗位责任制建立的重视程度，明确划分每一个岗位的应尽职责，明确奖励和惩罚制度要求，规范工作标准，将工作的职责和效果与其个人的月度业绩挂钩。在面对医院的后勤工作岗位可以通过外部招聘和内部竞聘的方式，择优录取合适的人员，入职前进行必要的专业技能以及思想理念方面的引导培训。同时，上岗之后也需要按照岗位责任制进行工作的规范性以及日常性的考核，并且配以一定的激励制度，以提高员工的积极性。

在传统的医院管理模式中，有太多的人性化的操作方式。因此，非标准化的服务方式有时会造成一些不良的反应，例如，加剧了医患间的摩擦，医疗工作者的行为没有被很好地规范等问题。完善医疗工作制度和流程，将日常的工作进行标准化管理，是对医疗工作者的保护，同时也是对促进医院整体发展的重要保障。

根据医院工作的实际情况和特点，有必要建立起一套预警机制和应急机制，加强应急物资储备，进行应急预案的演练，回顾学习应急预案应对标准，提高后勤员工的安全责任意识。医院本身就是一个日常人流量巨大、器械复杂、品种多样，容易造成各类安全隐患的场所，因此将后勤工作标准化和规范化，是对医院整体医疗环境的安全度考量。同时也能够通过这样标准化的服务标准，去严格要求和训练现有的后勤员工，提升团队的整体专业素质。

后勤本身的工作性质就是涉及多方面，较为烦琐。因此，在传统的后勤管理工作中，要求后勤部门需要拥有一些有综合能力较高的人员队伍。在如今，随着社会技术的不断发展，医院的管理体系中应用到了新信息技术和互联网技术。因此，也对医院后勤部门的人员技术以及技能有着更高的需求。合理利用互联网技术，能够有效推进医院后勤部门的信息化建设。在医院后勤管理工作中，进行信息化系统的改革和改造，有着相关技术性发展的讨论，在互联网技术的基础上发展的"物联网"，相信是未来医疗领域后勤管理的一个技术发展方向。"物联网"技术的存在，让每一个物体都能够实现网络化和信息化的转变，同时在网络和信息化技术中，以数字来代表身份，也是未来实现社会智能化的一个重要部分。

合适的工作岗位带来职工能力的充分发挥和创造力的提升，同时提高组织的整体绩效和综合竞争力。根据医院后勤工作的特点，划分专业技术和管理岗位双向发展渠道。积极探索医院后勤人员专业技术提升途径，打消部分职工对职业的偏见，纠正那种"低别人一等，无高尖技术含量"的陈旧观念。鼓励专业技术人员参与医疗单位业务评比，在巩固业务的同时增强归属感。

此外，医院后勤管理岗位不仅具备医学和医院管理方面的知识，而且具有管理方面的技术人才，如此才能适应于推进医院后勤标准化、专业化管理，加强管理人员在医院后勤管理平台方面沟通交流，对提供改革办法、业务创新、管理研究新思路给予激励。通过"一站式"大数据技术支持，管理人员更容易发现问题出在什么环节，更容易看到职工在工作中的薄弱环节是什么，在接下来的培训工作设置内容方面提供目标，培训管理工作更具有针对性。完善培训制度，有计划地规划制订培训计划，做到专业、全面、有深度。一方面将专业技能水平在同行业中保持在较高水平，督促作业人员完成培训考取证书；另一方面对员工职业发展有一个规划，更有目的性。此外，开展内部巡讲活动，促进内部交流学习，提高管理人员的业务水平和表达能力，营造爱钻研、善学习的良好氛围。

20.2.2　医院物理环境运行的组织管理

在进行医院后勤工作的全面质量管理优化工作之前，必须要对现有的后勤组织架构进行分析和研究，找到其中的弊端，优化管理组织结构，才能够更好实施具体的全面质量管理措施。比如，设立专门的后勤质量管理部门，以定期或者不定期的巡视方式，发现各部门各科室之间的一些工作问题和安全隐患。对于已经发现的问题和隐患，会通知相关部门，限期整改。同时，有针对性地建立起一套信息反馈和投诉机制，以此收取更多的信息资料。对于各区域之间设立相关的监督负责人，其个人绩效与该区域的实际情况挂钩，提高个人的工作责任感。

设立专门的后勤质量管理部门，以定期或者不定期的巡视方式，发现各部门各科室之间的一些工作问题和安全隐患。对于已经发现的问题和隐患，会通知相关部门，限期整改。同时，有针对性地建立起一套信息反馈和投诉机制，以此收取更多的信息资料。对于各区域之间设立相关的监督负责人，其个人绩效与该区域的实际情况挂钩，提高个人的工作责任感。

20.3　医院物理环境领域专项服务的管理和技术经验总结

20.3.1　医用气体

1. 完善管理职责

管理部门负责人应履行下列职责：

- 对医院的医用气体系统运行工作全面负责，保障医院医用气体系统符合规定，掌握单位医用气体运行情况，拟定医用气体年、季、月工作计划；
- 制订管理制度、操作规程，组织实施医用气体日常运行管理工作；
- 确定安全生产责任，实施安全管理制度、安全操作规程和安全措施计划，并组织实施定期安全检查及整改工作；
- 发生事故时应及时查清原因，分清责任，采取防范措施，对事故责任人提出处理意见，并向上级汇报；
- 组织制订应急预案，定期实施应急演练。

2. 人员要求

（1）医用气体运行管理人员应经过安全技术、操作和维修等岗位的学习，并根据其职责进行相应的培训和考核，分别取得压力容器安全管理人员证书和压力容器操作人员证书后方能上岗。

（2）医用气体运行管理人员应熟练掌握医用气体设备和系统的工作原理和特点，具有安全意识和紧急处理能力。

（3）医用气体运行操作人员应定期接受医用气体专业应急操作培训，熟练掌握应急方法（特别是应急汇流排或瓶装气体的使用），经考核合格后方可上岗。

（4）医用气体运行操作人员应履行以下职责：

- 严格遵守有关的各项规章制度，对本岗位的安全负责；
- 熟练掌握医用气体设备及系统的工作原理和维护保养流程；
- 严格执行操作规程，正确维护和操作设备，正确使用维修工具、防护用具和消防器材；
- 按照巡视流程定期进行巡视检查，发现异常时应按照事故处理流程进行处理，并做好记录；
- 按计划完成设备维护、保养工作，做好设备维护记录。

3. 管理制度

（1）应结合管理医用气体系统和设备的特点，建立健全各项管理制度，并公布执行。

（2）医用气体系统运行管理制度应包括设备巡视检查制度、设备定期维护保养制度、安全管理制度、动火、用电安全管理制度、值班制度、气瓶管理制度、应急预案演练制度、消防管理制度、安全教育、培训制度及档案管理制度等。

20.3.2 给排水系统

医院给排水是城市公共供水与污水处理的重要组成部分，随着大城市化规划进程的不断推进，医疗环境与医院承建规划增多，医疗使用水源和供水量不断加大，二次供水也随着增多，这是城市公共供水与污水工作所面临的一大挑战。

医院给排水，即院区二次供水，是通过储存、加压，再以楼层管道分布至各预设公共区域、科室及病房使用。一般来说，院区二次供水设施的主要目的是保障门诊、医疗大楼（住院部）的及相关设备设施正常用水，弥补楼层管线供水压力不足等缺陷。院区二次供水的水质容易受到污染，一旦水质受到污染，不仅影响水的感官性质，影响供水质量，同时也会影响医疗患者的康复进程。利用二次供水是解决医疗建筑楼层用水的唯一方式，它有效缓解城市供水压力不足并解决了高层医疗住院部大楼用水的问题，但与此同时也带来了一些问题，例如一些医疗患者反映医院自来水的味道、颜色等有问题。

医院给排水是供水公司以目前新兴发展模式双管网进入院区用水前的最后"范围内"。若"院区范围内"受阻塞，且缺乏专业单位和专业人员的管理维护，容易导致水质受到污染。同时，一些二次供水水箱设备陈旧，水箱密封不严导致有杂质进入，再加上疏于对二次供水系统的管理，没有专业人员对其进行清洗消毒、检测水质，导致供水箱容易成为细菌、病毒滋生的温床，造成二次供水污染，从而使用水安全无法得到保障。

随着供水需求量的增大，同时原有供水管线的老化，二次供水设施也存在很大供水污染的盲区，主要有以下几个方面。

1. 游离性余氯不足

院区内二次供水水中游离性余氯不足包括两方面原因，其一，未对供水设备进行二次消毒，导致输水管道中污染严重，降低消毒质量或导致消毒质量不合格等。另一方面，现阶段，我国医疗以及某些重要的公共场所的蓄水池通常为单池单格设计，即共用消防、生活蓄水池。

水在蓄水池中的储存时间较长，水中余氯被消耗，细菌繁殖量加大，无法满足生活用水的要求。同时，水质与水箱容积、环境温度等因素相关，自来水在蓄水池中储存超过一天，其余氯便已完全消耗，尤其是在温度高的季节余氯消耗时间更快。

2. 供水过程中二次污染情况

部分医院建筑由于使用年限较长，输水管结垢、沉积物，输水管道老化、材质未达标、破损或者自来水公司未定期清洁水池等原因，均会造成供水过程中的二次污染情况，影响供水服务水平以及用户用水健康。供水机构输送的水经过检测符合国家供水标准，但水中包含微生物、有机物以及无机物等，并非为完全纯净的水。同时，水在输水管中流动的过程中，水中物质分解，与输水管道中残留物发生化学反应，造成细菌的再繁殖，影响水质。而输水管道在外来物的影响下，也会加重气结垢、沉积、腐蚀等情况，形成细菌滋生场所。

3. 微生物繁殖产生的污染

由于输水管道末梢水中余氯不足，微生物会大量繁殖，这不仅会导致水质下降，同时也会致使金属物质的锈蚀或者结垢。另外，微生物的繁殖会引起水中亚硝酸指标、有机污染物、水质色度、水质浊度等的上升。水质中微生物大量繁殖的主要原因包括两个：其一，水储存时间太长；其二，水中还原性物质对余氯的消耗。

4. 供水箱中浮球阀的安全问题

现阶段，医院二次供水蓄水池中，控制蓄水池水位通常使用浮球阀，该水位控制方法存在两方面的隐患：一方面，在水位下降的情况下，若蓄水池立即进水会致使大部分水在蓄水池中的储存时间太长，引起水质恶化。另一方面，在浮球阀无法正常工作的情况下，很容易出现蓄水池持续进水的现象，若泵房中通水不畅很可能会淹没泵房，甚至会影响供水设备的正常使用，破坏供水设施。

5. 给水设备管理不当

在部分医院内供水系统中，由于管理人员未树立正确的观念，未意识到水质管理的重要性，为了降低管理成本，部分给水管理人员一般不具备相关管理技能，未经过专门的培训与健康教育便安排上岗，直接导致其工作行为的不规范性。同时，部分给水设备并未严格根据国家规定指标定期对供水设施进行消毒，有的医院为了节约供水成本，一年仅清洗一次供水系统，严重影响供水质量。供水设备的管理不当会导致蓄水池中落入烟头、老鼠等污染物，甚至出现过恶意投毒、恶意破坏等现象，其所造成的危害不言而喻。

20.3.3　SOP 模式

SOP 即标准作业程序，全称是 Standard Operation Procedure，也称标准操作规范，或标准操作程序。SOP 是将某一作业依照操作目的、操作步骤、操作要求，以统一的格式描述出来，从而用来指导和规范日常的工作。对于医疗后勤服务公司，建立一套行之有效的 SOP 模式至关重要。

1. 明确树立服务意识

要求所有物业人员进一步提高服务意识，着装规范、文明用语，动作迅速。所有科室无死角，安装有呼叫物业的电话，接到指派任务第一时间完成，不给临床一线造成困扰。

2. 搭建后勤物业管理平台架构

实施三级管理程序，一级管一级。医院后勤保障部组织检查培训，物业经理主管负责落实，员工执行。做到常培训、勤检查、严考核，推出一整套服务质量考核体系。

3. 严格按照 SOP 执行

由于保洁及工勤人员文化层次低、人员流动性大，需进行反复、循环、分组强化培训。层级督查、巡查、抽查，针对实际工作情况进行考核、奖惩，以提高物业人员的整体素质和专业技能，必须做到统一检查内容、统一督导内容、统一考评标准。

4. 召开每周例会

组织物业管理人员参加每周物业例会，后勤保障部管理人员提出重点问题进行讨论分析，并持续监督改进。物业管理人员做每周工作小结，并提出工作中存在的需要院方帮助解决的困难，收集意见建议。下达最新的医院工作任务，并切实落实执行。

5. 管理人性化

不让员工盲目地执行任务，关心他们的特殊需求和困难。评估个人的能力，根据特殊病区的保洁运送要求，及时调配人员。关心员工的休息和用餐问题，为其解决后顾之忧。对其报以平等的态度，见面时主动打招呼或者报以微笑，让其产生归属感，融入医院大家庭的氛围，树立主人翁意识，进一步提升服务品质。

6. 个性化实施

不同病区对保洁的要求不同，比如，消化科、手术室、产房、监护室、层流病房等，根据院感的相关要求配比出不同浓度的消毒水进行保洁，与病区护士长沟通，针对这些特殊科室的保洁员制订了个性化的 SOP 以达到质量要求。在标本运送中，特殊标本的运送有着较高的要求，时间、方式、地点都有标准，对于这些我们通过 SOP 重点培训、加强培训，要求人人过关，增强责任心，确保标本的实效性，严禁差错发生。

7. 取得成效

使用 SOP 模式以后，充分保证了操作的过程具有长期的一致性和连贯性，从而大大提高了服务质量，满足了病患及医务人员的需求。鉴于客观性和真实性，每月通过（第三方、院方）满意度调及科室护士长对物业的满意度调查反馈作为物业工作评价的硬指标。调查发现，投诉意见明显减少，差错零发生率，每月均有 1～2 封患者表扬信，平均综合满意度提高至 98%。

实施 SOP 模式的效用如下：

（1）SOP 模式很好地应用于医院后勤物业管理

将 SOP 这一模式运用于医院后勤物业管理中，取得了显著的管理成效，打破了医院后勤物业传统管理模式，将不规范、无序的操作流程逐渐优化、量化与细化，采用标准操作步骤与规定以统一的形式进行处理，从而逐渐构建起医院、患者更加满意、效率更高、成本投入更低和质量更优的后勤物业管理模式。

（2）SOP 模式有利于提升员工业务素质

SOP 模式操作步骤形象化、条理化、规范化特征突出，将其运用到后勤物业管理新职员短期培训工作中，促使其迅速掌握专业化的操作技能，有效缩短了物业管理人员培养期限。同时，要求物业管理人员将工作实践中积累的经验以书面形式记录下来，从而有效避免了因物业人员的流失而造成技术的流失。在 SOP 模式运用中，后勤物业工作人员相互学习、相互讨论与交流，促使整个队伍业务技能的提高。

（3）SOP 模式有助于员工绩效考核

医院积极构建以 SOP 模式为基础的量化指标和服务满意度作为后勤物业工作人员绩效评价的标准，并在这一基础上进一步优化设计绩效考核，大大激发了工作人员工作热情。

（4）SOP 模式促进精细管理

SOP 模式完全符合现代管理精细化要求，医院后期物业实现精细化管理，进一步明确、具体了管理责任，并把高标准工作规范进一步细化到每一个环节与步骤。作为细节管理的重要衡量标准之一，重点考察相关操作步骤，及时发现工作失误的原因及重点环节，并指导其有效预防及改正。

20.3.4　一站式服务中心

传统的后勤服务模式观念陈旧、效率较低、信息化程度不高，管理缺乏创新，与现代化服务的快速、便捷、准确不相适应，与医院信息化水平发展不相匹配，无法满足临床部门及患者日益增长的需求。后勤服务是一个"需求与供给"的双向过程，"一站式"后勤服务中心整合了维修、膳食、保洁等后勤服务基本项目，按照统一电话号码、统一形象标识、统一规范要求、统一处理流程、统一反馈机制的"五统一"原则，真正实现了一个电话受理、一条龙服务、一站式办结的标准化服务流程，构建了"工作制度完善、责任流程明确、服务质量优异、监督管理严谨"的医院后勤管理体系。

"一站式"作用主要体现在以下五个方面：①服务采用现代化信息服务平台，着眼于整体服务，对所有维修任务制订标准化流程，明确分工，从而大大提高服务效率；"一站式"后勤服务中心使服务需求方和提供方之间建立起标准、规范的沟通途径，可快速将服务需求传递给后勤服务部门解决。②利用现代化信息平台精确记录维修全过程，使工作量可精确统计到每个维修职工，为物业服务企业进行绩效考核提供数据依据。③加强二级库物资管理，通过维修材料数据分析，可以精确地掌握各个科室维修材料成本，准确掌握二级库物资的出、入库情况，便于成本核算、制订采购计划、制订巡视重点等工作开展。④信息平台详细记录了每个节点电、水、天然气的使用量；通过对能耗的数据分析，促进节能减排工作开展，并可以找出耗能异常的原因，及时进行预防或维修。⑤"一站式"通过对各社会化物业服务企业工作量统计，充分发挥督查作用。

第八篇
院长访谈篇

第 21 章　上海市胸科医院余雷副院长访谈

21.1　医院物理环境安全的管理经验及缺陷

21.1.1　医院设施设备系统安装、运营、维护的管理经验及不足

医院设施设备系统种类繁多，包括通风与空调系统、锅炉系统、电梯系统、配电系统、给排水系统、医用气系统、照明系统和计量装置，涵盖多方面的专业知识，具有较强的技术性和专业性，且位置分布广，管理难度较大。

对于医院设施设备的安装，由于医院的特殊性，设施设备的安装往往受现场环境限制和医疗活动约束的影响，造成设施设备安装不及时，且安装过程和工程质量管理缺乏规范化监督，存在人力资源和成本浪费的现象，影响了医院的效益。

近年来，随着技术的不断创新和医院规模的不断扩大，医院设施设备日益复杂，设施设备数量也随之增加，一线运维人员人手相对不足，且存在新旧技术、新旧设备交替使用等问题，对运行维护人员专业技能和知识结构提出更高要求，设施设备运营维护精细化需求愈来愈高。此外，上级行政部门对于医院节能减排的压力也越来远大，节能设备的安装，老旧高耗能设备的节能改造需求也日益加大，医院现有运行维护人员配置和技术素养与医院实际需求的匹配度不高，亟须优化与提高。

对于设施设备系统的维护，当前大多数医院均是发现问题或出现故障才进行事后维护，没有预防性维修的意识，不注重事前纠正与预防，设施设备的维护较为被动，对设施设备的维护缺乏系统性、前瞻性的计划和执行标准。总之，不少医院在设施设备管理方面，存在安装周期长、台账不清、故障率高、能效低下能源浪费、数据人工记录为主且维度单一等问题，对医院现代化管理带来不少难度。

这些年来，医院在不断推进数字化建设，医院设施设备系统大都实现了信息化管理，但各系统之间相互独立，互不兼容，以致运营维护效率低，出现问题无法在最短的时间整合各类信息和资源，及时高效地解决问题，缺乏一个统一的管理平台，整合各类系统与资源，实现设施设备及其业务流程集约化管理，信息化全痕迹追踪，提高管理效益和效能。

21.1.2 医院安防和消防管理经验及不足

医院是一个人员流动频繁的公共场所，伴随着医疗纠纷、"医闹"事件频发，医院的安防形式越来越严峻。视频监控系统的有效部署，能够对事件进行追溯以及对潜在犯罪分子起到相当大的威慑作用。然而，视频监控系统采集、存储了大量的数据，目前的主要作用还是用于事后的回溯，事前的预防、预警功能还是比较弱的，甚至是几乎没有。根据胸科医院之前安防建设的经验来谈，过去医院的视频监控系统主要面临如下问题。

1. 技术参差不齐

目前已建的大部分医院采用的视频监控系统仍以模拟和数字高清混合的监控系统，尤其是模拟部分，仅能满足基础的实时察看、录像回放等功能，不能满足日益增长的高清、易用、大规模构建、多院区互通互联等新需求。

2. 管理分散

医院的典型特征是园区类建筑形态，内部会存在多个不同功能的建筑单体，各个楼都是逐年梯度建设的，每套视频监控系统往往随着单体楼宇的弱电系统一起建设，各楼宇有独立的一套安防。随着院区内部建筑物的逐步增多，各楼内产品品牌、架构各异，很难统一管理，造成了保卫部门人力资源部署分散，人员维护成本高。

3. 系统孤立，缺乏联动

视频监控系统、周界报警系统、消防报警各个系统孤立运行，信息无法互通，无法形成各子系统之间的联动，形成一个个信息"孤岛"。

4. 智能安防系统缺失

让安防系统从事后的回溯到事前的预防、预警，智能安防系统的建设必不可少。对于"黄牛""惯偷"、医药代表等影响医院正常运营的人员，如何做到及时发现、及时驱离或者抓捕，离不开人脸识别系统；对于医院经常发生人员拥挤的区域做到拥挤的及时预警，及时疏散，离不开人流量统计系统；对于摄像机实况及录像缺失的及时预警及时维护，离不开视频运维系统。

21.1.3 医院物理环境安全的制度、人员、组织管理重点

伴随患者主体意识的提升及"以人为本"的医疗服务模式的日趋深入，有力推动了医院物理环境安全管理工作的优质性发展，这要作为一条不可逾越的红线。医院后勤的物理环境安全管理是医院最重要的支持系统之一，为医院的医疗设备和医疗诊治的每个环节提供可靠的保障，它包括医院建筑的改扩建、维修维护，医院的锅炉、用于消毒的压力容器、医用气体等特种设备，膳食的供应和管理，以及水、电、暖的供应等，是医院医疗、教学、科研等各项工作顺利实施的基础。预防与减少医护人员、患者的不安全因素，乃是当前医院物理环境安全管理的重心所在。

1. 强化后勤安全管理，落实安全生产"一岗双责"

某一具体岗位兼有双重责任：即该岗位的本职工作的职责和安全管理工作的职责。把安全管理细化到后勤各个班组和为医院服务的各外包物业公司，签订"一岗双责"的责任书，并将安全生产管理工作纳入考核和评价体系中，实行奖惩制度。

2. 加强特种作业人员的岗位培训，做到人人持证上岗

提高各专业领域员工的专业技术水平，形成以学科带头人为核心的专业团队。有计划地

进行人才培养,尽可能多地把年轻人派出去,参加医院之间各专业领域的交流活动。

3. 开展安全教育培训

针对新职工和老职工都要开展安全培训,主要就后勤设备维护与使用(水、电、气、电梯等)、消防安全知识、交通安全知识、医疗纠纷处置与防范、感染事件上报与预防等。

4. 加强安全巡查,消除安全隐患

对重要部位和重点科室不定期开展安全巡查,保证水、电、气、消防等设备正常运行,特别是特殊气候条件下的安全巡查,对发现的安全隐患及时进行整改处理;加强对院内安防设备(防火系统、电子监控系统、电子巡更系统、喷淋系统、烟雾报警系统、一键报警系统等)安全巡查,保证设备安全运转;医务部、病理科、核医学科等科室要加强对毒、麻、精药品各类毒、菌种、放射源、易燃易爆物品的管理;感染管理科室要定期开展安全督察和抽检,对感染数据进行公示,严格防控院内交叉感染。

5. 加强安全保卫队伍建设

要保障院内治安正常,通过设立"护院队"或者应急小分队,保证院内秩序井然有序。特殊情况下,可以在院内设置警务室,由民警驻院值守,为医院的良好治安环境与医疗秩序提供安全保障。

6. 营造安全文化氛围

在院内不同区域设立安全警示标志,让患者和员工提高安全警惕,如在挂号、收费处等设置"请小心您的钱包"的提示,让前来就诊的患者增强防盗安全意识。在病房,对各种可能发生的意外设立如"财物保管提示卡""地面防滑标志""防坠床标志""微波炉使用注意事项"等,做好事前控制,防患于未然。从细节着手,让患者感受到一种安全文化氛围,不仅是提醒别人,更是在警示自己。

7. 管理障碍

后勤系统的体制和机制,制约着后勤保障工作,后勤保障服务模式难以适应现代化医院的建设和发展,处于一种无偿、被动、不计成本费用、高投入、低产出、自我服务、自我管理的模式。现有的后勤保障人员业务水平和文化素质难以适应医院发展建设的需要,缺乏应用型、管理型科技人员。上述问题影响并制约着后勤保障安全。

21.2 医院设施设备系统安装、运营、维护的未来发展方向

未来医院设施设备系统的管理,无论是安装、运营还是维护一定是安全的、高效的、主动的、精细的全痕迹管理。

医院设施设备系统管理,应以一体化的设备综合管理平台为基础,对设备从安装、运行、维护到报废实现全生命周期的信息化追踪,对设施设备可视化、标准化、流程化地闭环管理,在一个平台上统一调度各类信息和执行业务操作。同时,依托平台围绕设备,以人员、费用、物资、事件、空间、时间六要素为基础,采用可视化手段实现业务流程再造,实现设施设备分布式集约化地协同高效管理。此外,依托于平台动静态数据的采集和积累,充分利用信息化技术和大数据智能分析手段,基于管理策略进行预防性维护操作,极大降低设备故障率,辅助决策设备安装、更换或报废、巡检维护主动化、用能规范合理化等工作,为管理者提供业务监督与决策支持。最后,管理平台必须具备极大的兼容性、开放性,支持与其他各类系统的对接,同时可进一步拓展深化应用,深度融合医院实际需求和发展战略规划。

　　医院设施设备维护由传统的故障维护转为预防性维护，预防性维护包括对发现和纠正潜在问题的设备进行系统检查，以防止设备发生故障。在实际操作中，预防性维修计划可包括清洁、润滑、调整、修理、检查和更换零件，以及定期安排的巡检和维修。根据国家行业标准规范，定义设备维护的要求和标准，进一步结合平台积累的设备动静态数据信息，优化制订或更新维护保养计划，有序可持续地保证设施设备安全高效运营。

　　医院设施设备系统的管理要求运维人员更专业化、维修转主动化、业务智能驱动化，低成本高效能地保障医院物理环境安全和医疗活动有序开展。医院设施设备管理是一项庞大复杂的工程，涉及医院的各个方面，是医院物理环境安全的基础。我们将继续致力于安全、高效、主动地精细化专业运营，推进现代医院智慧化管理。

21.3　医院物理环境安全相关案例——基于胸科医院的经验

21.3.1　设备运维保障

　　上海市胸科医院（以下简称"胸科医院"）在医院运行的设备运维保障上也在做过不少尝试和改变，随着市级医院后勤智能化管理平台的逐步深入应用，胸科医院的后勤团队不断推动着信息化和智能物理技术在日常管理工作中的落地和助力。其中主要的突破有下述两点。

　　1. 依托后勤智能平台建立体系化的主动巡检模式

　　胸科医院在 2018 年针对后勤智能化平台做了进一步的建设和升级，利用信息化技术和移动手段建立了 3 层立体结构的主动巡检体系。

　　第一层为基于设备智能监测的异常情况触发式巡检机制，即通过后勤智能平台设定的监测点位获取的数值，匹配异常情况预警规则后，一旦触发预警，平台将根据事先设置好的通知对象及操作流程进行异常信息的分发和通知。消息通知将通过短信＋微信的双通道机制确保及时发送到相关负责人，并根据预警等级的差异，通知范围也会自动识别，同步平台会自动生成一条巡检任务智能分配到当前当班的设备保障小组负责人。随即该负责人可在微信端获得指令，在现场巡检后通过微信移动端及时反馈设备实际状况，一旦出现设备故障隐患，可立即通过微信移动端进行维修任务的分派和上报。

　　第二层为周期计划性巡检，其中又分类为重点设备周期巡检和日常设施定期巡检。针对重点设备周期巡检，胸科医院针对本院内实际设备分类和运行情况，梳理了具体的巡检点位、标准及频次，并利用后勤智能化平台技术将这些巡检规则通过平台进行自动运算和任务分派，并结合微信移动巡检登记操作，较为智能地实现了在线化的周期性巡检工作落地；而在日常设施定期巡检板块，则进行区域划分包干制，也通过后勤智能化平台对区域巡检规则进行自动化管理和推送，确保巡检人员按计划实施工作要求。

　　第三层为专项巡检，为针对某些特定情况及问题，后勤智能化平台还专门设计考虑了专项巡检工作的策划和实施，来应对实际管理需求。例如当近期天气异常低温状态时，平台会提醒保障组需要考虑是否增加专项的针对空调系统和水管路系统进行运行和保温类的巡检，来确保实现应用异常状况的发生。

　　通过以上三层立体结构的巡检机制落地及后勤智能平台的高效支持，已经逐步将胸科医院原有的响应式报修服务模式转化为主动预防性维修服务模式，让胸科医院的日常设备设施运行风险能降低到一个更低的水平，同时给医疗团队带来更有保障的服务。

2. 物联网智能设备的深化应用

胸科医院在后勤智能化平台进一步建设中，不仅在系统平台建设上做了升级，同时在物联网智能设备上也在做着升级和尝试，其中尤其在电梯运行监测和空调热泵机组运行监测上进行了升级。

针对电梯运行监测部分，调整了原有和电梯自身电气系统对接采集的方式，采用增加外围智能设备，在不影响电梯自身管理运行系统的基础上实现了运行环境信息的智能采集，不仅增加了不少原有无法监测的信息点位，同时也降低对电梯自身系统干扰的风险。其核心在于通过影像识别智能摄像头结合感应传感设备，对轿厢内、轿厢顶以及楼顶电梯机房的多区域异常情况监测，实现了多达 80 多种异常信息的监测预警，并结合各类采集数据，利用后勤智能平台的智能算法，形成了对每一台监测电梯的运行健康指数的评分，能有效帮助保障小组和电梯运维厂商对潜在风险电梯的事先检测和保养，最大程度降低电梯事故的发生。

针对空调热泵机组，则联合了设备厂商及后勤智能平台服务商，将相关技术进行的对接整合，建立 2 级信息采集预警保障机制，即将设备本身运行参数和异常报警信息打通传输到后勤智能平台，结合后勤智能平台本身在空调机组外加装的感应设备，形成内外 2 套数据采集分析体系，确保对空调机组运行情况的更准把握及双保险预警。

未来胸科医院还会在其他设备设施运维领域进一步进行技术创新的探索，来通过技术的力量帮助后勤保障水平上一个台阶。

21.3.2 安防系统

胸科医院从 2016 年开始进行了安防系统的升级改造，3 年间主要做了如下部分的工作。

1. 模拟摄像机改造

将医院的模拟摄像机逐步升级改造为网络高清摄像机。重要点位部署 1080P 摄像机，其他点位部署 720P 摄像机。并且重要点位摄像机录像达 90 天存储。

2. 车辆管理

医院出入口及地下停车库建设 4 套车牌抓拍设备，对进出医院的车辆进行实时的抓拍与识别，方便查询进出车辆信息；

园区内部建设 8 套车辆违停抓拍设备，对园区内的车辆禁停区域进行实时的巡航与检测，发现违停车辆以后，抓拍车辆，识别车牌，并推送报警至监控中心。

3. 智能安防平台

统一接入原有视频监控设备，实现全视频监控系统统一管理。

门禁系统联动：门禁系统部分点位接入，刷卡动作联动实况、录像，对误刷卡现象实时报警。

消防联动：消防系统全部点位接入，烟感探头报警联动周边摄像机实况。

大数据分析功能：运维系统、消防系统、门禁系统、出入口管理系统信息的大数据分析功能，辅助领导决策。

部分成果如图 21-1 和图 21-2 所示。

4. 智能分析系统

70 路人脸采集摄像机及后端智能分析设备建设，主要分布在医院出入口、1#、2#、3# 楼的出入口，实现了黑名单报警功能，对于进入医院的票贩、药贩等黑名单人员进行实时报警，提示保安人员驱逐。

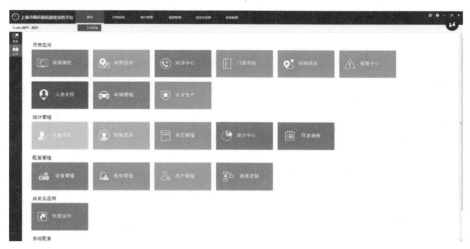

图 21-1 智能安防平台

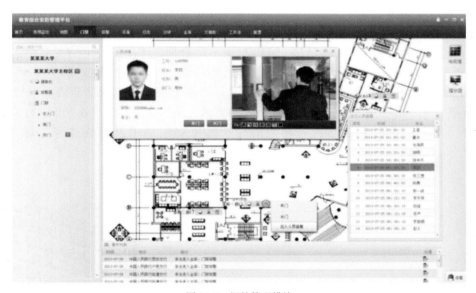

图 21-2 门禁管理模块

　　智能运维服务器：定期检测摄像机图像质量及录像完整性，设备问题可以做到及时提醒、维护。

第 22 章　上海市第十人民医院朱永松副院长访谈

22.1　医院简介

上海市第十人民医院（暨同济大学附属第十人民医院）创建于 1910 年，1993 年成为卫生部首批"三级甲等"综合性医院之一，2004 年，医院整体移交上海市人民政府，实行属地化管理。医院位于上海市静安区延长中路 301 号，地处共和新路主干道旁、南北高架出入口处、毗邻地铁 1 号线延长路站，交通便捷，是上海北区一所三级甲等综合性医院，医疗服务覆盖范围广。目前医院占地面积为 48 280 平方米，经过"十五""十一五"规划项目的建设，医院总建筑面积约 153 133 平方米，其中地上建筑面积 134 734 平方米，地下建筑面积 18 399 平方米，实际开放床位数约 1 860 张。

由于医院原有急诊用房为临时房，流程布局不尽合理，且存在一定的安全隐患，为匹配十院北区医疗急救中心的功能定位，改善急诊就医环境，提升患者满意度，拟拆除临时急诊后与现有门诊大楼贴建一幢集急诊、医技、手术等功能于一体的急诊综合楼。项目总建筑面积 11 550 平方米，其中地下 2 层，面积 4 850 平方米，地上 6 层，面积 6 700 平方米，建筑高度 23.7 米，与邻近的外科医技综合楼之间设置地下一层通道及地面连廊。如图 22-1 和图 22-2 所示。

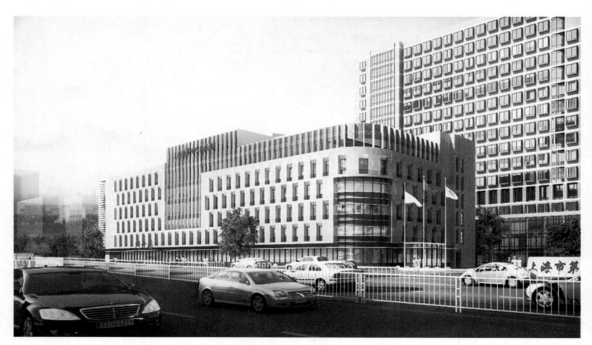

图 22-1　外立面一体化设计后的门、急诊楼效果图

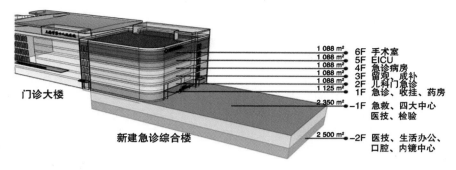

图 22-2　急诊综合楼楼层功能分布

22.2　项目管理重难点介绍

本项目正处于桩基施工阶段,在前期策划过程中,经梳理,项目实施主要面临如下重难点。

1. 空间功能复杂,医疗工艺要求高

本项目拟打造为"急诊—急救—ICU—手术一体化"的急诊综合楼,但受建筑规模、场地环境等因素的限制,地上、地下单层面积均较小,无法满足急诊、急救、检验及医技检查等功能同层布置所需的面积要求。因此,将上述功能分设于地下一层及地面一层,由此对项目在平面的布局流程、竖向及院内的交通组织设计上提出了较大挑战。

2. 新旧建筑贴建,设计与施工难度大

本项目贴建于现有门诊大楼,需综合考虑建筑功能、结构沉降及变形,施工平面布置、与周边关系协调性等一系列问题,设计与施工难度大。例如:建筑方面要考虑新旧建筑立面效果的协调性、楼层功能的协调性、人流及物流的整合、医疗工艺的重构;结构方面要考虑房屋沉降与变形的协调、地下结构施工对原有门诊的安全性影响;此外,还需考虑与周边管线的融合贯通,新旧建筑设备用房的统筹和优化等。

3. 测算基准存异,投资控制压力大

本项目整体体量较小,但功能齐全,且地下室均设有医疗用房,地下地上面积占比约为4:6,鉴于上述原因,项目实际单方造价比根据"十三五"市级医院规划建设项目综合造价标准(地下室为车库、地下地上面积占比为 3:7)所测算的数值高出约 70%。在市级医院规划建设项目资金由市财力"全额、限额"投入的情况下,如何实现项目功能与投资控制的有机统一,是院方项目管理工作的核心内容。

4. 周边环境复杂,安全文明施工压力大

项目位于中心城区(图 22-3),邻近医院门诊及住院病房楼,如何保证高峰期基地施工不影响周边交通的正常运行,不影响周边居民及院内医护、病患的正常作息,是项目文明施工重点关注的内容之一。此外,基地处于地铁 1 号楼保护范围内,南侧延长路沿线有重要市政管线,周边院区内有强弱电、上下水等管线,如何做好保护方案、落实有效措施,是项目安全施工的重要一环。

5. 确保正常运营,施工组织精细化程度要求高

项目位于医院延长路既有主出入口处,为确保项目顺利推进的同时,实现医院正常运营,采用"逆作法+三阶段翻交"的施工组织方式。因此,延长路医院进出口的位置、院内

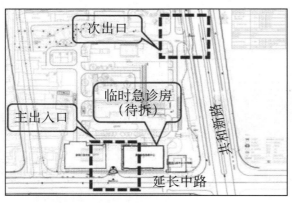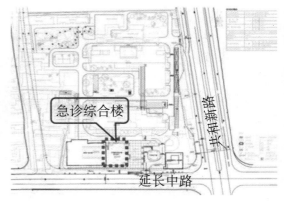

图 22-3　急诊综合楼项目选址示意图

整体的交通流线将伴随项目施工的推进做阶段性调整，从而导致项目建设过程中院区、内外的交通管理将变得非常复杂，这同时也对项目施工过程中各参与方管理的精细化程度提出了很高要求。

22.3　单体物理环境设计

急诊作为现代综合医院的重要组成部分，是医院中重症病患最集中、病种最多、抢救和管理任务最重的科室之一，如何营造一个安全、高效、舒适的急诊部物理环境，使之既能确保日常急救患者的救治抢救工作、又具备应对突发公共卫生事件的能力，是必须面对的课题。上海市第十人民医院急诊综合楼项目，通过合理的公用及专项系统的设计，实现了安全、高效、舒适的急诊物理环境布置。

22.3.1　电气系统

急诊部的电力系统是急诊诊疗服务的重要组成部分，按照《医疗建筑电气设计规范》（JGJ 312—2013）、《民用建筑电气设计规范》（JGJ 16—2008）等的相关设计要求，整个急诊综合楼的电气系统设计如下。

1. 负荷分级

准确的用电负荷分级，是急诊用电安全设计的基础，本项目根据国家现行相关规范，确定如下的负荷等级。

（1）一级负荷：抢救室、手术室、EICU、留观室、供氧吸引、急诊化验、弱电机房、各类消防设施设备、急救电梯、DSA 等，其中一级负荷中特别重要的包括抢救室、手术室、EICU、急救电梯、消防水泵、应急疏散照明等。

（2）二级负荷：一般诊断用的 CT 机、DR 机，净化机组、生活水泵、排水泵等。

（3）三级负荷：一、二级负荷以外的其他负荷。

2. 供配电方案

根据用电负荷的分布及变电所设于负荷中心的原则，本项目在地下一层设置 10 千伏变电所；变电所内安装两台 1 600 千伏安的变压器，两路 10 千伏电源从医院 3.5 万伏用户站内各两段 10 千伏母线上引接。变电所内变压器低压母线侧采用单母线分段运行，设置母线联络开关，互为备用；当一路电源或一台变压器发生故障时通过联络开关的切换，仍能保证一、二级负荷和部分三级负荷的运行，从而实现急诊有两路独立的供电电源。对于一些特别重要的负荷，则通过全院集中设置的柴油应急发电机组来提供备用电源，从而实现特别重要负荷供电的"两路一备"。此外，针对手术室、抢救室以及 EICU 等特殊的医疗场所，还就地配置了使用时间大于 30 分钟的 UPS 不间断电源，从而满足规范所要求的"自动恢复供电时间小于 0.5 秒"，充分保证供电的可靠性。

3. 配电专项设计

（1）配电系统：本大楼配电系统采用放射式和树干式相结合的方式，设置专用的强电井道提供低压电缆及插接式母线的敷设通道从而进行各层配电。对于地下一层及地下二层的医技设备，该类设备的主机供电设计均为放射式专线配电，即从变电所内引出两路电源专线至主机电源箱，此电缆不允许接入其他负荷，且在变压器低压侧设置功率因数集中补偿装置，并带有有源滤波装置，保证大型医技设备正常运行的可靠性。对于消防设备及其他重要一级负荷，采用双电源末端自动切换配电的方式。

（2）材料及安装：本项目主干线电缆阻燃等级要求为 A 级、绝缘强度不应小于交流 600/1 000 伏；室内电线阻燃等级要求为 C 级、绝缘强度不应小于交流 450/750 伏；对于消防设备配电主干线路采用矿物绝缘防火电缆 GN-A 型，分支线路采用阻燃耐火电缆 WDZBN-YJY 型，单独桥架或穿金属管暗埋敷设；电缆桥架线槽全长不小于两处与接地干线连接；电缆桥架、线槽穿越防火分区楼板、墙体处的洞口均应以防火胶泥封堵，封堵材料耐火极限与封堵处材料的耐火等级相同。

（3）安全防护：本项目低压配电系统接地采用 TN-S 方式；所有插座回路设置电子型漏电保护断路器；带淋浴卫生间、淋浴间、手术室配电间等设置局部辅助等电位连接端子箱，该端子箱与楼板内主钢筋可靠连接；大型医技设备机房、EICU、电梯控制柜、弱电机房等均设置弱电设备接地端子箱，且与基础接地体可靠连接；手术室、EICU、抢救室等房间的电气保护采用 IT 系统，并设绝缘监视及接地故障报警装置；变电所总低压电源开关处设置一级浪涌保护器，电梯机房、医技设备、层配电箱设置二级浪涌保护器。

22.3.2　暖通系统

本项目的空调设计，不仅是为提供舒适和医疗所需的冷热环境，更重要的是能对交叉感染、污染源的排放进行控制。此外，还需满足消防、节能以及特殊医疗设备的空调要求等。

1. 整体设计方案

项目非洁净区空调原设计方案采用水系统，冷热源由院内既有的溴化锂机组提供，考虑到传输距离较远、不利于节能，且急诊 24 小时不间断运行，采用统一的水系统则一是在春秋季使用不经济，二是不利于后期的检修。因此，经综合考量，非洁净区采用多联式空调，并配备直接蒸发式全新风系统。

六层手术室洁净区及其辅助用房采用净化空调系统，冷热源设置三台四管制涡旋式风冷热泵（二用一备），采用独立的四管制空调水系统，空气经初、中、高三级过滤后送入室内（末端为高效过滤送风口），气流形式为上送风下侧回风，采用电加湿。

2. 地下室区域设计

本项目单层面积较小，各层用房面积紧凑，设计过程中虽然注重采用自然光、自然通风等，但受使用功能、建筑条件的限制，仍有较多的区域需采用机械通风，尤其是本项目地下区域作为医疗功能用房，抢救室、四大中心以及检验等后期均为人流密集区，因此，如何确保该类区域的空气质量，为医护及病患提供一个安全、舒适的空气环境，是项目暖通设计的重点内容。

具体措施如下：一是加大地下室新风的补给量和换气次数，其中地下一层整体新风量比规范要求值增大40%、地下二层整体新风量比规范要求值增大20%、换气次数约为规范要求值的1.5～2倍；二是所有新风机组设置初效过滤器＋中效过滤器，并在新风管上增加了复合式空气净化装置；三是在地下公共区域、抢救室、复苏室、医技检查等区域设置吸顶式独立式自回风除尘杀菌一体机。

3. 排风设计

项目不同区域分别设计相互独立的排风系统：各手术室设计独立排风系统，排风口上设置中效过滤器，排风机后设置高中效过滤器及止回阀；污物间设置独立排风系统，污染空气至屋顶高空排放；排风机均设于排风管路末端，满足整个管路为负压要求；排出口设置远离新风口以及人员密集场所。

4. 其他

（1）项目内空调通风系统按洁污流线分区设置，保持各区域适当的压力梯度，防止交叉感染。

（2）厕所内设置多联式空调，具体排风量根据送风量按维持室内微负压的空气平衡计算确定，确保厕所内的气味不外扩至周边区域。

（3）地面输液室、留观室、EICU以及大厅等人员较多区域，均设置吸顶式独立式自回风除尘杀菌一体机，确保室内空气质量，防止交叉感染。

（4）所有新风送入口避开人员活动区域，避免新风直吹导致人员的不适。

（5）多联式空调采用集控系统，设计MRI、CT、DR、DSA等机房内的两台空调内机分属于不同的外机，且与其他区域的空调系统相独立，从而确保上述空调能处于长期制冷状态，且互为备用。

22.3.3 医气系统

医气系统作为医院的"生命支持系统"，其重要性不言而喻。本项目医气系统设计在充分考虑了各楼层功能的重要性及使用需求、与医院既有大系统的合理衔接等因素后，从气体供应方案、材料选用、敷设方式以及突发情况的应对等方面对整个医气系统进行设计。

1. 气体供应方案

（1）氧气气源由医院现有液氧站供应，从液氧站敷设2根$\phi 25 \times 2$的氧气主管至新建急诊综合楼，分别供应手术室、ICU、抢救室等重点区域和留观及诊室等普通区域，从而实现不同重要区域氧气供应的物理隔绝。此外，为确保急诊楼的不间断供氧及安全用氧，设计1台杜瓦瓶备用氧气汇流排。

（2）吸引气源由医院1号楼现有真空吸引站供应，敷设2根$\phi 80 \times 4$的吸引主管至新建急诊楼，分别供应手术室、ICU、抢救室等重点区域和留观及诊室等普通区域，从而实现不同重要区域吸引供应的物理隔绝。

（3）压缩空气气源由1号楼现有压缩空气站供应，敷设1根$\phi 50 \times 3$的压缩空气主管至新建急诊楼。

2. 材料选用及敷设方式

（1）项目氧气室外管道选用不锈钢管，较原先的紫铜管更具耐腐性；采用明沟加盖板的方式进行敷设，以便于日常的检修与维护；在入户处均设置电动紧急切断阀组，并与消防进行联动。

（2）项目吸引和压缩空气主管道因在室内环境，因此设计采用紫铜管，通过急诊综合楼与 1 号楼之间的地下一层连廊进行连通。

（3）所有气体在楼层护士站处均设有压力报警装置，气体超压或欠压时会进行声光报警。

（4）所有气体管道均须可靠接地，接地电阻小于 10 欧姆。

3. 突发情况的应对

我院是上海市卫计委布点的五个创伤急救中心之一，承担着上海市北区医疗急救功能和中心城区大规模突发事件的应急保障工作，需配置针对大规模突发事件应急医疗保障所需的医气配套设施。因此，本项目在地下一层与地面一层的公共大厅区域，增设了相应地医用气体点位。

22.3.4　电梯配置

医院竖向交通系统难以满足人流量不断增加的使用需求已成为我国大型医院普遍存在的突出问题，本项目单层建筑面积较小，医疗功能齐全，建成后的服务范围较广，因此合理的竖向交通组织设计，是保证在医疗高峰期能对大量人群及时进行疏导、疏散、分流，维持急诊内部医疗秩序的关键。

1. 整体设计方案

项目前期平面方案设计时，就对急诊内部的竖向交通组织，尤其是电梯的设置，给予了高度的关注和思考。在充分考虑医院近年来的急诊量、未来的发展预估、使用面积与电梯设置的性价比最优、平面流程及使用功能的需要等因素后，最终确定设置 5 台垂直梯、2 台自动扶梯，其中 5 台垂直梯的停靠楼层均为地下二层至地上六层，自动扶梯则从地面一层至地下一层。

2. 垂直梯的设计

考虑到急诊病患的特点、未来社会老龄化的加剧，后期急诊楼内的轮椅及病床使用将异常频繁。因此，项目前期平面布局设计时就确认了过道要大、电梯要大、门尺寸要大的"三大"原则，项目 5 台垂直梯均为医梯，且经与厂家沟通，对在政采平台上采购的电梯参数做优化调整，承载力由原来的 1.6 吨调整至 1.8 吨、运行速度由原来的 1 米 / 秒调整为 1.75 米 / 秒，开门净尺寸为 1.2 米，由此在增加单台电梯运载能力的同时，便于后期病床及轮椅的进出。

依据集中布置、靠近门厅布置以及分组指定服务对象布置的原则，确定项目 5 台垂直梯的平面定位。在具体的功能分配上，一是集中设置 3 台垂直梯，并配备集控系统，主要负责后期人流的垂直运输；二是设置 1 台污物电梯，底层为贯通门，从而便于各层医疗废弃物的外运；三是为实现"急诊—急救—ICU—手术一体化"的诊疗体系，设置 1 台急救专用电梯，平时由专人负责驾驶并配备刷卡启动功能。

3. 自动扶梯的设计

为充分发挥自动扶梯快速疏散人流的优势，本项目最初考虑设置 6 台自动扶梯，分别从 –2F ～ –1F、–1F ～ 1F、1F ～ 2F。但由于地上单层面积较小，设置自动扶梯后，二层面积将无法满足儿科所需的布局要求，同时地下二层主要为医护人员办公生活、设备、口腔以及预留未来发展的用房，因此 –2F ～ –1F 之间的人流量不会很大，综合考虑上述原因，最终确定取消 1F ～ 2F 之间的自动扶梯，预留 –2F ～ –1F 之间自动扶梯所需的土建条件，仅保留 –1F ～ 1F

之间的 2 台自动扶梯，以满足急诊病患抽血检验、医技检查时的竖向通行需求。

本着节约面积的原则，设计自动扶梯为 1000 型，其中梯段净宽 800 毫米，满足"一人站立、一人侧身通过"的宽度要求，并配备消防停止、扶手带去静电、无负载时停止待机、运行方向指示和语音提示等功能。

4. 安全配置

本项目所有垂直梯除了在硬件上配备确保安全所必需的限速器、安全针以及缓冲器外，还考虑了后期云梯系统接入所需的相关条件，结合物联网技术运用于电梯安全智能管理的优势，实现事前预警（将电梯运行物理数据结合维保数据进行对比叠加，及时做出更换维修部件的示警；通过智能视频识别技术识别不文明乘梯行为并进行告警劝阻，降低电梯事故的发生率）、事中安抚与处置（事故发生时第一时间智能报警，加快维保响应，同时通过视频语音安抚被困人情绪，告知正确处理方式，避免二次伤害）以及事后追溯（具有海量数据存储和智能分析能力，能记录事故全程，全方位还原事故现场、找到事故发生原因）等功能，保障用梯人员的安全。

医院物理环境安全具体涉及建筑设计安全、消防安全、生物安全以及信息安全等诸多方面，是一个全面而复杂的系统性课题，上海市第十人民医院急诊综合楼项目在电气、暖通、医气、电梯等公用及专项系统方面的安全规划设计及建设经验，可为其他项目或医院相关从业人员提供有益借鉴。

参考文献

[1] 黄锡璆，梁建岚．安全医院研究[J].中国医院建筑与装备，2012，13（12）:82-85.

[2] 冯小山．大型综合性医院消防安全管理现状问题与对策（综述）[J].现代医院，2011，11（05）:1-4.

[3] 王伟军，田玉敏．医院火灾特点以及消防安全对策的研究[J].消防技术与产品信息，2008（08）:33-36.

[4] 文宏宇．加强生物安全管理有效预防检验科医院感染[J].中国预防医学杂志，2014，15（05）:293-295.

[5] 王丽芳．基层医院检验科生物安全存在的问题分析及应对措施[J].基层医学论坛，2013，17（05）:626-627.

[6] 周丁华，吕晓娟，张麟，等．数字化医院信息安全建设与管理策略[J].中华医学图书情报杂志，2015，24（06）:62-65.

[7] 曹亚宁．医院信息安全管理问题研究[D].天津：天津财经大学，2016.

[8] 张娟．城市大型医院建设总体规划若干问题研究[D].北京：清华大学，2004.

[9] COX A，GROVES P. Hospitals and health-care facilities:a design and development guide [M].London:Butterworth Architecture，1990.

[10] JAMES WP，TATTON-BROWN W. Hospitals:design and development[M]. London: Architectural Press，1986.

[11] 罗运湖．现代医院建筑设计[M].2版．北京：中国建筑工业出版社，2010.

[12] 梁霞．论SIP在医院供电高风险区域应用的研究[J].中国医院建筑与装备，2017（11）:100-102.

[13] 王黎明．医院建筑电气设计的相关要点[J].电子测试，2015（13）:117-118.

[14] 中华人民共和国国家卫生健康委员会．医院感染预防与控制评价规范WS/T 592—2018 [J].中国感染控制杂志，2018，17（08）:746-752.

[15] 巴志强，巴芳，郭锡斌，等．从医院安全管理和感染控制角度审视医院建筑规划与设计 [J].中国医院，2006，10（6）:69-72.

[16] 周赛亚．JCI标准在医院有害物质管理中的应用[J].医院管理论坛，2012，29（11）:22-24.

[17] 张林，董宁，叶虹，等．护理人员对住院患者跌倒高危因素评估现状的调查[J].护理实践与研究，2012，9（16）:1-4.

[18] 王墨．医院火灾风险分析及防范实用措施[J].中国医院建筑与装备，2018，19（03）:37-40.

[19] 吴柳，杨竹兰，罗娟，等．某医院电梯按钮微生物污染调查[J].中国消毒学杂志，2018，35（01）:32-34.

[20] 杨金荣，王芳．早期风险干预在医院电梯风险安全管理中的应用[J].医疗装备，2016，29（21）:59-60.

[21] 赵晗．医院网络中的安全风险与防范技术分析[J].电脑迷，2018（09）:40.

[22] 王阿龙．医院信息化视角下网络安全问题及应对之策分析[J].科技传播，2014，6

（ 01 ）:209-210.

［23］ 曹立军，仝青山.医院信息安全体系构建策略研究［J］.网络安全技术与应用，2014
（ 12 ）:206-208.

［24］ 常明昆.谈医用气体系统风险管理［J］.中国医院建筑与装备，2015（ 7 ）:82-84.

［25］ 杨芮.医院安全用电环境建设与管理［J］.医院建设，2008.

［26］ 李国平，温荣民.医用气体安全使用的研讨［J］.医用气体工程，2018，3（ 2 ）:1-5.

［27］ 于露露，秦勤.医院医用气体中心气站的安全管理［J］.江苏卫生事业管理，2013，24
（ 2 ）:82-83.

［28］ 朱凌峰.网络信息安全防护体系及其在医院网络系统中的应用［J］.信息通信，2016
（ 4 ）:172-173.

［29］ 吕晋栋，任晓强，陈莉.基于互联网的医院信息安全体系探讨［J］.中国医院建筑与装
备，2018，19（ 3 ）:28-30.

［30］ 金正日.上海医院能源系统整体改造案例分析［J］.建筑节能，2015，43（ 5 ）:101-104.

［31］ 蒋三军，粟克强.医院锅炉给水自动控制系统的设计与应用［J］.中国医疗设备，2002，
17（ 2 ）:36‐37.

［32］ 杨寅明.医院锅炉改造分析与节能研究［J］.机电信息，2018，（ 18 ）:79-93.

［33］ 徐家健，王建强，钱全安.医院洁净区域防渗水处理技术探讨［J］.中国医院建筑与装
备，2012（ 12 ）:95-97.

［34］ 徐志伟.医院洁净区域工程质量控制措施［J］.建筑施工，2013，35（ 7 ）:613-623.

［35］ 黄浦鸿.论医院洁净区域管理与学习型团队构建安全系统创新［J］.中国医院建筑与装
备，2011（ 7 ）:64‐66.

［36］ 宋建清.医院洁净空调系统监理质量控制浅析［J］.建设监理，2015，（ 5 ）:71-73.

［37］ 李秀玲.综合医院手术部洁净空调系统设计思路探讨［J］.医药工程设计，2009，30
（ 3 ）:51-55.

［38］ 侯华波，邵建卫.珠海某医院新增洁净手术部洁净空调系统设计［J］.建筑热能通风空
调，2016，35（ 6 ）:90-93.

［39］ 龙灏，张玛璐.大型综合医院门诊楼自动扶梯及电梯数量配置方法研究［J］.城市建筑，
2016（ 19 ）:27-29.

［40］ 殷亚琨，迟泉，王照杰.浅谈高层住院楼电梯交通配置的性能指标［J］.科技展望，
2015，28:232-233.

［41］ 卢公荣，王欣.基层医院内污染织物收集转运过程医院感染管理现状调查及对策［J］.
中国继续医学教育，2017，9（ 9 ）:60-63.

［42］ 陈亚爱，陈景轩.大型三级综合医院应急电源设计综述［J］.赤峰学院学报（自然科学
版），2017，33（ 6 ）:57-59.

［43］ 龚世雄.医院的应急电源系统配置方案浅析［J］.山西建筑，2009，35（ 34 ）:187-188.

［44］ 彭华.从国家标准角度浅谈医院安防系统建设［J］.中国医院建筑与装备，2018，19
（ 03 ）:23-24.

［45］ 童紫良.医院限制性区域安防系统效能评估方法研究［D］.北京:中国人民公安大学，
2017.

［46］ 周宇洋.基于安防管理的医院门急诊部建筑设计研究［D］.北京:北京建筑大学，2018.

［47］ 朱道明 . 建筑安防技术［M］. 上海：东华大学出版社，2013.

［48］ 王留明，廖家智 . 基于德国 KTQ 质量认证理念的医院安全管理研究及启示［J］. 中国卫生质量管理，2014，21（1）：89-91.

［49］ 张勇，刘江，姬军生 . 医院安全管理体系的构建［J］. 中华医院管理杂志，2011，27（4）：310-313.

［50］ 杨卫平，林俊生，季寒冰 . 论医院安全管理［J］. 中国医药指南，2006，4（1）：124-125.

［51］ 程永忠，石应康 . 构建医院安全管理新体系［J］. 中国医院，2005，9（2）：8-10.

［52］ 于莹，许红民，邢湘君，等 . 构建医院安全管理系统的思考［J］. 中华医院管理杂志，2008，24（11）：790-791.

［53］ 董军，刘亚平，周亚春，等 . 学习 JCI 标准推进医院质量管理体系建设［J］. 中华医院管理杂志，2010，26（5）：321-324.

［54］ 何超 . 通过 JCI 评审提升医院科学管理水平［J］. 中华医院管理杂志，2007，23（9）：609-611.

［55］ 钱建国，李维嘉，张雷 . 按 JCI 标准实施医疗设备的质量安全管理［J］. 中国医疗器械信息，2009，15（4）：1-3.

［56］ 崔世红，吴志英，薛素梅 . 基于 JCI 核心理念的问题管理模式在护理质量安全管理中的运用［J］. 新疆医科大学学报，2016，39（7）：914-916.

［57］ 顾海华，张刚 . 医院信息安全建设［J］. 中国数字医学，2007，2（7）：50-53.

［58］ 徐兴良，张红，王志奇，等 . 医院信息安全系统建设的关键环节及策略分析［J］. 医学信息（上旬刊），2008，21（10）：1762-1765.

［59］ 姚西侠，于昕，任斌，等 . 医院信息化建设和管理［J］. 中国医院统计，2004，11（4）：329.

［60］ 丁玎 . 高层住院楼电梯交通系统设计研究［D］. 重庆：重庆大学，2008.

［61］ 胡吉士，奚康生，余俊祥 . 医院洁净空调设计与运行管理［M］. 北京：机械工业出版社，2004.

［62］ 高洪光 . 医院病房楼电梯设计初探［J］. 中国勘察设计，2005（08）：28-31.

［63］ 张诚 . 谈谈综合医院的配电设计［J］. 福建建筑，2011（01）：76-79.

［64］ 刘威 . 浅谈高层医院消防设计［J］. 科技风，2014（14）：166.

［65］ 余雷，吴璐璐，潘蓓敏，等 . 医院基本建设总体规划的实践［J］. 中国卫生资源，2016，19（6）：490-493.

［66］ 周海沙，李卫平 . 我国公立医院的目标分析［J］. 中国医院管理，2005（8）：14-18.

［67］ 梁晶 . 医院建设项目设计的业主方集成管理研究［J］. 现代医院管理，2017，15（4）：12-14+36.

［68］ 季超 . 基于医疗工艺的业主方医院建筑设计管理研究［D］. 北京：北京建筑大学，2018.

［69］ 张建忠，乐云 . 医院建设项目管理——政府公共工程管理改革与创新［M］. 上海：同济大学出版社，2015.

［70］ 邵海明 . 医院大型医疗设备的购置流程［J］. 中国卫生产业，2018，15（03）：33-35.

［71］ 梁铭会，孙英 . 中国医院建设指南［M］. 北京：中国标准出版社，2015.

［72］ 鲍文静 . 论安装与土建施工的界面管理［J］. 住宅与房地产，2016（24）：198-198.

［73］ 杨瀚波 . 建设项目设计和施工界面管理的应用［J］. 建筑经济，2013，34（9）：42-45.

［74］ 王炳智，杨星林 . 浅谈新医院建设竣工前的各项验收工作［J］. 中国卫生产业，2017，14

（29）:193-194.

［75］ 杨扬,谢磊,邓刚,等.新建医院建筑接管验收规范化的探讨［J］.中国医院建筑与装备,2013,14（06）:86-88.

［76］ 申奎.如何加强医院建设环节的控制［J］.中国医院建筑与装备,2012,13（08）:76-78.

［77］ 郭爱华,于润吉.基本建设程序之四:竣工验收管理［J］.中国医院院长,2007（17）:46+6.

［78］ 王星文,张延巍.将安全标准化引入医院安全管理的探讨［J］.中国新技术新产品,2017（03）:138-139.

［79］ 赵霞.浅析新医改背景下公立医院的综合目标绩效考核管理模式［J］.中国卫生产业,2018,15（21）:32-33.

［80］ 谢勇.现代医院建筑给排水优化设计措施分析［J］.智能城市,2016,2（07）:276.

［81］ 王永鹏.医院电气运行科学化管理探究［J］.科技信息（科学教研）,2007（32）:364.

［82］ 李西兄.浅析医用气体安全管理［J］.西部中医药,2016,29（06）:23-25.

［83］ 刘传高.谈医院信息系统的安全管理［J］.中华全科医学,2012,10（09）:1474-1475.

［84］ 陈凌平,马宗庆,郭振华.医院信息系统安全与管理建设浅谈［J］.中国医疗器械信息,2010,16（03）:21-25.

［85］ 谢建中.浅谈医院燃气蒸汽锅炉安全运行与节能［J］.中国医院建筑与装备,2018,19（02）:90-91.

［86］ 郭枫.医院电梯安全管理的策略［J］.医疗装备,2016,29（09）:104-105.

［87］ 陈伯武.医院紧急备用电源配置方案［J］.中国科技信息,2007（01）:155-156+160.

［88］ 许敏光,郭鸿燕,解云虹,等.关于医院医疗设备配备备用电源的探讨［J］.医疗卫生装备,2008（05）:101-103

［89］ 张思远.浅谈医院手术室净化空调系统的管理运行及维护［J］.南方企业家,2018（01）:188.

［90］ 周湘玲,牛星钢.新常态下安全咨询服务业的发展［J］.管理观察,2017（16）:82-84.

［91］ 田春梅,董青,赵奇,等.医疗用水消毒质量调查分析［J］.中华医院感染学杂志,2015（11）:2632-2634.

［92］ 李佳勋,孙秀丽,栗克清.管理工具在医院质量持续改进中的应用［J］.中国卫生质量管理,2016,23（2）:1-3.

［93］ 李海燕,董华娟,陈良,等.PDCA循环在推进医院评审工作中的实践［J］.中国卫生资源,2015,18（4）:268-270.

［94］ 苏锐.军队中小型医院安全培训及其指标体系构建的研究［D］.重庆:第三军医大学,2016.

［95］ 李嘉,周山.北京市某三级医院患者安全培训需求调研与分析［J］.中国卫生事业管理,2016,33（9）:717-719.

［96］ 李颜.上海质子重离子医院建筑辐射防护设计技术要点［J］.绿色建筑,2018,10（3）:76-78.

［97］ 张勇.质子重离子医院专业工程师团队配置［J］.中国医院建筑与装备,2016（1）:40-41.

［98］ 王岚,朱建民.质子重离子医院后勤管理实践与思考［J］.中国医院建筑与装备,2016（1）:36-39.

［99］ 朱春杰.质子重离子医院的电力保障——使用热成像测温进行预防性工作［J］.中国医院建筑与装备，2016（1）:45-47.

［100］ 李俊.上海市质子重离子医院项目管理实践［J］.中国工程咨询，2015（2）:52-55.

［101］ 孙瑜.质子重离子医院电磁兼容和智能化设计［J］.现代建筑电气，2015，6（7）:9-13.

［102］ 孙虹."互联网＋"时代智慧医院建设［M］.北京：电子工业出版社，2017.

［103］ 惠慧，文豪.可穿戴设备在健康医疗领域的应用研究［J］.机电产品开发与创新，2017，30（06）:25-26+29.

［104］ 陈鹤群.大数据环境下医疗数据隐私保护面临的挑战及相关技术梳理［J］.电子技术与软件工程，2014（16）:51-53.

［105］ 冯登国，张敏，李昊.大数据安全与隐私保护［J］.计算机学报，2014，37（01）:246-258.

［106］ 赵蓉，何萍.医疗大数据应用中的个人隐私保护体系研究［J］.中国卫生信息管理杂志，2016，13（02）:191-196.

［107］ 巩蕾.数据加密技术在医院信息化系统中的应用［J/OL］.电子技术与软件工程，2018（05）:222-223［2018-03-22］.

［108］ 王晨宇.医院计算机网络安全管理工作的维护对策研讨［J］.现代国企研究，2016（02）:162.

［109］ 周栋，李海杰.区域医疗领域大数据安全平台的研究与设计［J］.信息技术与标准化，2014（08）:25-29.

［110］ 秦宇辰，吴骋，张新佶，等.国内外患者隐私保护立法情况对比及国外基本立法保护原则探析［J］.中国卫生事业管理，2016，33（01）:48-50.

［111］ 陈磊.医疗数据隐私保护研究综述［J］.中国数字医学，2013，8（11）:95-98.

［112］ GREEBLEAF G. Global Data Privacy Laws:89 Countries，and Accelerating［J/OL］. Social Science Electronic Publishing，2012.（2012-02-06）［2019-01-01］. http://ssrn.com/abstract=2000034.